PICC 典型疑难病例分析

主编 乔爱珍

科学出版社

北京

内 容 简 介

本书以真实病例介绍的方式，讲解了传染病患者、新生儿及婴幼儿、凝血功能障碍患者等近 20 种特殊患者的 PICC 置管方法，详细阐述了 PICC 置管中疑难问题处理，PICC 导管异位、导管堵塞、导管感染、导管断裂、拔管困难的处理，以及 PICC 与静脉炎、PICC 相关性静脉血栓、PICC 相关性皮炎和湿疹的处理，最后对超声引导下 PICC 置管评估与穿刺技巧及腔内心电图定位技术在 PICC 中的应用进行了介绍。

本书是 PICC 专科护士必备用书，可供 PICC 专科护士及相关护理人员参考使用。

图书在版编目（CIP）数据

PICC典型疑难病例分析/ 乔爱珍主编. —北京：科学出版社，2018.5
ISBN 978-7-03-057205-9

Ⅰ.①P… Ⅱ.①乔… Ⅲ.①静脉－导管治疗－护理学 Ⅳ.①R473.5

中国版本图书馆CIP数据核字（2018）第077095号

策划编辑：郭 颖 张利峰/责任校对：韩 杨
责任印制：赵 博/封面设计：龙 岩

科 学 出 版 社 出版
北京东黄城根北街 16 号
邮政编码：100717
http://www.sciencep.com

北京中科印刷有限公司印刷
科学出版社发行 各地新华书店经销
*
2018 年 5 月第 一 版 开本：787×1092 1/16
2025 年 5 月第二次印刷 印张：20 3/4
字数：458 000
定价：120.00 元
（如有印装质量问题，我社负责调换）

编著者名单

主　编　乔爱珍　中国人民解放军空军总医院
副主编　吴金凤　南京医科大学第一附属医院
　　　　邢　红　上海市第一人民医院
　　　　严云丽　湖北省肿瘤医院
　　　　眭文洁　苏州大学附属第一医院
　　　　朱玉欣　石家庄市第一医院
　　　　戴宏琴　复旦大学附属肿瘤医院
　　　　肖娓珠　福建医科大学附属第二医院
　　　　吴旭红　首都医科大学附属北京儿童医院
　　　　唐菊英　中国人民解放军总医院
　　　　何　华　空军军医大学唐都医院
　　　　刘石丽　中国人民解放军空军总医院
编　委（以姓氏笔画为序）
　　　　于彩霞　乌兰浩特市人民医院
　　　　卫　冰　中国人民解放军火箭军总医院
　　　　卫　峰　苏州大学附属第一医院
　　　　马　威　中国人民解放军空军总医院
　　　　马　娜　北京市海淀医院
　　　　马　莉　郑州大学附属第一医院
　　　　王　芬　苏州大学附属第一医院
　　　　王　蓓　南京医科大学第一附属医院
　　　　王玉军　中国人民解放军空军总医院
　　　　王晓宏　福建医科大学附属第二医院
　　　　王晓梅　福建医科大学附属第二医院
　　　　王黎红　空军军医大学唐都医院
　　　　毛静玉　复旦大学附属肿瘤医院
　　　　毛燕琴　苏州大学附属第一医院
　　　　卞文霞　南京医科大学第一附属医院
　　　　尹　慧　中国人民解放军第四五六医院
　　　　左　杰　湖北省肿瘤医院

叶海芳　海口市人民医院
司晨瑶　包头市蒙中医院
邢　红　上海市第一人民医院
邢俊华　中国人民解放军空军总医院
朱　慧　苏州大学第一附属医院
朱　赢　上海市第一人民医院
朱玉欣　石家庄市第一医院
朱霞明　苏州大学第一附属医院
乔爱珍　中国人民解放军空军总医院
乔海燕　中国人民解放军空军总医院
伍美娟　柳州市人民医院
任慧燕　山西医科大学第一医院
刘　玉　北京裕和中西医结合康复医院
刘　艳　南华大学附属第二医院
刘　鑫　河南郑州颐和医院
刘少力　中国人民解放军空军总医院
刘石丽　中国人民解放军空军总医院
刘光维　重庆医科大学附属第一医院
刘丽萍　重庆医科大学附属第一医院
刘海燕　广西科技大学第二附属医院
刘淑萍　中国人民解放军空军总医院
齐　娟　空军军医大学唐都医院
汤　芳　苏州大学附属第一医院
安　琪　中国人民解放军火箭军总医院
孙　丽　内蒙古包钢医院
孙　鹏　中国人民解放军空军总医院
纪志华　乌兰浩特市人民医院
严云丽　湖北省肿瘤医院
杜　雪　中国人民解放军火箭军总医院
李　凤　重庆医科大学附属第一医院
李　利　中国人民解放军空军总医院
李　明　河北省三河市燕郊人民医院
李　健　首都医科大学宣武医院
李红梅　上海长海医院
李珊珊　福建医科大学附属第二医院
李洪云　中国人民解放军第 302 医院
李雁飞　南京医科大学第一附属医院

李慧超　赤峰市医院
李颜霞　复旦大学附属肿瘤医院
杨正强　南京医科大学第一附属医院
杨兆健　中国人民解放军空军总医院
杨益群　苏州大学第一附属医院
肖娓珠　福建医科大学附属第二医院
吴旭红　首都医科大学附属北京儿童医院
吴庆珍　广西科技大学第二附属医院
吴金凤　南京医科大学第一附属医院江苏省人民医院
何　华　空军军医大学唐都医院
言克莉　南京医科大学第一附属医院
沈　闵　苏州大学附属儿童医院
沈　燕　南京医科大学第一附属医院
张　欣　石家庄市第一医院
张　莎　石家庄市第一医院
张玉珍　中国人民解放军空军总医院
张克霞　包头市蒙中医院
陆　茵　苏州大学第一附属医院
陈玉静　中国人民解放军空军总医院
陈佳佳　福建医科大学附属第二医院
陈淑萍　福建医科大学附属第二医院
林细铃　中山大学肿瘤医院
林海燕　海口市人民医院
林翠芬　福建医科大学附属第二医院
郑爱民　中国人民解放军空军总医院
郑燕芳　中国人民解放军火箭军总医院
赵立双　承德医学院附属医院
赵庆华　重庆医科大学附属第一医院
赵青兰　中国人民解放军白求恩国际和平医院
胡桂菊　济宁市第一人民医院
柳丽华　中国人民解放军空军总医院
施如春　江苏省肿瘤医院
闻　萍　复旦大学附属肿瘤医院
姚　晖　上海市第一人民医院
姚翠玲　内蒙古包钢医院
桂　翠　海口市人民医院
袁文华　上海市第一人民医院

钱火红　上海长海医院

徐丽丽　南华大学附属第二医院

高　伟　山东大学齐鲁医院

高力频　中国人民解放军海军总医院

高丽燕　包头市蒙中医院

高淑红　济宁市第一人民医院

唐菊英　中国人民解放军总医院

陶　彤　南京医科大学第一附属医院

陶　雍　复旦大学附属肿瘤医院

黄　莉　南华大学附属第二医院

黄　萍　山东大学齐鲁医院

黄和玲　重庆医科大学附属第一医院

黄建业　上海长海医院

曹成莉　宜春市人民医院

常梅芳　苏州大学附属第一医院

眭文洁　苏州大学附属第一医院

康筱珊　兰州市妇幼保健院

彭　蕾　南京医科大学第一附属医院

董水凤　中国人民解放军火箭军总医院

董丽丽　中国人民解放军总医院

雷　琤　石家庄市第一医院

蔡　洁　柳州市人民医院

管振方　复旦大学附属肿瘤医院

樊克宁　中国人民解放军火箭军总医院

穆清华　连云港市第一人民医院

戴宏琴　复旦大学附属肿瘤医院

PICC（peripherally inserted central catheter）是指经外周静脉置入中心静脉导管，常用于需长期静脉输液、化疗、胃肠外营养、使用刺激外周静脉的药物、缺乏外周静脉通路、家庭病床的病人，早产儿等。

本书通过 PICC 典型疑难病例，详细介绍了疑难问题的处理方法。每一个病例均为来自临床一线的真实案例，有照片、影像学、化验报告、病历资料支持，生动、直观。有成功的病例，也有失败的病例，通过对经验、教训的深入分析，帮助读者正确掌握 PICC 置管、维护、留置、使用过程中各种疑难问题的处理方法。对临床工作有很强的指导性。

本书详细介绍了特殊患者的 PICC 置管，PICC 置管中疑难问题处理，PICC 导管异位的处理，PICC 导管所致静脉炎、静脉血栓、导管堵塞的处理，PICC 导管感染，PICC 穿刺点渗液，PICC 导管断裂，PICC 相关性皮炎和湿疹的处理，PICC 拔管困难的处理，超声引导下 PICC 置管评估与穿刺技巧，腔内心电图定位技术在 PICC 中的应用等内容。涵盖面广，汇聚了当前 PICC 最新理论、新技术、新方法、新观念及安全管理新模式。本书知识系统、全面，并且通俗易懂、图文并茂，利于理解和掌握。

来自全国 40 多家医院的 100 多名不同专业领域的专家参与了本书的撰写，尤其一些放射学专家、超声专家、外科专家、介入专家，从不同的视角给本书提出了很多很好的建议，各位 PICC 临床专家对本书中所涉及内容，做了认真的编写、审查和修改。本书不仅凝聚了 PICC 护理专家的心血，也是多学科协作的结晶。所有编著者为这部书的诞生投入了大量的时间和精力，在此深表谢意。

衷心感谢为本书编写、出版作出贡献的所有人员和专家。

由于时间紧张，编写人员水平所限，书中若有不妥之处，敬请广大读者斧正！

中国人民解放军空军总医院　　乔爱珍

目 录

第1章 特殊患者的PICC置管

第一节 传染病患者的 PICC 置管

虽然随着医学科学的发展及诊疗、护理水平的不断提高，多数传染性疾病得到了有效控制，但是许多由传染性极强的病毒、细菌引起的疾病，如乙型病毒性肝炎、水痘、麻疹、细菌肠道传染病、艾滋病、禽流感、埃博拉出血热及甲型 H1N1 流感等疾病严重威胁、危害着人类的健康。

静脉治疗是传染病患者临床治疗和抢救的重要手段，应用经外周静脉置入中心静脉导管 (PICC) 的方法，保证了传染病患者的中长期静脉治疗及抢救，减轻了传染病患者因反复穿刺所承受的压力和痛苦。传染病医院是各类传染病患者和各种病原微生物聚集的场所，为传染病患者置入 PICC 导管，在标准预防的基础上，还应根据疾病采用相对应的隔离和预防措施，加强职业防护，减少护理人员职业暴露的机会。

一、艾滋病患者的 PICC 置管

【病例资料】患者，周某，男，43 岁，诊断：①艾滋病合并肺孢子菌感染、卡波西肉瘤；②败血症；③真菌感染；④电解质紊乱；⑤慢性乙型病毒性肝炎，重度；⑥低蛋白血症。患者于 2014 年 2 月 12 日入院，入院时体温为 38.6℃，入院后化验结果：WBC 1.77×10^9/L、N 0.47、HGB 80g/L、PLT 86×10^9/L；血钾 3.1mmol/L；肝功能：ALB 31g/L，BIL/DBIL 129.3/107.5/μmol/L，ALT/AST56/265/U/L；CD4 淋巴细胞 14 个 / μl，患者为艾滋病晚期，体格消瘦，颈部淋巴结肿大，全身可见散在紫红色斑块及结节，静脉治疗时间长，因需要输注大剂量抗生素、抗肿瘤药、中心静脉营养液及进行补钾治疗等而申请 PICC 置管。但患者免疫力极低，患者及家属焦虑、消极，对 PICC 置管持抵触心理。

【处理方法】

（1）患者及家属的心理干预：与家属讲解 PICC 置管的必要性,得到家属的理解和支持；与患者真诚地交谈,详细地讲解置管过程,展示已置管患者的照片,使患者术前呈放松状态,积极配合。

（2）置管前消毒隔离：调整患者至负压病房,对患者进行保护性隔离,提前 1 小时开启空气净化器（图 1-1，图 1-2）。

（3）减少渗血：手术过程中在穿刺针到达血管,有落空感的刹那,血液还未来得及涌

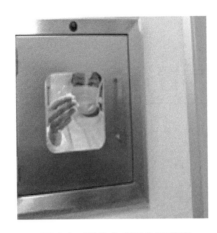
图 1-1 调整患者至负压病房

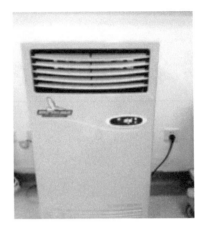
图 1-2 提前 1 小时开启空气净化器

出的瞬间，及时将导丝送入血管，将穿刺时的出血量降到最少；在送入微插管鞘后，采用四指压迫，小指的压迫点即为插管鞘的上方，进一步严格控制出血。置管成功后，穿刺处采用医院已取得专利的硅胶片按压法，透明敷料外给予自制压迫止血卷放于穿刺点上方（图 1-3 ～图 1-5）。

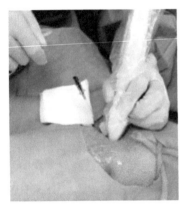
图 1-3 血液涌出的瞬间及时送入导丝

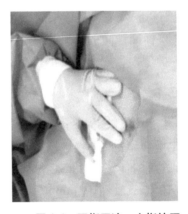
图 1-4 四指压迫，小指的压迫点即为插管鞘的上方，严控出血

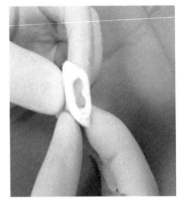
图 1-5 硅胶片按压止血

（4）职业防护：操作人员技术娴熟，以减少血液性污染；戴双层无菌手套；锐器集中放置、容器集中存放；针头使用后回帽时采用单手操作。

【分析】艾滋病具有传染性、道德化现象及不可治愈性，护士是医院内发生艾滋病职业暴露的高危人群。为此类患者置管，应提供一种人性化的护理计划去关爱他们，帮助患者重建对生命的信心，积极配合操作。艾滋病晚期的患者免疫功能严重缺陷，为保护患者，除做好常规消毒，还应加强消毒隔离，做好一切防护措施，预防导管相关性感染。单次因穿破皮肤接触 HIV 感染的血、黏膜感染的危险性平均为 0.1%，因此必须重视职业防护，操作者不仅要具备娴熟的操作技术和过硬的心理素质，将渗血降到最少，减少血源性污染，还应积极应用防护用具、规范工作行为、重视细节、预防锐器伤。研究表明，如果一个被血液污染的钢针刺破一层乳胶手套或聚乙烯手套，医务人员接触的血量要比未戴手套减少50% 以上。

【经验与体会】

（1）PICC 置管过程中，要避开斑块、结节和卡波西肉瘤生长的部位（图 1-6）。

（2）因合并卡波西肉瘤，后期患者皮肤黏膜破溃、全身水肿，PICC 的建立和保留，在患者的治疗过程中起到了不可替代的作用（图 1-7）。

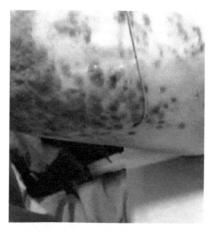
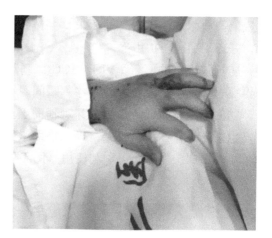

图 1-6　PICC 置管穿刺点避开斑块、结节和卡波西肉瘤生长的部位　　图 1-7　患者低蛋白血症、全身水肿

（3）患者治疗周期长，利用 PICC 静脉治疗或抽血，减少了护理人员职业暴露的风险。

（4）PICC 操作及维护过程中，PICC 专科护士定期对患者进行随访，将护理人员的关爱、信任传递给了患者，保持了很好的护患关系。

二、禽流感患者的 PICC 置管

【病例资料】 患者，男，85 岁，诊断为 H7N9 禽流感、重症肺炎、急性呼吸窘迫综合征（ARDS），患者因"咳嗽伴发热十余天"在外院治疗无效，2013 年 4 月 8 日咽拭子 H7N9 核酸检测阳性，确诊为"H7N9 禽流感"，于 2013 年 4 月 9 日转入笔者所在医院感染科，入院后患者因外周静脉通道难以建立，且考虑病情危重而急需建立多个输液通道抢救，请笔者所在医院静脉治疗护理专家会诊，行超声引导下 PICC 置管术，置管过程顺利。选择右侧贵要静脉肘上穿刺，一次性穿刺成功，助手协助患者摆放体位，送管顺利，置管长度为 48cm，外露导管为 7cm，导管尖端位置平第 6 胸椎、位于上腔静脉中下段（图 1-8）。患者经过感染科积极治疗，两次咽拭子 H7N9 核酸检测阴性，经院内会诊讨论，解除隔离。于 2013 年 4 月 18 日转入 ICU 继续治疗，在整个治疗期间，PICC 导管充分发挥作用，保证用药及时输注，使患者治疗能顺利进行，起到良好的效果。

【处理方法】 按照标准流程进行置管，该患者根据其疾病的特殊性，针对性地做了如下的处理。

（1）充分评估，PICC 导管种类选择：该患者为 H7N9 禽流感患者，高龄、基础病多、病情危重，因此患者用药种类繁多，且病情易变化，随时处于被抢救状态。对于 PICC 导管种类选择上应考虑要满足流速快、多通道、监测中心静脉压等功能，因此选择耐高压双腔 PICC 导管。

（2）标准防护：对确诊患者应当及时采取隔离措施，进行患者单间隔离，有条件的可以安置在负压病房。根据人感染 H7N9 禽流感的传播途径，在实施标准预防的基础上，还要采取飞沫隔离和接触隔离等措施。具体措施：医务人员进入或离开隔离病房时，应当遵循《医院隔离技术规范》的有关要求，穿戴防护服、护目镜、N95 型口罩及双层一次性乳胶手套，并正确穿脱防护用品。

（3）防护过程中的要点：由于 PICC 穿刺不同于普通护理操作，操作时间长，且操作时还需再穿一件无菌隔离衣，同时穿刺瞬间对精细动作要求高，因此对护目镜的防雾功能要求高，以保证穿刺时视野清晰。穿刺辅助工具血管超声仪的保护：使用一次性透明塑料套保护，包括主机、探头及机架，确保辅助工具不被污染，覆盖时注意探头单独保护，以便穿刺时，无菌探头保护套可顺利使用（图 1-9）。

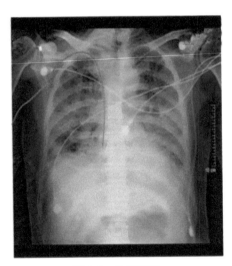
图 1-8　置管成功

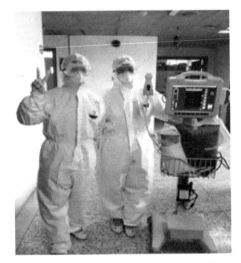
图 1-9　医务人员及辅助工具的防护

【分析】当遇到传染性疾病患者置管时应该首先评估患者疾病的传播途径，针对不同传播途径做好个人及物品的隔离，特别是血管超声仪的保护不容忽视。对于本病例患者来说主要是通过呼吸道传播和接触传播，所以应做好飞沫隔离和接触隔离。对于医疗防护眼镜防雾效果的提高，可通过使用防雾型医用防护眼镜或运用泳镜防雾剂在防护眼镜里涂抹，等它自然风干用清水冲洗后再使用，可达到很好的防雾效果。由于多层防护服及手套的佩戴，对穿刺者的技术要求高，另外防护装备的使用会影响穿刺者与助手的沟通，同时患者病情危重不能很好配合时，对于助手也要求是穿刺熟练者。

【经验与体会】

（1）在传染性疾病患者的置管过程中，护理人员自身防护至关重要，防护装备的合理使用是护理人员需要关注的。借此病例，呼吁进行 PICC 穿刺时要实行标准预防。因为患者疾病谱越来越广泛，血液传播的疾病（如乙型病毒性肝炎、艾滋病等）会潜伏在人群中，因此穿刺时，注意针刺伤的预防及使用护目镜以防止因血液喷溅引起的疾病传播。

（2）当遇到高危传染性疾病患者需要建立静脉通道时，必要时请静脉治疗专科会诊，助手也须是穿刺熟练者。

（3）置管时首先分析传播途径，根据不同的传播途径做好相应防护。

（4）防护装备的有效性是穿刺前的关注要点，护目镜的清晰程度与穿刺成功率密切相关。

三、重症水痘患者的 PICC 置管

【病例资料】 患者，邹某，男，26 岁，诊断：①重症水痘合并肺炎、肝炎、电解质紊乱（低钾血症、低钠血症、低钙血症）；②横纹肌溶解；③血小板减少症；④ EB 病毒感染；⑤肾病综合征。2014 年 5 月 11 日入院，入院后化验结果：发光法肌酸激酶同工酶 MB 10.40ng/ml、发光法肌红蛋白 3000ng/ml；中性粒细胞百分比 0.783、血小板 15.00×10^9/L；白细胞内 EB 病毒 DNA 定量 7.503×10^2U/ml、抗水痘带状疱疹病毒 IgM 抗体阳性；天冬氨酸氨基转移酶 1859U/L、前白蛋白 108mg/L、γ - 谷氨酰转移酶 93U/L、丙氨酸氨基转移酶 357U/L、钠 123mmol/L、钾 3.1mmol/L、肌酸激酶 37 616U/L。患者病情危重，急需建立静脉通路以保证治疗和抢救，患者入院后医生申请 PICC 置管，但患者躯干、四肢可见散在分布的红色皮疹，少数皮疹顶部可见疱疹，疱液浑浊，穿刺非常困难（图 1-10）。2014 年 5 月 11 日予超声引导下 PICC 置管，2014 年 5 月 26 日患者住院 15 天水痘治愈，带管出院。

【处理方法】

（1）选择合适的穿刺部位：避开皮疹或疱疹处。

（2）整个操作过程动作轻柔、迅速：双人协作，动作轻柔、迅速，尤其在不影响操作前提下，尽量缩短穿刺侧手臂扎止血带时间。

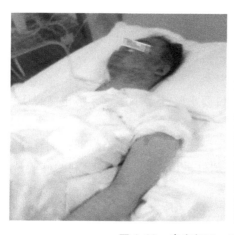
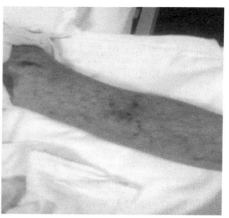

图 1-10　患者躯干、四肢分布着红色皮疹

（3）职业防护：在置管术中患者必须戴口罩，操作人员技术娴熟，戴双层无菌手套。

（4）操作结束后，避开破溃的皮疹处粘贴无菌敷料，选择透气性较好的半透膜敷料。

【分析】水痘是一种常见的急性、高传染性疾病，重症水痘必须积极、有效地治疗，因水痘全身性皮疹破坏基底和表层皮肤细胞，很多患者不容易选择穿刺部位，穿刺困难。为此类患者进行 PICC 置管时要避开皮疹或疱疹处，动作轻柔、迅速，避免再次加重皮肤的损害。动作粗暴或扎止血带时间过长可能导致疱疹破溃，继发感染。操作结束后，避开破溃的皮疹处粘贴无菌敷料，选择透气性较好的半透明敷料，同时防止粘贴胶布引起不适，如需应用胶布，应选择刺激性较小的丝绸胶布。如果穿刺周围存在破溃的皮疹，则选择应用无菌纱布固定 PICC 导管，同时观察有无液体渗出。水痘主要通过飞沫传播，直接接触水疱液也可传染，因此操作者必须重视职业防护，不仅要积极应用防护用具，规范工作行为，重视操作细节，同时患者也必须戴口罩，切断传播途径。

【经验与体会】

（1）选择合适的穿刺部位及合理的固定方法，对保护重症水痘患者的皮肤，避免继发感染至关重要。

（2）动作迅速、轻柔可将穿刺侧手臂暴露时间降到最少，也可减少对患者皮肤的损害，还可保证患者的舒适。

四、肝病患者的 PICC 置管

【病例资料】患者，刘某，女，63 岁，诊断：①乙型病毒性肝炎肝硬化失代偿期合并腹水、腹腔感染、肝性脑病 I 度；②慢加急性肝衰竭；③尿路感染；④肺部感染；⑤肾功能损害，于 2014 年 11 月 28 日入院，入院后化验结果：血常规，白细胞 $16.02 \times 10^9/L$、中性粒细胞百分比 0.92、血小板 $33.00 \times 10^9/L$；生化示白蛋白 21g/L、总胆红素 211.3μmol/L、直接胆红素 171.5μmol/L、钠 130mmol/L、尿素 21.9mmol/L、肌酐 142μmol/L；凝血酶原时间 29.5 秒、活动度 34.0%、血氨 61.00μmol/L。检查结果示多脏器功能衰竭。患者病情危重，急需建立中心静脉通路保证治疗和抢救，深静脉置管不宜按压和止血，患者入院后医生申请 PICC 置管。但患者四肢水肿，全身散在片状瘀斑，凝血机制差、血小板降低（图 1-11）。2014 年 11 月 28 日给予超声引导下 PICC 置管，2015 年 1 月 5 日患者住院 38 天病情好转出院，出院时拔管。

【处理方法】

（1）术前充分评估：患者双上臂均有大面积瘀斑，但因胸腔积水，患者一般采取右侧或平卧位，因此选择左臂置管。

（2）须一针置入成功，扩皮刀扩皮时，切口要平整、大小适宜，禁止撕裂伤口，减少对皮肤组织的损害。

（3）减少渗血：送入微插管鞘后，采用四指压迫且小指的压迫点即为插管鞘的上方的方法以进一步严格控制出血。置管成功后，穿刺处采用医院已取得专利的硅胶片按压法，在透明敷料外给予自制压迫止血卷于穿刺点上方。

（4）职业防护：操作人员技术娴熟，减少血液性污染；戴双层无菌手套；锐器集中放置、容器集中存放；针头使用后回帽时采用单手操作。

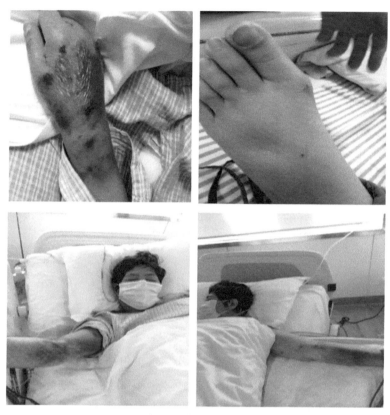

图 1-11　患者四肢水肿，全身散在瘀斑

（5）操作结束后，持续按压穿刺点 30 分钟，自黏性弹性绷带包扎加压穿刺处 24 小时（图 1-12）。

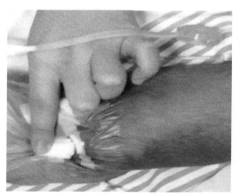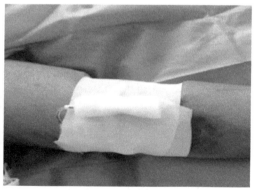

图 1-12　持续按压穿刺点 30 分钟并用弹性绷带加压 24 小时

【分析】肝衰竭患者病情危重，全身水肿常见，外周静脉往往较难穿刺，中心静脉通路的建立尤为重要。但因凝血机制差、血小板降低、机体抵抗力下降、肝脏解毒功能减退等因素，所以常引起穿刺术后渗血及深静脉置管不易按压和固定。PICC 置管后对穿刺部位实施科学有效的压迫和包扎方法可防止和减少术后渗血。因患者水肿、皮肤组织疏松，所以扩皮刀扩皮时，切口应平整、大小适宜，以减少因伤口太大或伤口撕裂导致渗血的加

重。乙型病毒性肝炎主要经血和血制品、破损的皮肤和黏膜传播，因此操作者必须重视职业防护，不仅要具备娴熟的操作技术和过硬的心理素质，将渗血降到最少，减少血源性污染，还应积极应用防护用具，规范工作行为，重视操作细节，预防锐器伤。

【经验与体会】

（1）规范工作程序及采用合理的加压固定方法，可减少肝衰竭患者 PICC 置管术后渗血的发生。

（2）穿刺处采用硅胶片按压法，在透明敷料外给予自制压迫止血卷于穿刺点上方，可保证加压的点位局限，压力集中在硅胶片下方的穿刺点。同时压迫止血卷必须与血管方向一致，保证压迫面积。

（3）弹性绷带可起到很好的止血作用，但缠绕时松紧要适宜，以不影响血液循环和保证患者舒适为宜。

第二节　新生儿及婴幼儿的 PICC 置管

一、新生儿 PICC 置管

新生儿由于病情危重、病情变化大、静脉细小、每天用药较多，特别在输注高渗液体、全胃肠外营养液等过程中，发生外渗会引起皮肤坏死，因此在治疗前要进行评估而选择合适的静脉通路。PICC 导管的优点在于它能保护血管、避免反复穿刺、减少穿刺部位及血管的损伤；PICC 导管留置时间为 0.5～1 年，可作为远期治疗的血管通路；PICC 导管适合早产儿、低体重新生儿使用。

【病例资料】患儿，季某，男，30 天，诊断为肠闭锁，2013 年 10 月 8 日在医院新生儿室行 PICC 穿刺置管术，导管经右侧肘关节贵要静脉进入，置管长度为 15cm，外露为 0cm，穿刺过程顺利，术毕后床边 X 线摄片显示导管尖端在上腔静脉中下段。

【穿刺过程】新生儿 PICC 置管穿刺过程如图 1-13～图 1-24 所示。

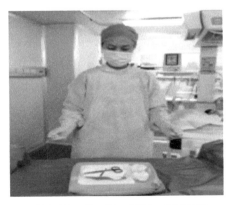

图 1-13　戴口罩、帽子，穿隔离衣，准备用物

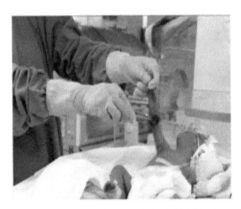

图 1-14　聚维酮碘消毒穿刺侧皮肤，面积为腋下至腕部皮肤，消毒 3 遍后用生理盐水脱碘

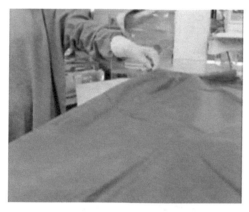

图 1-15　建立最大无菌区域

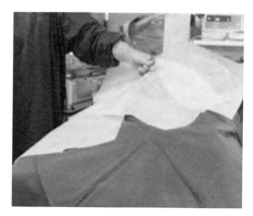

图 1-16　铺洞巾

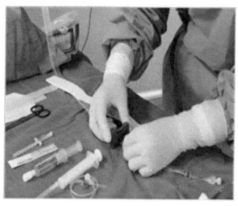

图 1-17　放平导管，用切割器剪切导管长度至测量长度

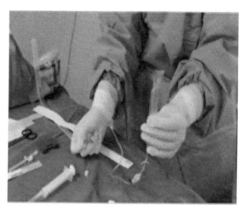

图 1-18　用生理盐水冲洗 PICC 导管

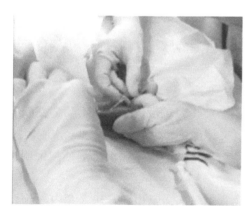

图 1-19　助手抓紧穿刺点上端（代替止血带），操作者穿刺贵要静脉

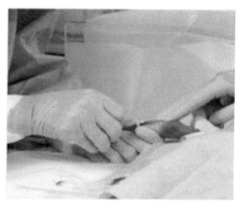

图 1-20　见回血后助手压迫穿刺点上端，操作者拔出针芯

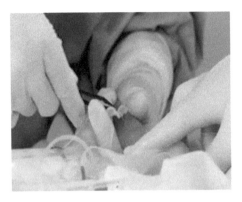

图 1-21　用镊子将导管缓慢匀速地沿着套管送入静脉

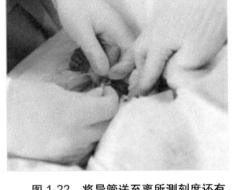

图 1-22　将导管送至离所测刻度还有 5cm 时，将套管退出并撕裂套管

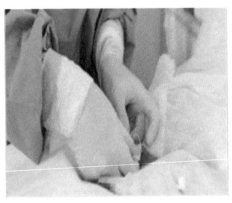

图 1-23　用明胶海绵压迫穿刺点。周围皮肤用皮肤保护膜保护

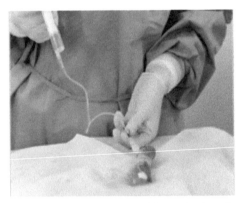

图 1-24　用生理盐水抽取回血确定后，用留置针贴膜无张力固定导管，脉冲式正压冲管、封管

【分析】新生儿血管细，所用导管为 1.9F 无导丝的 PICC 导管，在送管过程中较成人难；新生儿皮肤娇嫩，消毒方式与成人也不同。

【经验与体会】

（1）小儿可通过下肢大隐静脉、头部颞静脉、耳后静脉等穿刺置管，尖端位于上腔静脉或下腔静脉。

（2）置入 PICC 导管时应遵守最大无菌屏障原则。

（3）穿刺时应选择合格的皮肤消毒剂，年龄 < 2 个月的婴儿慎用 2% 葡萄糖酸氯己定乙醇溶液。新生儿不用酒精消毒，用聚维酮碘（又称碘伏）消毒后予生理盐水脱碘。

（4）消毒时应以穿刺点为中心用力擦拭，至少消毒两遍或遵循消毒剂使用说明书，待自然干燥后方可穿刺。

（5）送管过程中使患儿头部偏向一侧，下颌紧靠肩部，阻止导管送入颈内静脉。

（6）导丝支撑的 PICC 送管过程中助手要一直推注生理盐水使导管顺利送入上腔静脉。

（7）保护皮肤角质层不被损伤，固定导管前避开穿刺点并予皮肤保护膜保护周围皮肤。

（8）封管时，应予脉冲式正压封管。

（9）整个穿刺过程中应观察患儿的生命体征动态变化。

（10）结束后做好记录。

二、幼儿床单包裹固定法 PICC 置管

【病例】患儿，汪某，男，1 岁 5 个月，诊断为急性淋巴细胞白血病，2015 年 3 月 25 日在笔者所在科室行盲穿式塞丁格 PICC 置管术，导管选用末端开放式导管，利用床单包裹固定法将患儿固定好，选择左侧头静脉，一针穿刺成功，送管顺利，置管长度为 25cm，外露导管为 0cm，导管尖端位置平第 7 胸椎、位于上腔静脉中下段。

【处理方法】PICC 置管的一些处理方法如图 1-25、图 1-26 所示。

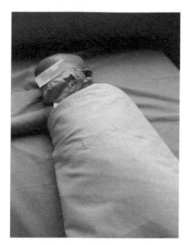
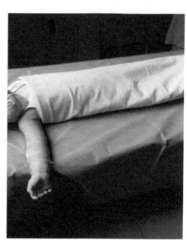

图 1-25 床单包裹固定   图 1-26 穿刺成功后导管固定

【分析】小儿（尤其是婴幼儿）在进行静脉穿刺时往往不配合，躯体扭动明显，给穿刺带来很大的困难，如何很好地固定患儿，减少因患儿躯体扭动所造成的穿刺失败是工作中需要解决的问题。床单固定法很好地解决了这一问题，床单大，受力面积大，包裹患儿时，患儿不会觉得疼痛，且包裹面积大，能很好地阻止患儿躯体扭动，大大增加血管穿刺的成功率。

【经验与体会】笔者所在科室在 PICC 置管早期，每次置管时，仅配合固定患儿体位的护士要 3 名，且因为 PICC 置管术整个操作时间较长，往往护士双手无力，患儿剧烈扭动，极易污染无菌操作台，运用床单包裹法固定患儿后，固定患儿的护士只需一人，大大降低了护士的工作量，提高了穿刺成功率。

三、幼儿约束带固定法 PICC 置管

笔者在超声引导下为 1600 多例儿童置入 PICC，在这些病例中发现，儿童由于惧怕打针、疼痛，很多患儿一躺在治疗床上就出现惊恐、哭闹、用手抓挠穿刺部位，或用脚踢而破坏消毒好的或铺盖好的无菌区，同时身体不停地扭动，因此在超声引导下 PICC 置管穿刺时，由于没有瞬间的稳定环境，再加上患儿血管很细，从而影响置管穿刺成功率，还容易造成 PICC 置管环境的污染和导管感染。这就需要家属或其他护理人员一起协助固定，不但浪

费人力，而且人员增多增加了污染概率，还往往由于经验不足，固定不好，导致穿刺失败，笔者通过在 PICC 置管中逐渐摸索，2014 年研制了一种结构简单、使用方便、安全可靠、省时省力的儿童超声引导下 PICC 置管约束带，应用于临床，效果良好。

【病例资料】患儿，沈某，男，1 岁 6 个月，诊断为急性淋巴细胞白血病，2014 年 5 月 18 日拟在超声引导下行 PICC 置管穿刺时，患儿惧怕打针，4 名护理人员无法固定其体位，后采用新研制出的 PICC 置管约束带，在 2 名护理人员协助下，快速、成功置入 PICC 导管。

【处理方法】此患者的处理方法如图 1-27、图 1-28 所示。

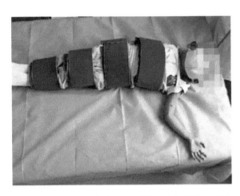

图 1-27　按约束带的长短分别依次固定于脚踝、膝关节、上臂下垂后手腕与躯干平齐处、上臂下垂后肘关节与躯干平齐处

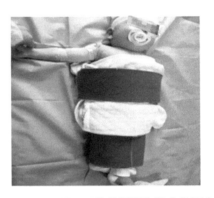

图 1-28　婴幼儿用两条约束带固定即可，脚踝和膝关节可用一条约束带固定，上臂下垂后手腕处和肘关节与躯干平齐处用一条约束带固定

【分析】约束通常只能在避免或防止伤害或通过其他方法不能使治疗顺利进行的情况下才能使用。自 2014 年以来笔者应用自制的约束带已经给 800 多名儿童行超声引导下的 PICC 置管，按压固定人员由原来的 3 或 4 名减少到 1 或 2 名，提高了 PICC 置管穿刺一针成功率，并且节约了穿刺时间、减少了污染。PICC 置管需要最大化的无菌屏障，没有应用约束带前，经常发生被患儿手抓和脚踢破坏无菌环境的现象，目前在实施 PICC 置管消毒前，就给患儿应用超声引导下 PICC 置管约束带，一直到置管结束，整个置管过程中无菌环境很少被破坏。

【经验与体会】

（1）对患儿进行约束需执行知情同意程序，对需要进行身体约束的原因、实施方法等进行告知，并确保患儿家长真正理解。并把此内容书写到 PICC 置管知情同意书内，让患儿家长签署知情同意书。

（2）儿童超声引导下的 PICC 置管约束带具有制作简单、使用方便、约束快捷、固定效果好、调节灵活、工作效率高、方便临床工作的优点。

（3）实践证明，正确使用约束措施，有利于治疗措施的顺利进行，还可以减轻护理人员负担。儿童超声引导下 PICC 置管约束带具有很强的推广使用价值。

四、婴儿静脉切开 PICC 置管

【病例资料】患儿，蔡某，女，3 个月，因出生 20 天出现肠扭转、肠套叠坏死曾就诊于上海、福州、泉州等地区的多家医院，目前诊断为短肠综合征、肠扭转、肠切除术后。2013 年 1 月 30 日，患儿的父母带患儿至福建医科大学附属第二医院 PICC 专科门诊就诊，要求行 PICC 置管。置管前评估：患儿行肠切除术后剩余肠管 40cm，3 天未进食、进水，每天腹泻 5 ～ 8 次，嘴唇干裂，皮肤呈重度脱水征象，双上肢皮下组织疏松，肉眼未见静脉。因血管塌陷，超声检查未探及血管，遂请超声科协助在超声引导下行 PICC 置管，彩超引导下穿刺成功，但因严重脱水，静脉塌陷，无法把 PICC 送入，导致置管失败。由于患儿病情危急，遂立即请儿科、血管外科、麻醉科协助会诊，经过专家们会诊后，一致认为该患儿宜在手术室行静脉切开 PICC 置管术。

【处理方法】2013 年 1 月 30 日晚 22 : 00 患儿取仰卧位，做好约束，左侧手臂外展，与躯干成 90°，测量预置管深度为 16cm，外露导管为 0cm，左上臂围为 10cm，以肘上 5cm 贵要静脉为穿刺点，常规消毒铺巾，建立无菌区，穿无菌手术衣，戴无菌手套，生理盐水预冲洗 PICC 导管（导管型号为 3F）、正压接头、穿刺针，导管浸入生理盐水中，确认导管通畅、完整、无破损。在 0.2% 利多卡因局部麻醉下行静脉切开 PICC 置管术（图 1-29 ～ 图 1-33）。

【分析】对婴幼儿来说，尤其是在全身严重脱水，血管塌陷，常规置管方法及超声引导下置管难于成功时，可考虑请血管外科会诊，协助置管。

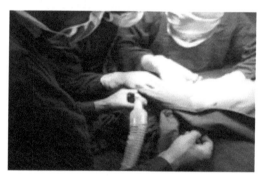

图 1-29　血管外科医生根据解剖位置切开皮肤并逐层分离皮下组织，暴露贵要静脉，给予患儿面罩给氧

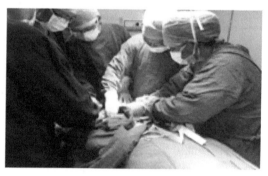

图 1-30　用 3F 穿刺针刺入血管，见回血后，放低角度再进针 0.2cm，送入鞘内，操作者左手拇指、示指固定鞘，右手持注射器缓慢注入生理盐水，使干瘪塌陷的静脉充盈

图 1-31　退出针芯，撤除注射器，直视下慢慢置入导管至预测深度，送管顺利，撤除并撕裂鞘，回抽血液顺畅，无任何阻力和不正常感觉，外接正压接头，予生理盐水正压封管

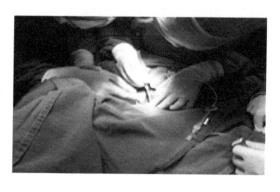

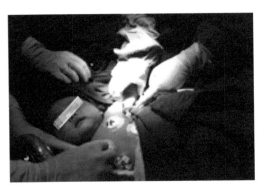

图 1-32 穿刺点纱布止血，切口缝合，纱布再次止血

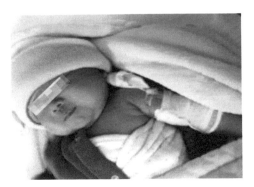

图 1-33 透明敷贴覆盖，外加弹性绷带加压包扎，接头用纱布包裹，穿刺完毕后予 X 线摄片，结果显示导管尖端位置平第 5 胸椎

【经验与体会】

（1）在全身严重脱水、血管塌陷、血管相对细小及在 B 超 + 改良型塞丁格技术（MST）下置管困难甚至无法置管时，可考虑采用静脉切开置管术，尽快开放静脉通道，及时给予补液、营养支持等治疗，及时抢救患者的生命。

（2）当置管遇到困难时首先分析不同个体的原因，召开病例讨论会和进行会诊，选择最适合患者病情特点的置管方法。

（3）此病例说明了建立静脉治疗小组（多学科专家）的重要性，医、技、护团结协作是保证疑难病例成功处理的坚强后盾。

第三节 凝血功能障碍患者的 PICC 置管

凝血功能障碍是指符合血小板计数 $\leqslant 50 \times 10^9/L$，活化部分凝血活酶时间（APTT）较正常范围延长 10 秒以上或凝血酶原时间（PT）较正常范围延长 3 秒以上的其中一种情形。凝血功能障碍的患者由于存在自发性出血或创伤后止血困难等风险，所以其是实施中心静脉置管面临的难题之一。有关应用指征及是否在置管前需要纠正凝血状态仍有争议。但在临床工作中，由于许多凝血功能障碍患者往往病情危重、化疗及长期输液等，为其建立一条有效的静脉通道势在必行。其中，PICC 由于其留置时间长、感染率低、并发症少等特征，在临床使用上更具优势。因此，针对临床凝血功能障碍患者，如何进行 PICC 置管与维护，保障导管长期留置成为笔者研究的重点、难点，笔者希望能通过以下病例的处理方法给予您一定的启示。

一、凝血功能障碍患者 PICC 置管技巧

【病例资料】患者，颜某，男，24 岁，诊断为急性白血病，于 2014 年 4 月 25 日急诊入院，查体：双手、前臂严重肿胀、淤青，掌面布满血疱，以右手为甚，患者自述是由握拳击破玻璃所致。入院后急做血常规、凝血全套、骨髓穿刺术等一系列检查，预约血小板用于止血，进行保肝、预防感染等处理。急查回报：凝血酶原时间（PT-SEC）14.7 秒，活化部

分凝血酶原时间（APTT）54.2 秒，血小板（PLT）42×10 ^{9}/L。5 月 2 日晨复查凝血酶原时间 16.1 秒，活化部分凝血酶原时间 62.1 秒，血小板 30×10 ^{9}/L，患者诊断明确，遵医嘱行 PICC 置管术，取左上臂贵要静脉为置管静脉，选择 4F 抗高压 PICC 单腔导管，预置管长度为 48cm，外露为 4cm，臂围为 29cm，在超声引导 +MST 下置管，过程顺利，出血少量，床旁胸片示 PICC 尖端相当于第 6 胸椎水平。

【处理方法】第一步先处理双手伤口及手臂血肿，如图 1-34 ～图 1-36 所示。第二步行置管及置管后处理操作，如图 1-37 ～图 1-42 所示。

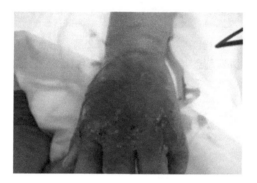

图 1-34　0.5% 碘伏消毒，用 20% 氯化钠凝胶涂抹肿胀、淤青、掌面血疱处

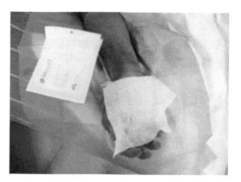

图 1-35　覆盖一层高渗盐水敷料

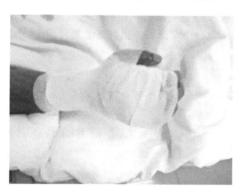

图 1-36　外敷自黏性软聚硅酮泡沫敷料，用低张力弹性绷带包扎

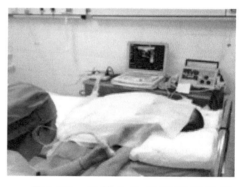

图 1-37　置管方法选择超声引导 +MST

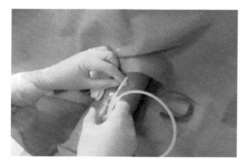

图 1-38　穿刺针选择 22G 套管针（安全型留置针），先建立约 0.5cm 的皮下隧道，再刺入血管

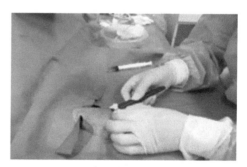

图 1-39　穿刺点局部麻醉后，刀尖扩皮以能刚好置入皮肤扩张器为宜

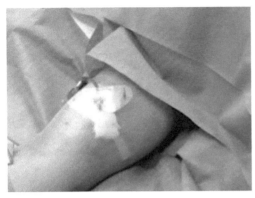

图 1-40 置管后以藻酸盐敷料覆盖穿刺点，透明敷料固定

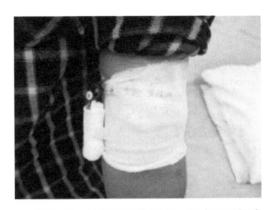

图 1-41 纱布折叠成 32 层，垂直置于敷贴外穿刺点上方，弹性绷带加压包扎，防止渗血

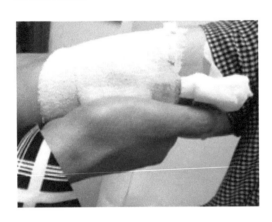

图 1-42 置管后指导患者以大鱼际按压穿刺点 30 ～ 60 分钟，指导患者置管后 24 小时内尽量减少置管侧肢体活动

【分析】

（1）当凝血功能障碍患者因病情需要必须置入 PICC 时，需要尽可能地避免置管后 PICC 穿刺点局部出血或渗血等情况的发生。

（2）有报道，经右侧上肢与左侧上肢穿刺的置管成功率与并发症发生率差异无统计学意义，因右手血肿严重，所以选择左手上臂置管。

（3）采用 MST 即微插管鞘技术，其是利用 22G 套管（比 21G 损伤更小）的静脉穿刺，通过套管送入导丝，拔出套管后再通过扩张器置入 PICC 导管至预测量的长度。它将原塞丁格技术中单一功能的扩张器改变为扩皮器、撕裂鞘的组件，以便于从撕裂鞘送入导管，可进一步减少皮肤受损。

（4）由于 PICC 的穿刺鞘直径原本就较导管直径大 0.45 ～ 0.60mm，易造成穿刺鞘退出后穿刺点渗血，故刀尖扩皮应以能置入皮肤扩张器为宜，尽量减少皮肤的损伤出血。

（5）避免直刺血管，如穿刺时先建立约 0.5cm 的皮下隧道，再刺入血管，则可依靠皮肤组织的收缩减少穿刺点的出血。

（6）导管选择：根据病情和使用功能可以选择耐高压 PICC 导管，利用耐高压 PICC 导管接近固定盘前端 2cm 的锥形结构，封堵穿刺点，可以减少出血。

（7）置管后以藻酸盐敷料覆盖穿刺点，可利用藻酸盐敷料中的天然藻酸盐纤维促进肉芽组织生长及止血的功能，能有效地预防 PICC 术后出血。

（8）贴膜外再以纱布及弹性绷带加压固定，并指导患者以大鱼际按压穿刺点 30 ～ 60 分钟，利用压迫止血的方法，防止 PICC 术后穿刺点出血。

（9）由于在穿刺后的 24 小时内，穿刺口局部组织细胞尚属于修复过程中的增生期，是 PICC 穿刺后渗血的高发期，所以应指导患者尽量避免活动。

经上述处理后，患者在置管后 24 小时内穿刺点可见少量渗血，48 小时更换透明敷贴，穿刺点未见明显渗血，PICC 顺利留置至治疗期结束。

【经验与体会】

（1）凝血功能障碍并非 PICC 置管的绝对禁忌证，PICC 穿刺时应选择超声引导 +MST 技术，选择 21G ～ 22G 穿刺针，尽量实现一针见血，置管后穿刺点若无明显渗血，第 1 次换药时间可以延长到 48 ～ 72 小时，有利于穿刺点的修复，减少再损伤及出血。

（2）选择左手上臂置管，除了因右手血肿严重的原因，一般经右侧上肢与左侧上肢穿刺的置管成功率与并发症发生率差异无统计学意义，另外左手上臂置管可以减少或避免患者习惯用右侧手臂活动等动作而引起的继发性出血。

（3）可以利用耐高压 PICC 导管接近固定盘前端 2cm 的锥形结构，封堵穿刺点，减少出血。

（4）避免直刺血管，穿刺时先建立约 0.5cm 的皮下隧道，再刺入血管，可依靠皮肤组织的收缩减少穿刺点的出血。扩皮时以能置入皮肤扩张器为宜，可减少皮肤损伤出血。

（5）藻酸盐敷料止血效果佳，值得临床推广。

（6）利用纱布、弹性绷带及大鱼际压迫止血，也是防止 PICC 穿刺点出血的有效方法。

（7）置管后对患者进行健康宣教非常重要，特别是防止出血的指导。

二、气囊式创可贴在凝血功能障碍患者 PICC 置管中的应用

【病例资料】患者，吴某，女，41 岁，诊断为急性 B 淋巴细胞白血病并骨髓坏死、骨髓纤维化，于 2015 年 5 月 14 日由消化内科转入。患者转入笔者所在科室 1 周血常规的血小板计数波动在（10 ～ 31）×10^9/L，凝血全套中凝血酶原时间波动在 14.7 ～ 16.1 秒，活化部分凝血酶原时间波动在 35.8 ～ 49.3 秒，全身皮肤黏膜多处瘀点、瘀斑，左侧前臂广泛皮下出血。5 月 20 日血栓弹力图结果：凝血因子缺乏或活性低，纤维蛋白原水平低或功能低下，血小板功能活性低。拟定 5 月 21 日行 VP 方案化疗。5 月 20 日上午在床边行超声 +MST+ 心电图尖端定位 PICC 置管术，导管型号为 4F 耐高压 PICC 导管，测得右上臂围为 26cm，预置管深度为 44cm，体外为 0cm，置入静脉选择右上臂贵要静脉，常规消毒和铺巾，21G 穿刺针一次穿刺成功，操作过程中见渗血较多，操作后给予藻酸盐敷料压迫穿刺处，透明敷料外贴，纱布和弹性绷带外固定，术后胸片：PICC 导管尖端位置相当第 6 胸椎水平。术后 6 小时观察穿刺点渗血较多，把藻酸盐敷料全部浸湿，血液沿 PICC 导管壁流出，于术后 48 小时内更换敷料 5 次。最后换药时穿刺点仍以藻酸盐外敷，在透明贴膜外加用气囊式创可贴加压止血，经处理后穿刺点未再出血。

【**处理方法**】应用气囊式创可贴防止凝血功能障碍患者 PICC 置管出血的处理方法如图 1-43 ～图 1-55 所示。

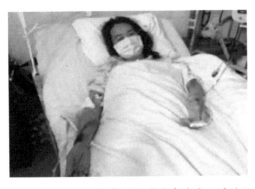

图 1-43　全身皮肤黏膜遍布瘀点、瘀斑，左右前臂多处皮下出血

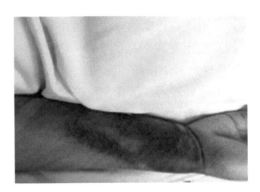

图 1-44　右前臂皮下出血尤甚

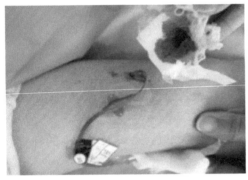

图 1-45　48 小时内的第 5 次换药，纱布渗血多，穿刺点仍可见新鲜血迹

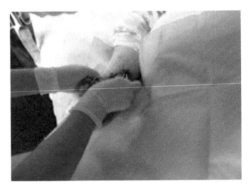

图 1-46　用 0.5% 碘伏去除血迹和进行穿刺点及周围皮肤消毒，范围在 20cm×20cm 以上，动作轻柔，自然待干

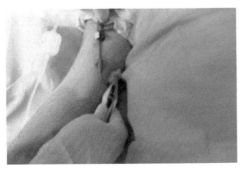

图 1-47　将 5cm×5cm 藻酸盐敷料 4 折后外敷穿刺点，加压止血 1 ～ 2 分钟

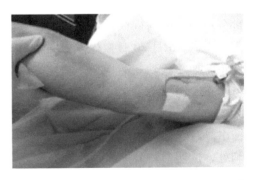

图 1-48　将 10cm×12cm 无菌透明贴膜无张力垂放，按照塑、抚、按三步法固定好贴膜

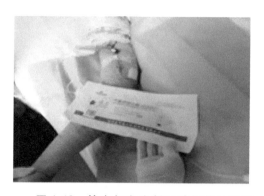

图 1-49　检查气囊式创可贴包装是否完好、是否在有效期内等

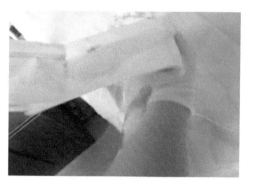

图 1-50　打开气囊式创可贴

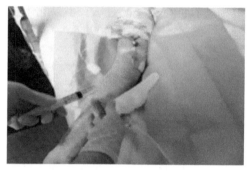

图 1-51　预先用医用注射器向气囊中充入 5ml 空气以确认中心位置

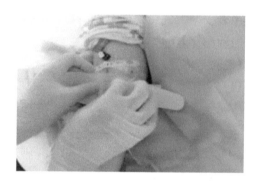

图 1-52　粘贴：将气囊中心对准穿刺点放置，一手按压气囊上方，另一手撕开一侧粘贴处，绷带固定

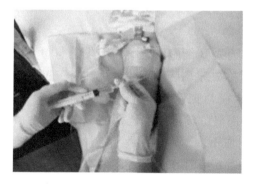

图 1-53　加压：使用医用注射器向气囊中充入 15 ～ 20ml 的空气（取下针筒时需要用拇指指腹抵住推杆末端，以防止气囊内的空气回流）

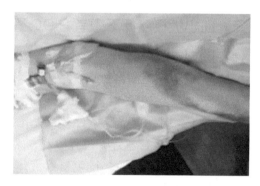

图 1-54　观察：观察穿刺点有无渗血，如有渗血，则可用医用注射器继续往气囊中推注 5 ～ 10ml 空气，直至穿刺点无渗血为止

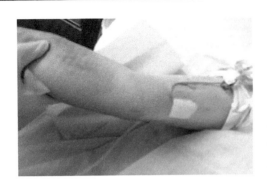

图 1-55　解除：30 ～ 60 分钟后，轻轻撕下绷带一端，若穿刺点没有渗血，则可解除创可贴；若穿刺点仍有渗血，则将继续使用，延长使用时间

气囊式创可贴是目前国内外临床上广泛应用于各种医疗项目的常规治疗用物，其优点为操作简单、易贴、加压止血操作数秒即可完成；安全性高，可有效地降低血肿、交叉感染、患肢末端肿胀麻木等并发症的发生率；压力可调；止血可靠；舒适妥帖；减轻护士工作量，保证患者安全。气囊式创可贴所用材质已经经过相关验证，透气防过敏。但是它不适用于任何股动脉穿刺的加压止血。

【经验与体会】

（1）血液系统疾病的很多患者有凝血功能障碍或凝血时间延长的情况，PICC 置管后需要人工延长按压时间，加大压迫力度加压止血。笔者加用气囊式创可贴加压止血，效果显著。

（2）在使用过程中应注意：如果穿刺点仍有渗血，可用注射器继续向气囊内推注空气加大压力，直到穿刺点不再渗血为止。气囊中心要对准穿刺点中心，粘贴牢固，以避免移位影响止血效果。

（3）如果皮肤出现皮疹、发红、发痒等疑似过敏症状，请及时去除本产品，并做相关处理。

（4）肿瘤、妊娠高血压综合征（简称妊高征）、儿科、水肿等患者撕脱自黏绷带时请轻柔缓慢，必要时可先用温水或酒精润湿绷带后再撕脱，以免造成粘贴处皮肤损伤。

三、血小板极度低下患者 PICC 置管

【病例资料 1】 患者，女，61 岁，诊断为弥漫大 B 细胞淋巴瘤。因化学药物治疗（简称化疗）、靶向治疗后病情进展，放射治疗（简称放疗）后出现放射性肺炎、Ⅳ度骨髓抑制等不良反应，于 2010 年 2 月由外院转入。入院后血常规：WBC 3.8×10^9/L，N 0.75，PLT 21×10^9/L。因外周静脉条件差，无法从外周静脉输液，遵医嘱超声引导结合微插管鞘技术置入 PICC 导管，置管过程顺利，术中出血不多，术后弹性绷带加压包扎 12 小时。置管后输入血小板（20U）、抗生素等液体。术后 6 小时穿刺点有少量渗血，次日更换敷料后穿刺点无明显出血，PICC 导管留置 7 天无并发症发生，因患者病情逐渐加重死亡而拔管。

【病例资料 2】 患者，男，53 岁，诊断为淋巴结转移性腺癌。给予化疗、放疗后出现骨髓抑制，经升白细胞及血小板治疗后，白细胞计数恢复，血小板抑制较重，出现持续低热由外院转入。入院时血小板为 9×10^9/L，并伴多处皮下出血、痰中带血。患者家属拒绝

PICC 置管。1 个月后患者病情加重，半卧位，血小板为 $5 \times 10^9/L$，因无法从外周静脉输液，遵医嘱超声引导结合微插管鞘技术置入 PICC 导管，穿刺 2 针，置管成功，术中出血不多，术后穿刺点压迫止血，输入血小板 20U。次日穿刺点无明显出血，但弹性绷带下方有一块 $3cm \times 5cm$ 皮肤淤血，2 周后皮肤淤血吸收。PICC 导管留置 20 天，无相关并发症发生。

【病例资料 3】患者，女，56 岁。因"发热伴皮疹 4 天"由外院转入笔者所在医院感染科。血常规：WBC $6.3 \times 10^9/L$，N　0.976，PLT $10 \times 10^9/L$。患者嗜睡，病情危重。入院后第 3 天确诊为"嗜血细胞综合征"合并 EB 病毒感染，给予一系列对症治疗，但血小板仍波动在 $20 \times 10^9/L$ 左右，遵医嘱予"长春新碱 + 环磷酰胺"化疗。因血小板低不适合选用其他途径中心静脉置管，遵医嘱给予超声引导结合微插管鞘技术置入 PICC 导管，1 针穿刺置管成功，术中出血不多，术后当天因一块纱布渗血较多换药一次，第 2 及第 3 天只有少量渗血，术后第 5 天患者家属因经济原因要求出院，回当地医院继续治疗。

【处理方法】按照标准流程进行置管，该患者根据其疾病的特殊性，针对性地做了如下的处理。

（1）正确评估穿刺靶静脉：穿刺前充分做好血管评估，准确定位是穿刺成功的关键。超声评估靶静脉可以避开血管内的不良因素，能评估血管走行中可能存在的障碍和不可知的狭窄，对可探查的整段血管进行评估。并评估穿刺点所在上臂的位置是否易于术者穿刺和进行置管后的维护，最终确定穿刺最佳路径并标记。

（2）避免误穿动脉：为防止误穿动脉，在操作前评估靶静脉时要仔细，首先要排除动脉。通过探头加压的方法结合局部血管解剖特点区别动脉与静脉。动脉不易压扁且有搏动。但对于有心血管疾病、血压低、循环功能差的患者，因动脉易被压扁、搏动不明显，而易误将动脉判断为静脉，特殊情况下请超声医生协助，确认静脉无误后方可进针。穿刺时首选贵要静脉。

（3）术中及时、有效地按压穿刺点：血小板输注标准委员会和美国临床肿瘤学会指南规定，对患有严重血小板减少症的患者如给予充分表面压迫，则可在没有血小板支持的情况下进行骨髓抽取和活组织检查。在超声引导结合微插管鞘技术置入 PICC 导管穿刺过程中，顺利送入导丝，送入导管后要及时拔除穿刺针和插管鞘，并立即局部按压，尤其拔除插管鞘时，不仅按压皮肤穿刺点，更要按压插管鞘进入血管处，局部按压时间和力度稍大，观察局部出血情况。

（4）有经验人员操作，动作要迅速、敏捷、轻柔，避免重复穿刺造成出血。本文 3 例患者均由笔者本人操作，除第 2 例穿刺 2 针外，均 1 次穿刺置管成功。操作中注意避免使用肝素盐水，尽可能地使用生理盐水冲洗、浸泡导管；避免皮肤局部浸润麻醉，减少皮下出血；用刀片切割皮肤注意切口勿大，减少皮肤损伤。

（5）置管后为预防出血，导管要固定牢固，避免导管移动刺激针眼出血；由于本病例超声引导结合微插管鞘技术置入 PICC 导管是在上臂穿刺，所以可以避免肘部活动引起的针眼出血。对于血小板极度低下的患者，遵医嘱输注血小板可有效地预防置管后穿刺点出血，以上 3 例患者置管后均遵医嘱及时输注了血小板。

【分析】血小板减少会引起出血，当血小板计数 $< 50 \times 10^9/L$ 时，轻度损伤可有皮

肤紫癜，手术后可出血；血小板计数 < 20×10⁹/L 时，可有自发性出血或轻微损伤后出血不止。方云等研究表明，对血小板计数 < 20×10⁹/L 的血液肿瘤患者，PICC 后只要给予穿刺部位表面充分的压迫，其安全性也能得到保证。黄玉葵也认为，PICC 可以应用于血小板减少患者，它解决了血小板减少不能从中心静脉置管限制的困难，为治疗提供一条长期的静脉通道。张小菊等报道，超声引导结合微插管鞘技术置入 PICC 导管与传统方法置入 PICC 导管相比，可减少穿刺点渗血。理由是传统 PICC 用较粗的穿刺针（14G ~ 16G），血管损伤大，渗血多；而微插管鞘技术使用较细穿刺针（21G）穿刺静脉，血管损伤相对较小，即使用手术刀进行皮肤扩张，扩张的表皮渗血与血管相比，也是相对较小的。以上 3 个病例说明超声引导结合微插管鞘技术置入 PICC 导管应用在血小板极度低下的患者是安全的。

【经验与体会】

（1）血小板极低患者在置管前可输注血小板或冷沉淀等提高血小板计数的血制品，以保障患者置管。

（2）少数患者尤其是凝血功能障碍患者，当误穿动脉没有及时发现或误穿动脉而继续置入大口径导管时则往往导致严重的并发症，除引起出血、局部血肿外，还会有假性动脉瘤和动静脉瘘产生。所以要尽可能避免误穿，一旦发现误穿动脉，及时松开止血带并拔针，同时局部用力压迫 10 ~ 15 分钟止血，避免血肿等并发症发生。皮下血肿表现为局部皮肤肿胀、紧绷，超声显示靶静脉离体表距离变深。一旦发生则立即按压穿刺点，24 小时内局部间断冷敷，更换另一侧肢体穿刺置管。

（3）置管成功后可用一块双层纱布两次对折（8 层）放置于穿刺点，外用透明敷料固定，再用弹性绷带适度加压包扎，但要防止加压过度，定时放松，以防影响血液回流和造成皮下淤血。嘱患者活动术侧手、腕关节、肘关节，以防水肿，若无出血现象，则可停止加压包扎。

（4）血小板减少患者应避免使用肝素盐水封管，因为肝素盐水冲洗导管，可致血小板减少，其发生率为 0.5%。使用三向瓣膜 PICC 导管或普通 PICC 导管接正压接头置管可以使用生理盐水封管。李黎等对 158 例肿瘤化疗的患者使用生理盐水正压封管，无管腔凝血、堵塞现象。

第四节　全血细胞减少伴间断高热患者 PICC 置管

【病例资料】患者，女，82 岁，间断乏力伴血小板降低 22 年，2007 年血常规示"全血细胞减少，血小板 7.7×10⁹/L，白细胞 2.5×10⁹/L，血红蛋白 65g/L"，腹部超声示"脾大"，长期注射"重组人促红细胞生成素、重组人血小板生成素"治疗。2012 年诊断"骨髓纤维化"，并伴有间断发热，轻微刺激及磕碰后出现大量瘀斑，多次入院予激素、刺激粒细胞生长、抗感染、输血治疗。白细胞（0.3 ~ 2.5）×10⁹/L，血小板在（3 ~ 22）×10⁹/L，血红蛋白在（40 ~ 70）×10⁹/L。2016 年 1 月 26 日进行置管，置管前白细胞 0.4×10⁹/L，血红蛋白 63×10⁹/L，血小板 6×10⁹/L，白蛋白 27.7×10⁹/L，中性粒细胞绝对值 0.03×10⁹/L。

【处理方法】全血红细胞减少伴间断高热患者PICC置管的处理方法如图1-56～图1-65所示。

【分析】

（1）患者反复发热，白细胞极低，自身免疫力低下，皮肤防御能力下降，增加了PICC置管的感染概率。PICC置管后局部应用自黏性软聚硅酮银离子泡沫敷料，能持续有效释放银离子，迅速杀菌，快速大量吸收穿刺点渗血和渗液，并锁住渗血、渗液，防止浸润创口周围皮肤。

（2）患者血小板极低，血小板低于 10×10^9/L 是临床的急症，易造成全身出血。新鲜血小板进入体内后，只有最初2天具有生理功能，在发挥其生理功能时逐渐被消耗。此病例患者血小板仅为 6×10^9/L，所以在输注血小板结束时立即进行穿刺，减少了出血风险。

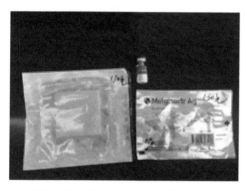

图 1-56　充分评估血管及患者情况，准备物品：PICC 穿刺包、超声仪、自黏性软聚硅酮泡沫敷料、自黏性软聚硅酮银离子泡沫敷料、注射用血凝酶

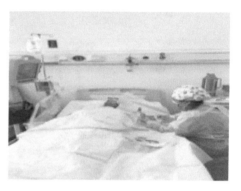

图 1-57　术前输注白蛋白、血小板1U，输注血小板时严密观察患者反应，输血结束时进行超声引导下 PICC 置管

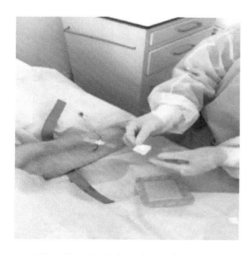

图 1-58　穿刺成功后，局部消毒，予血凝酶粉剂 1 支（500U），撒在自黏性软聚硅酮银离子泡沫敷料上

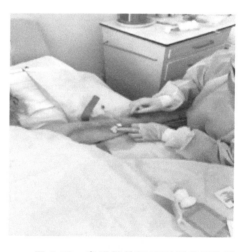

图 1-59　自黏性软聚硅酮银离子泡沫敷料对折后覆盖置管穿刺处

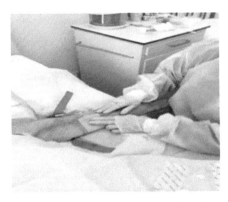

图 1-60　局部粘贴自黏性软硅酮泡沫敷料以吸附渗液、渗血

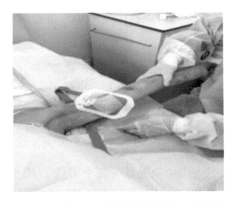

图 1-61　无菌透明敷料（Ⅳ 3000）覆盖置管处

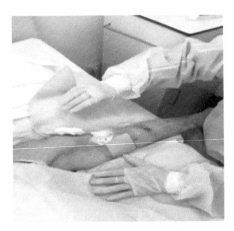

图 1-62　再次评估穿刺部位情况

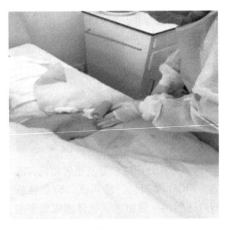

图 1-63　弹性绷带加压包扎

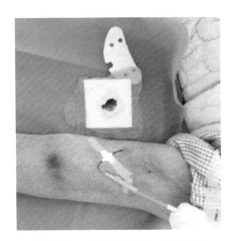

图 1-64　1 周后穿刺点伤口情况

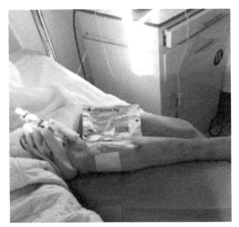

图 1-65　第一次换药：局部自黏性软聚硅酮银离子泡沫敷料覆盖，外贴 Ⅳ 3000 透明敷料

（3）置管后穿刺点局部应用血凝酶粉剂，起到了很好的止血作用，血凝酶粉剂是可静脉注射的无菌粉剂，应用于穿刺点处不用担心造成伤口的感染。该患者由于置管后用自黏性软聚硅酮银离子泡沫敷料折叠放于穿刺点处，在抗感染的同时起到了加压止血的作用，未用纱布类敷料，置管后首次换药时间延长到了 1 周，从图 1-64 中可以看出，1 周后打开敷料，患者出血量极少，穿刺点处干燥无红肿，无任何异常。

（4）患者为高危血液病患者，居住于非层流病房，增加了感染风险。特别是该患者粒细胞低于 $0.5×10^9/L$ 时，应严格隔离，病室内定期紫外线消毒。置管前使用有效氯擦拭地面和桌面，紫外线消毒房间，充分做好操作环境的消毒，减少感染的发生。

（5）本例患者高龄、长期乏力、食欲差、营养不良、血管弹性差、皮下脂肪少，置管后周围组织包裹不严，组织液容易从穿刺点渗出。置管结束采用自黏性弹性绷带可有效地预防 PICC 术后渗液及渗血，其具有压力可调节、透气好、顺应性强、不影响关节活动等优点。

（6）患者血浆蛋白低，易造成血浆胶体渗透压降低，血浆外渗，引起周围组织水肿，导致组织液从置管处渗出。因此置管前输注血小板及人血白蛋白，以提高患者血小板计数及血浆胶体渗透压，减少组织液从置管处渗出及出血。

【经验与体会】

（1）置管前全面评估患者情况，完善各项检查，告知患者置管原因及配合要点，对患者的疑虑和疑问，耐心予以解答，减轻患者紧张焦虑情绪。操作过程中护士要技术娴熟、动作轻柔，及时按压止血，严格无菌操作。

（2）注射用血凝酶是从蛇毒中分离和纯化的蛇毒血凝酶，不含神经毒素和其他毒素，具有止血功能，又不影响凝血酶原数目，可用于静脉注射，减少感染。血凝酶撒于自黏性软聚硅酮银离子泡沫敷料上，覆盖于穿刺点，使药物直接作用于受损血管处，促进血小板聚集，起到止血效果，减少出血率。文献报道有局部应用云南白药止血的病例，因其不是无菌药物，笔者不推荐使用。

（3）穿刺点处用自黏性软聚硅酮银离子泡沫敷料，外覆盖自黏性软聚硅酮泡沫敷料及 Ⅳ 3000 透明敷料，自黏性软聚硅酮银离子泡沫敷料具有抗感染作用，自黏性软聚硅酮泡沫敷料可创造低氧、微酸环境，不仅促进毛细血管形成，有利于伤口愈合，可防止细菌侵入伤口，并为创面提供一个理想的愈合环境。Ⅳ 3000 贴膜，透气性好，可减少对皮肤的刺激，保持穿刺点及周围皮肤的无菌、清洁，降低局部感染率。

在 PICC 置管中笔者根据不同个体的特殊情况采取不同的护理干预措施，从而避免置管的感染和出血等并发症的发生，保证了 PICC 置管的安全。

第五节　烧伤后瘢痕形成患者 PICC 置管

【病例资料】患者，男，51 岁，主因"全身烧伤后瘢痕伴左上肢截肢后 23 年，左下肢瘢痕癌半年"于 2012 年 2 月 13 日入住笔者所在医院，患者本次住院的目的为行植皮手术。入院第 2 天在超声引导下采用 MST 穿刺，PICC 置管成功，即选择右侧肢体肘下两横指处的贵要静脉进行置管，在超声引导下进行 MST 穿刺，一次成功，送管顺利，置入导管 47cm 后固定，进行静脉输注液体顺利。患者入院第 3 天行植皮手术，在术中、术后均使用 PICC 导管给予静脉治疗，1 个月后患者治疗结束，顺利拔管出院。

【处理方法】穿刺前，采用彩色多普勒超声评估血管（从肘横纹下两横指至上臂中段及颈内静脉），由于烧伤后瘢痕形成，患者右侧肢体不能外展，超声无法探查腋静脉及锁骨下静脉。超声探查到肘下两横指处，皮下 0.5 ~ 1cm 的贵要静脉管径适合置入 4F PICC 导管，血流充盈，可以压闭。定位穿刺部位并标记，测量置管长度为 47cm，用安尔碘消毒剂常规消毒整臂，建立最大无菌屏障，在超声引导下采用 MST 穿刺置管。由于患者皮肤凹凸不平，超声探头不能垂直皮肤（图 1-66），且皮肤涂上导电糊后光滑，探头不易固定，故采用边进针边调整超声探头的方式引导。皮肤瘢痕增生，21G 穿刺针进入皮肤困难，采用边旋转边用力进针，一次穿刺成功，回血良好，送导丝顺利。扩皮深度及宽度比正常皮肤较大，送扩皮鞘顺利，然后送入导管至测量长度 47cm，抽回血良好，超声评估颈内静脉无高亮点，判断未异位到颈内静脉，采用思乐扣无缝针固定（图 1-67）。连接液体后静脉滴注顺利。置管后拍胸片定位，导管尖端平第 7 后肋水平。

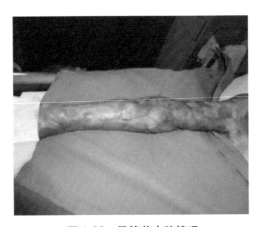

图 1-66 置管前皮肤情况

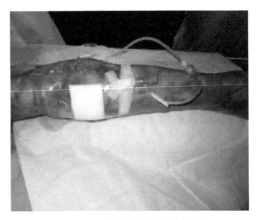

图 1-67 PICC 置管成功后

【分析】患者三度烧伤，面积达 98%，仅头皮 1% 和两足底为正常皮肤，头面颈部、右上肢和双下肢、躯体等部位可见程度不等的瘢痕增生。外周静脉只有右侧踇趾有很细一条血管，其他部位无可见及可触及的血管，故外周无法建立静脉治疗通道。患者多次住院，静脉治疗均采用锁骨下静脉置管，说明锁骨下静脉未因烧伤破坏。由于反复穿刺锁骨下静脉置管，加重穿刺点瘢痕增生，故本次住院中心静脉穿刺置管失败。笔者所在医院静脉治疗小组成员经过讨论，决定尝试在超声引导下采用 MST 穿刺给予 PICC 置管。穿刺前，采用彩色多普勒超声评估血管，超声下可见颈内静脉，血流充盈，按压可闭合。右侧上肢肘部，超声可见肱动脉及肱静脉。肘横纹下 3cm 处超声可见贵要静脉，血流充盈，按压可闭合，直径适合置入 4F PICC 导管。因患者右肩关节瘢痕挛缩而活动受限，右上肢不能外展，超声追踪贵要静脉到肘上 10cm 处，超声不能探及腋静脉及锁骨下静脉，故不能评估腋静脉及锁骨下静脉是否有狭窄。由于瘢痕增生皮肤凹凸不平，穿刺进针及扩皮均有困难，采用边进针边调整超声探头的方式引导，采用穿刺针边旋转边用力穿刺、扩皮深度及宽度较平时大等措施，一次穿刺成功，送管顺利，置管成功。

【经验与体会】烧伤后瘢痕增生置管未见文献报道，笔者也无此类情况置管经历，置管前静脉小组成员开会讨论，PICC 置管是否可行，分析可能出现的困难及对策，并请血管外科及超声科会诊，评估患者血管情况。

患者反复住院做植皮手术，多次在锁骨下静脉置管建立静脉通道。这种情况一是说明烧伤未伤及锁骨下静脉，锁骨下静脉未出现闭锁；二又考虑到锁骨下静脉多次置管是否有瘢痕形成，送管过程中可能出现送管困难或导管不能通过锁骨下静脉到达上腔静脉。

患者右上肢瘢痕挛缩，不能外展，如果送管困难不能采取外展肢体 90°体位，患者也不能低头、扭头，也出现置管失败。

烧伤后皮肤瘢痕过度增生，穿刺进针难度较大，笔者尝试边旋转边进针，穿刺成功。扩皮深度及角度增大使导入鞘顺利通过皮肤进入血管。

通过此病例置管成功，笔者积累了烧伤后瘢痕形成患者 PICC 置管的经验，也把置管成功的经验及体会和护理同仁分享，以期提供一点帮助。

第六节　大量胸腔积液和腹水患者的 PICC 置管

【病例资料】患者，李某，因"原发性肝癌，大量胸腔积液、腹水"收入院。因外周静脉穿刺困难、长期输液，而在超声引导下经左上肢贵要静脉置入 PICC 导管，胸部 X 线片：PICC 尖端位于第 7 胸椎的左缘（图 1-68）。

【分析】任何原因导致胸膜腔内出现过多的液体称为胸腔积液，俗称胸水。通常所说的胸腔积液，实际上是胸膜腔积液。正常人胸膜腔内有 3 ~ 15ml 液体，在呼吸运动时起润滑作用，但胸膜腔中的积液量并非固定不变。正常人每天胸膜腔液体交换量为 200ml。胸膜腔内液体自毛细血管的静脉端再吸收，其余的液体由淋巴系统回收至血液，滤过与吸收处于动态平衡。若由于全身或局部病变破坏了此种动态平衡，致使胸膜腔内液体形成过快或吸收过缓，则临床产生胸腔积液。按照胸腔积液的特点分类，可以将胸腔积液分为

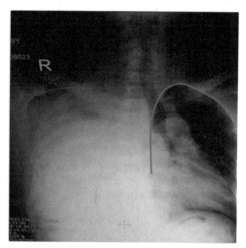

图 1-68　大量胸腔积液、腹水使 PICC 头端位于胸椎左缘

漏出液、渗出液（浆液性或血性）、脓胸、血胸、乳糜胸。按照病因分类：①感染性疾病，如胸膜炎（结核病、各类感染）、膈下炎症肺结核、各类肺感染、肺结核；②循环系统疾病，如上腔静脉受阻、充血性心力衰竭、缩窄性心包炎；③肿瘤，如恶性肿瘤、胸膜间皮瘤；④肺梗死；⑤血管瘤破裂、胸导管受阻；⑥低蛋白血症、肾病综合征、肝硬化；⑦其他疾病。

结核性胸膜炎多见于青年人，常有发热。中老年人出现胸腔积液，应提高警惕，可能为恶性病变。

炎性积液多为渗出性，常伴有胸痛及发热。由心力衰竭所致胸腔积液为漏出液。肝脓肿所伴右侧胸腔积液可为反应性胸膜炎，也可为脓胸。

积液量少于 0.3L 时症状多不明显；若超过 0.5L，患者可感到胸闷。医生在给患者进行体格检查时，会发现局部叩击呈浊音，呼吸音减低。积液量多时，两层胸膜隔开，不再随呼吸摩擦，胸痛也逐渐缓解，但呼吸困难会逐渐加剧。若积液进一步增多，使纵隔脏器受压，患者会出现明显的心悸及呼吸困难。

X 线表现：①少于 200ml 难以作出诊断；② 200 ~ 500ml 仅表现为肋膈角变钝；③积液增多时呈外高内低的弧形致密影；④第 4 前肋以下为少量积液；⑤第 2 ~ 4 前肋间为中量积液；⑥第 2 前肋间以上为大量积液；⑦大量胸腔积液时，整个患侧胸部呈致密度影，纵隔和气管被推压向健侧，局限包裹性积液可发生于胸膜腔任何部位，肺底积液时显示一侧膈肌明显升高或胃底气泡影与肺下缘之间明显加宽。

【经验与体会】

（1）本例患者大量胸腔积液，整个患侧胸部呈致密影，纵隔和气管被推压向健侧，胸部 X 线片：PICC 尖端位于第 7 胸椎的左缘。PICC 导管尖端在上腔静脉的中下 1/3 段。

（2）当遇到 PICC 尖端位置异常时，要结合患者的病情进行综合分析。

第七节　反复多次置管患者的 PICC 置管

【病例资料 1】 患者，刘某，男，90 岁，诊断：高血压（极高危），高血压性心脏病，脑梗死，糖尿病，前列腺增生，肺部感染，老年痴呆，患者入住心血管内科 4 年余，2013 年 1 月 13 日接到护理会诊，进行全面评估后在患者右侧肘下盲穿置入 4F 单腔三向瓣膜 PICC 导管 47cm，置管过程顺利，导管顺利使用 1 年，2014 年 1 月 13 日该导管使用到期，遵医嘱拔除该 PICC 导管，同时在患者右侧（同一侧，因患者左侧偏瘫）肘上在 B 超引导下置入 PICC 导管 43cm，置管过程顺利，使用 1 年后，2015 年 1 月 13 日遵医嘱再次拔除 PICC 导管，间隔 2 天后于 1 月 15 日在 B 超引导下再次从同一侧距离第二次穿刺点 2cm 处置入 PICC 导管，置管过程顺利（图 1-69 ~ 图 1-74）。

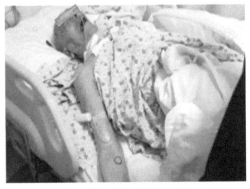
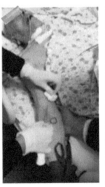
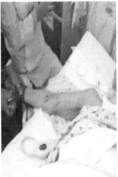

图 1-69　第一次置管位置（肘下）及第二次置入的 PICC 导管（已用 1 年）

图 1-70　2014 年 1 月 13 日拔除 PICC 导管

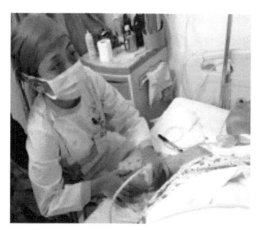

图 1-71　2015 年 1 月 15 日准备第三次置入 PICC 导管

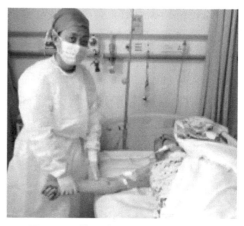

图 1-72　第三次置入 PICC 导管，置管过程顺利

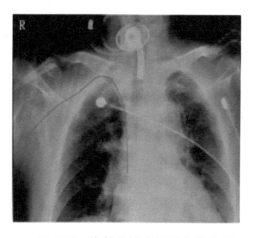

图 1-73　胸部 X 线片提示尖端位置：第 7 胸椎

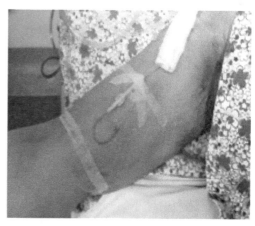

图 1-74　患者置管后 3 个月，PICC 导管功能正常

【分析】患者为高龄老年痴呆患者，长期住院，反复多次置入静脉导管（CVC），左上肢偏瘫，右侧上肢肌张力高，长期卧床，带气管插管，长期输液，三次置入 PICC 导管均在右侧贵要静脉，均一次穿刺成功并置入，第三次送导丝及导管时有阻力，但能顺利送入导管。

【经验与体会】

（1）置管前进行全面的评估，置管时严格无菌操作，力争一针穿刺成功，送导管动作轻柔，减少静脉炎及血栓的发生。

（2）导管尖端位置正常，三次 PICC 导管位置均在第 7 胸椎。

（3）患者为老年痴呆患者，不配合，加强患者家属及陪护的宣教非常重要。

（4）规范地维护、使用 PICC 导管和护士的责任心对再次置管成功非常重要。

【病例资料2】患者，林某，男，93 岁，诊断：①多发性脑梗死治疗后；②症状性癫痫；③脑出血后遗症、血管性痴呆；④冠状动脉粥样硬化性心脏病（简称冠心病）、心功能不全、心功能Ⅲ级；⑤高血压3级（极高危）；⑥肺部感染；⑦贫血；⑧胃大部分切除术＋残胃-空肠毕二式吻合术后；⑨气管切开术后；⑩白内障（左侧）；⑪左侧青光眼；⑫双侧结膜炎；⑬过敏性皮炎；⑭脊柱畸形；⑮双下肢挛缩；⑯导管相关感染。2014 年 6 月 30 日 PICC 专科门诊接到重症医学科会诊，要求行 PICC 置管。查阅病史，患者已在 ICU 住院达 3 年，长期输入各种抗生素、改善循环的药物，药液性质不乏高渗透压、高 pH 的，医生已置入深静脉导管达 20 多条，患者在治疗过程中曾经出现休克血压，多次行血培养及深静脉导管尖端细菌培养检查显示阳性菌（表皮葡萄球菌及头葡萄球菌），考虑存在菌血症而拔管。查体：意识模糊，有自我拔管的风险，全身皮肤肌肉松弛，全身可供深静脉穿刺的部位皮肤可见多处色素沉着，即陈旧性穿刺点。外周静脉几乎不可见，医生无处行深静脉置管，护士无法完成当日药物治疗。

【处理方法】

（1）充分沟通，签署置管知情同意书。PICC 专科护士与经管医生、患者家属、护士长充分沟通，告知可能出现的所有并发症，如送管困难而导致置管失败、导管尖端位置不理想、导管相关血流感染、血栓、异位、非计划拔管等，家属表示理解，并同意置管。

（2）充分评估血管，选择穿刺静脉。因为右侧的锁骨下静脉导管因为穿刺点感染、渗出才拔除，所以选择左上肢置管，而在超声下左上肢的头静脉和贵要静脉均未看见，只能选择左上臂肱静脉。

（3）测量预置导管长度为 37cm，臂围为 29cm。选择 4F 抗高压导管，按照超声引导下 PICC 置管术操作流程置管，并严格无菌技术操作。

（4）在超声引导下，一针穿刺成功，可是出现送管困难，导管送到 28cm，无论怎么摆体位，如上肢举起、上肢过伸位、助手边推生理盐水边送管、摇高床头等各种方法仍无法完成送管，再次查阅病史和询问医生后，得知他们在给患者做左侧锁骨下静脉穿刺时，曾经也出现送管困难。了解这一情况后，暂停送管，做好固定，给予床边胸部 X 线检查，待拍片结果出来再调整（图 1-75）。

（5）将结果告知医生，其建议不退出导管，且不再送管，就留置在该位置，先行药物治疗。遂予撤出导丝，导管外露 9cm，并完成后续的固定工作。

（6）指导 ICU 护士应密切观察导管回血情况，观察颈胸部、手臂肿胀、穿刺点渗液等情况，如有异常，及时处理。该导管在留置期间，没有回血，没有血栓，颈胸部未见肿胀等异常情况，最终留置 28 天后拔除。

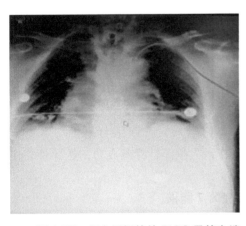

图 1-75　经左侧插管的 PICC 导管尖端影在主动脉弓水平（约第 4 胸椎水平）

【分析】

（1）对于需要长期输液的患者，PICC 导管比 CVC 更具有优越性，因为 PICC 导管可留置 1 年，而 CVC 留置时间小于 1 个月。医生对静脉治疗知识和理念的缺失，是导致该患者"没有地方可置管"的主要原因，让普通护士和临床医生知道"如何正确选择血管通道器材"的培训是摆在静脉治疗专家护士面前必须解决的问题。可以根据治疗方案、穿刺部位、患者情况等方面评估患者，满足患者治疗的需求，争取达到"一针轻松完成所有治疗"的目标。

（2）PICC 专科护士在置管前、置管过程中、置管后，均应做好充分评估、持续评估、持续评价等工作，当出现各种困难而无法解决置管时，可再次与患者的主管医生联系，获取更多对我们有利的资源、信息，让置管工作开展得更加顺利。

（3）PICC 专科护士应该掌握血管解剖和读片相关知识，应该养成先看图像，再看报告的习惯，不应被报告中的某些字眼迷惑，导致判断错误，该患者的 PICC 尖端并非在上腔静脉，而属于导管异位。经查阅解剖图谱得知，该条静脉可能是左肋间上静脉。在"没有地方可置管"的情况下，仍需要保留导管以完成治疗，由于经验不足，我们未退出至锁骨下静脉内，当成中线导管使用。虽然在导管留置期间该患者没有出现异常回血、血栓、穿刺点渗液等并发症，但不可存在侥幸心理。

【经验与体会】

（1）重视危重病患者早期置管，切勿等血管破坏完全，再来置管。

（2）医院的静脉治疗小组应完善静脉治疗质量控制相关材料：如血管通道器材使用评估表、操作流程、评价标准，应急预案等，并定期培训，促使静脉治疗工作有序、规范地开展。

（3）在重症医学科开展 PICC 置管是必要的。

（4）PICC 专科护士应该掌握血管解剖和读片相关知识，应该养成先看图像，再看报告的习惯，不应被报告中的某些字眼迷惑，导致判断错误。由于客观原因不能复位，金静芬建议将 PICC 导管作为中长导管使用。国外学者认为，导管异位后通常不宜用于完全肠外营养或化疗药物等静脉通路。该患者非肿瘤患者，且未使用肠外营养药物（已有肠内营养管可供肠内营养）。其符合中长导管的使用范围，在使用过程中应密切观察导管回血情况，观察颈胸部、手臂肿胀，穿刺点渗液等情况，如有异常，及时处理。

第八节　注射毒品致血管节段性改变患者的 PICC 置管

【病例资料】患者，韩某，男，42 岁，肥胖体型，诊断为右股动脉假性动脉瘤破裂出血，于 2014 年 4 月 16 日急诊入院。患者因全身多处行成瘾药物注射，导致全身多处静脉（包括外周静脉、中心静脉）炎症、闭塞。在手术室反复穿刺深静脉，建立中心静脉通道不成功，无法行全身麻醉，无法手术。申请静脉治疗小组紧急会诊开放静脉通路后拟行急诊手术。

【处理方法】双上臂皮肤沿贵要及肱静脉走向有多处瘢痕，用超声探头仔细寻找血管及上行方向，避开瘢痕处，2 次穿刺均有回血，但送导丝不畅。后在近腋窝 5cm 处置管再缓慢送入导管 20cm 处阻力明显，B 超示锁骨下静脉无法通过，撤出 1cm 后抽回血通畅，留置导管，快速输注液体，测每分钟 85 滴，成功建立中心静脉通道，立即安排急诊手术。

【分析】患者因全身多处行成瘾药物注射，导致全身多处静脉（包括外周静脉、中心静脉）炎症、闭塞。反复静脉注射毒品造成血管内皮损伤，血小板呈激活状态，同时海洛因可导致毛细血管管袢淤血、红细胞聚集，使血液流速变慢从而导致血栓形成，还有些吸毒者将一些不适于静脉注射的片剂、粉剂混入水中供静脉注射，这些不溶颗粒进入血管造成血管栓塞。

【经验与体会】

（1）患者曾因抢救有双侧 CVC 置管史，患者有全身多处静脉行成瘾药物注射史，静脉注射毒品除了可传播艾滋病、肝炎等疾病外，还可造成全身多器官损害，如假性动脉瘤、感染性心内膜炎、急性肾衰竭、肺栓塞、下肢静脉栓塞等。反复穿刺置管致血管损伤及瘢痕形成，故手术室反复穿刺深静脉未能成功。

（2）因患者病情危重，再次动脉瘤破裂出血需立即建立中心静脉通道行全身麻醉下急诊手术，快捷的静脉治疗小组会诊制度，安全、便捷的 PICC 导管置入技术给患者提供支持生命的通道。

（3）超声引导结合 MST 的 PICC 导管置入术应作为支持生命通道的首选方式。

第九节　急性痘疮样苔藓样糠疹患儿 PICC 置管

急性痘疮样苔藓样糠疹 (pityriasis lichenoides et varioliformis acute，PLEVA)，也称为 Mucha-Habermann 病、急性滴状副银屑病，较罕见，好发于儿童、青年，男性多见（男女比例为 3∶1），常见于儿童后期及成人初期，以 11～30 岁多见。皮疹好发于上肢、下肢、躯干及臀部。上肢较下肢多见，屈侧较伸侧多见，掌部很少累及，而黏膜则不受累，呈自限性。病因不详，可能与患者对包括腺病毒、弓形体、EB 病毒及肺炎支原体在内的病原体的过敏反应有关。对于皮肤病及烧伤后导致皮肤完整性受损的患者，需要建立静脉通道时，医护人员置管的穿刺难度较大，该种情况下，如何合理选择输液工具，成功穿刺，穿刺成功后的安全留置，是大家关注的问题。笔者想通过以下病例的处理方法给予您一定的启示。

【病例资料】患儿，男，8 岁，诊断为急性痘疮样苔藓样糠疹，因"全身红斑丘疹、坏死结痂伴瘙痒 1 个月"反复在外院治疗无效于 2012 年 7 月 20 日转入笔者所在医院进行治疗。患儿全身密集分布米粒至豌豆大的暗红色斑疹、丘疹、丘疱疹，呈圆形或椭圆形，相互不融合，表面覆以鳞屑，部分皮疹中心出血、坏死、结痂（图 1-76），由于在院外已治疗多日，且均为大剂量激素冲击疗法，对外周血管均有不同程度的破坏，入院后患者因外周静脉通道难以建立，且考虑病情危重急需多通道输液抢救，请院静脉治疗护理专家会诊，行超声引导下 PICC 置管术，置管过程顺利。选择右侧贵要静脉肘上穿刺，一次性穿刺成功，助手协助患者摆放体位，送管顺利，置管长度为 32cm，外露导管为 5cm，导管尖端位置平第 6 胸椎、位于上腔静脉中下段（图 1-77）。患者经过激素冲击、抗感染且辅以营养和对

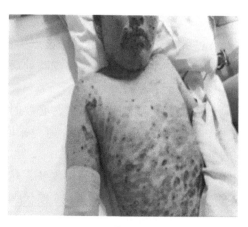 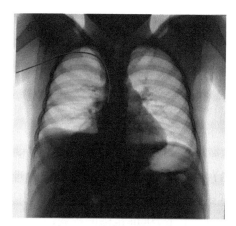

图 1-76　患儿全身皮疹　　　　　　　图 1-77　患儿置管后胸片

症支持治疗，2 月余皮损处大部分愈合，予以出院。在整个治疗期间，PICC 导管充分发挥作用，保证用药及时输注，使患者治疗能顺利进行，起到良好效果。

【处理方法】按照标准流程进行置管，该患者根据其疾病的特殊性，针对性地做了如下的处理。

（1）充分评估，穿刺点选择：该患者为急性痘疮样苔藓样糠疹，全身密集分布米粒至豌豆大的暗红色斑疹、丘疹、丘疱疹，呈圆形或椭圆形，相互不融合，表面覆以鳞屑，部分皮疹中心出血、坏死、结痂，运用血管超声仪对患儿两侧上臂进行探查，穿刺靶静脉走行全程的皮肤完整处为最佳穿刺点。

（2）穿刺点皮肤消毒：由于患儿皮肤完整性受损，并且有坏死结痂，穿刺侧上臂同样也存在此现象，考虑乙醇会对破损的皮肤有刺激，同时会使患儿产生刺痛感，为了防止对皮损进一步刺激和伤害，穿刺前皮肤禁止使用 75% 的乙醇和含有乙醇成分的消毒液（爱尔碘、葡萄糖酸洗必泰等），本例患儿笔者使用的是 0.5% 碘伏充分皮肤消毒。

（3）穿刺成功后固定：成功穿刺后如何固定是皮肤完整性被破坏的患者安全留置的重要环节。该例患儿笔者使用的是无菌纱布做一级固定敷料，弹性绷带是为了加强固定效果而使用的二级敷料，弹性绷带包扎时要注意松紧适宜。重视患儿主诉，观察患儿末梢循环情况，班班交接。每 2 天更换敷料一次，直至拔管。

【分析】对全身大面积皮损的患者来说，建立通畅的输液通道既是一个关键问题，也是一个难题。当遇到皮肤完整性受损疾病患者需要置管时，笔者应该首先评估可穿刺血管处的皮肤情况，尽量选择皮肤完整处为进针点，避免因皮肤破损后进针引起的继发感染。皮肤消毒液的选择也要考虑刺激小、温和、无酒精配方的消毒产品，保证有效消毒的同时将对皮肤的影响降至最低，皮损患者置管后敷料固定需选择黏性低的材料，防止敷料的黏胶对皮肤造成二次损伤。由于选择黏性低的敷料，因此在导管护理中防止意外脱管的重要性不言而喻，每班认真交接及对患者的健康宣教等，都是保障导管固定良好的重要措施。

【经验与体会】

（1）该患儿右上肢的贵要静脉处有 2cm×2cm 的完整皮肤，因此笔者选该点为穿刺点，碰到此类患者时，置管人员需对患者全身皮肤进行充分评估，选择有完整皮肤处后再进行血管超声仪探查以确定穿刺点。

（2）由于患儿只有 8 岁，疾病折磨及对穿刺的恐惧会影响穿刺的配合，必要时可在基础麻醉下进行，或请患儿家属陪伴完成穿刺过程，在穿刺时注意戴口罩，避免来回走动，以及不跨越无菌区域等，以达到相关无菌操作的要求。

（3）皮肤消毒时，首先使用无菌生理盐水棉球清洗穿刺侧上肢的破损皮肤，然后轻轻去除可剥离的鳞屑等污物，用无菌纱布吸干皮肤表面的水分，最后用 0.5% 碘伏螺旋式地消毒穿刺点上下 20cm 范围的皮肤，每遍自然待干。

（4）皮肤完整性受损的患者置管后 PICC 导管能否成功长期留置与质量维护的高低密切相关，规范的导管维护及密切的观察为成功留置保驾护航。

第十节　心脏起搏器患者的 PICC 置管

心脏起搏器置入术是治疗各种原因引起的不可逆的心脏起搏传导功能障碍的主要方法，其导线电极置入通路为锁骨下静脉途径至右心房处，同侧置入的 PICC 导管和心脏起搏器会在锁骨下静脉开始使用同一个静脉走行。在此种情况 PICC 置管后静脉血栓或其他并发症发生的风险较一般患者大，也可能造成起搏器工作异常及危及生命等情况。笔者想通过以下病例的处理方法给予您一定的启示。

【病例资料 1】患者，初某，女，79 岁，诊断为左肺癌、双肺转移，2014 年 1 月 21 日在笔者所在医院病房行超声引导下 PICC 置管术，置管前评估患者，患者为左肺癌，则选取右侧贵要静脉穿刺，一针穿刺成功，送管顺利，置管长度为 32cm，外露导管为 6cm。在置管过程中与患者聊天，得知患者右侧安装起搏器，而发现与起搏器同侧置管。1 月 26 日血管彩超显示腋静脉和贵要静脉有血栓形成。

【处理方法】置管长度为 38cm，发现患者右侧起搏器后，立即拔出 6cm，防止导管与起搏器导管因接触，而引起心律失常。胸片结果显示 PICC 导管尖端距起搏器导线 1cm 左右。带管期间监测患者心率变化，倾听患者主诉，带管期间患者未诉心悸、胸闷等不适，心电图与置管前无特殊变化。1 月 26 日发现血栓，与医生沟通，患者虽然静脉内发现血栓，但周边仍有血流通过，进行抗凝治疗，观察效果。采取 0.4ml 低分子肝素钠皮下注射、迈之灵口服、如意金黄散外敷、制动等治疗措施，1 月 28 日患者肿胀减轻，1 月 30 日肿胀消失。治疗期间未停止输液。

【分析】患者外周血管的条件非常差，不能进食，必须进行肠外营养，因患者存在左肺癌，而选取右侧以进行静脉穿刺。由于对患者评估不到位，未了解到患者右侧有心脏起搏器情况，在右侧贵要静脉进行 PICC 置管，送管后，粘贴膜时了解到患者右侧安装心脏起搏器，操作者立即与心脏中心医生沟通，其建议 PICC 导管拔至锁骨下静脉。之后密切监测患者心率、臂围、穿刺点等情况，1 月 26 日发现患者前臂肿胀，上臂臂围与置管前无变化，患者未诉特殊不适，血管彩超显示腋静脉和贵要静脉有血栓形成。给予抗凝等治疗。密切观察患者各项指征，也由于患者病情危重，外周血管条件差，附壁血栓静脉有血流通过，血栓后不能立即拔管，PICC 导管一直用了两个半月至患者死亡。

【经验与体会】

（1）利用这个病例教育操作护士，在操作之前要充分评估患者的病情。

（2）当遇到有肺癌、心脏起搏器或偏瘫等置管冲突的情况时，认真分析置管部位和肢体，必要时开病例讨论会和进行会诊。

（3）当出现必须同侧置管时，避免 PICC 导管留置过深。

（4）置管后密切观察肢体有无肿胀、穿刺点情况非常重要，早发现及早治疗则可以保留 PICC 导管。

【病例资料 2】 患者，刘某，男，85 岁，诊断为膀胱癌，因"间断血尿 3 年余，尿频、尿急、尿痛 2 个月"于 2014 年 4 月 22 日入院，4 月 25 日拟在 B 超引导下行 PICC 置管，因患者 2013 年 5 月在右侧锁骨下静脉置入了永久心脏起搏器，为了保证患者置管的安全性，此次置管选择在医院胃肠机透视室进行，并邀请了医院心内科介入医生参与指导，选择左侧肱静脉置管，B 超引导下一针穿刺成功，送管顺利，在透视下直接调整导管尖端位置平第 4 腰椎、位于左锁骨下静脉近胸锁关节段，距离心脏起搏器电极线约 4cm，置管长度为38cm，外露导管为 5cm。6 月 11 日治疗结束，拍片确认 PICC 导管没有与心脏起搏器电极线缠绕后顺利拔管（图 1-78，图 1-79）。

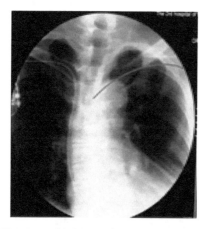

图 1-78　在透视下直接调整导管尖端位置平第 4 胸椎、位于左锁骨下静脉近胸锁关节段，距离心脏起搏器电极线约 4cm，置管长度为 38cm，外露导管为 5cm

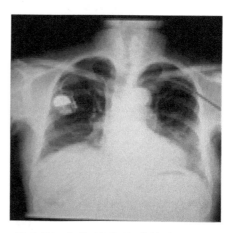

图 1-79　6 月 11 日治疗结束，拍片确认 PICC 导管尖端位于平第 3 胸椎，排除没有与心脏起搏器电极线缠绕，顺利拔管

【处理方法】 如图 1-78、图 1-79 所示。

【分析】 心脏起搏器是一种医疗器材，利用电击对心脏的肌肉做持续与规律的刺激，以维持心脏的持续搏动。心脏起搏器的安装：将电极导线从手臂或锁骨下方的静脉插入，在 X 线透视下，将其插入预定的心腔起搏位置，固定并检测；然后在胸部埋入与电极导线相连接的起搏器，缝合皮肤，手术即可完成。安装起搏器患者其起搏电极线从锁骨下静脉至上腔静脉段路径与 PICC 导管相同，一般起搏器电极导线直径为 3mm，常规 4F 的 PICC 导管外径为 1.34mm，比起搏电极导线细 50%，在送入 PICC 导管时可能会与电极导线缠绕，一般避免与起搏器在同一侧穿刺，以减少 PICC 导管与起搏器电极导线缠绕的可能。

【经验与体会】

（1）利用这次成功置管、拔管的经验提醒大家，对安装有心脏起搏器的患者置管前一定要进行充分评估，最好有影像学资料，对心脏起搏器及导线位置进行谨慎判断并告知家属有发生血栓和 PICC 导管与心脏起搏器电极线缠绕的可能，取得家属的理解和同意后再行置管。

（2）为避免风险而邀请多学科共同参与指导，将患者带至胃肠机透视室，在心内科和放射科医生共同指导下完成最后导管尖端的定位，同时让患者管床医生现场确认。

（3）导管留置期间与病房专科护士进行认真交接导管最佳体外刻度，严密注意导管因滑入体内而导致与导线缠绕。

（4）拔管前，再次拍片确认 PICC 导管没有与心脏起搏器电极线缠绕后再拔管。

【病例资料3】患者，王某，女，85 岁，诊断：①脑梗死；②Ⅱ型呼吸衰竭；③冠心病、心功能Ⅲ级（NYHA 分级）、右侧心脏起搏器置入术后；④高血压 3 级；⑤2 型糖尿病；⑥肾功能不全；⑦电解质紊乱，高钾血症、高钠血症；⑧代谢性酸中毒。患者呈昏睡状态，气管插管、持续呼吸机辅助呼吸，病情危重，静脉通路建立困难，于 2015 年 4 月 10 日超声引导下经左侧肘上贵要静脉 PICC 置管，贵要静脉弹性较差，易滑，穿刺失败。改经同侧肱静脉穿刺置管成功，置管长度为 39cm，外露导管为 6cm，导管尖端位于右侧第 6 后肋间水平，达上腔静脉中下段。目前导管使用良好，未出现相关并发症（图 1-80，图 1-81）。

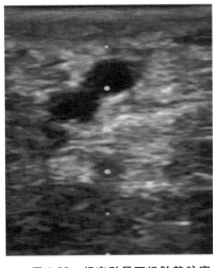

图 1-80 超声引导下经肱静脉穿刺置管

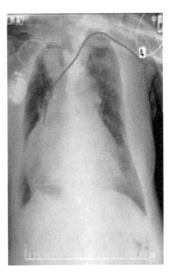

图 1-81 X 线示导管尖端位于右侧第 7 后肋间水平

【病例资料 4】患者，刘某，女，91 岁，诊断：
①脑梗死；②高血压 2 级；③动脉粥样硬化并高脂
血症；④冠心病；⑤冠状动脉支架植入术后（1 枚）；
⑥左侧心脏起搏器置入术后；⑦心房颤动；⑧轻度
贫血；⑨电解质紊乱，低钠血症、低氯血症。急诊
入院，病情危重，双上肢轻度水肿，于 2014 年 8
月 1 日超声引导下经右侧肱静脉穿刺行 PICC 置管
术（超声探查贵要静脉细，不足 4mm，且弹性差，
易滑），过程顺利，置管长度为 37cm，外露导管为
6cm，导管尖端位于右侧第 9 后肋间水平，给予调
整置管长度至 34cm，达上腔静脉中下段（图 1-82）。
患者带管 3 个月，未出现相关并发症。

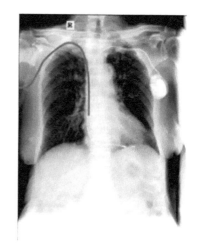

图 1-82　X 线示导管尖端位于右
侧第 9 后肋水平，将导管退出 3cm

第十一节　有动静脉内瘘和颈内静脉透析导管
患者的 PICC 置管

　　笔者所在医院肾内科 2015 年 3 月 18 日收治一例患者，为了满足长期透析的需要，而
带有动静脉内瘘和颈内静脉透析导管留置，为了进一步治疗需要，需置一根 PICC 导管，在
置管的过程中会出现哪些问题？又如何处理呢？希望下面这个病例能给您带来一定的启示。

　　【病例资料】患者，周某，男，65 岁，诊断为肾衰竭。为了满足长期透析的需要，左
侧肢体留置动静脉瘘，因动静脉瘘建立后需要 4 ～ 6 周成熟，然后才能够使用，故右侧颈
内临时留置透析管，现因病情而需要置入 PICC 导管，于 2015 年 3 月 18 日，在超声引导下，
选择右侧肘上贵要静脉进行穿刺。穿刺过程顺利，当导管送至 35cm 时，有阻力。立即调
整右上肢摆放位置，缓慢送管。导管顺利置入，体内为 43cm，外露为 6cm。经 X 线片确认：
导管尖端位于上腔静脉下段，第 7 胸椎下，位置好。

　　【处理方法】有动静脉内瘘和颈内静脉透析导管患者的 PICC 置管处理方法如
图 1-83 ～图 1-86 所示。

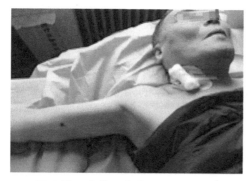

图 1-83　查体：患者左侧带有动静脉内
瘘，右侧带有静脉透析管

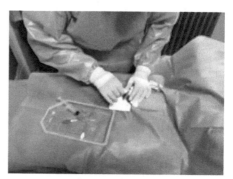

图 1-84　从右侧肘上置管，送管过程
中，调整手臂的角度，将置管侧肢体外旋，
与身体躯干成 120°

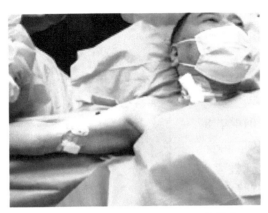

图 1-85 导管顺利送入体内，置管成功

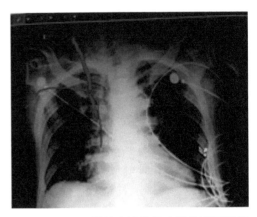

图 1-86 导管尖端位于上腔静脉下段第 7 胸椎下

【分析】

（1）患者左侧有动静脉内瘘，禁止在该侧置入 PICC 导管。右侧颈内有临时透析导管，临时透析管最少 9F 以上，直径约 3mm，使无名静脉内腔变窄，有可能造成送管困难甚至失败，但只能从右侧上肢静脉置入 PICC 导管。

（2）该患者上腔静脉有很粗的透析导管，又有 PICC 导管甚至两管之间有交叉。导管留置期间发生血栓等相关并发症概率比普通患者高。

（3）颈内透析管和 PICC 导管均在上腔静脉，随着留置时间的延长，导管之间有可能缠绕和粘连在一起。

【经验与体会】

（1）置管前笔者充分评估了患者的情况，因不能从留置动静脉瘘侧穿刺置管，故只能选择留置透析管侧的右肘上贵要静脉穿刺置管，很可能会出现送管困难或失败，给患者、家属和经治医生进行了详细交代，并且取得知情同意后操作。

（2）置管过程中缓慢送管，当管送至遇到有阻力处，有抵抗感，将置管侧肢体外旋，与身体躯干成 120°，增加导管送入角度。

（3）该患者上腔静脉有很粗的透析导管，又有 PICC 导管，血栓发生概率高，置管后交代患者每天至少进行 4 次有效的握拳运动和置管侧肢体按摩运动，每次 20 分钟。并要注意观察置管侧肢体有无肿胀等并发症出现，如有异常情况及时报告。

（4）这类患者的 PICC 导管应掌握宁深勿浅的原则，PICC 导管尖端应送到上腔静脉下段，接近右心房入口处。这样避免透析过程中血流动力学的剧烈改变，而导致导管的漂移甚至移位。

（5）告知医生在拔除临时透析管时，要动作轻柔，拔管后一定拍胸部正位片，确定 PICC 导管尖端的定位，如 PICC 导管尖端位置正常才可继续使用。

第十二节　脓毒症患者的 PICC 置管

经外周置入中心静脉导管（PICC）自 1997 年进入我国之后，广泛应用在长期静脉营养、化疗、抗生素治疗等领域。其比其他的静脉输液通路有留置时间更长、减少反复静脉穿刺、预防药物外渗引起静脉炎等优势。PICC 也有它的禁忌证，如低蛋白血症、凝血功能降低、脓毒症等，这些症状的存在会增加 PICC 导管置入后并发症的发生，如静脉血栓、渗液、导管感染等，但是有时为了抢救和维持患者的生命，又不得不置入导管。这就需要给予更加细心的护理和治疗，以减少患者发生导管相关血液感染的概率。通过下面 1 例脓毒症患者置管的病例希望能给予您一点启示。

【病例】患者，原某，男，50 岁，2015 年 8 月 22 日因"高热、寒战、嗜睡"入院。因患者长期服用抗癫痫等药物，药疹十分严重，全身皮肤潮红伴白色脱屑，多处皮肤大面积开裂、破溃，部分部位有脓性分泌物（图 1-87）。而且患者合并肺部感染、呼吸衰竭、脓毒症，病情较重（图 1-88）。由于患者外周静脉条件差，需长期输液、静脉高营养等治疗，请笔者所在医院 PICC 小组给予 PICC 导管置入，向家属说明置管存在皮肤感染、渗血、导管感染等风险，家属表示理解，积极要求置入 PICC 导管。

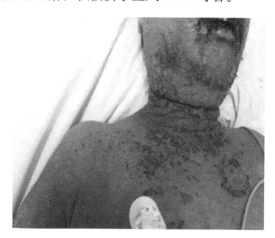

图 1-87　患者入院时感染严重

【处理方法】脓毒症患者 PICC 置管的处理方法如图 1-89、图 1-90 所示。

【分析】脓毒症是由患者机体内大量繁殖的病原菌及产生的毒素与感染诱发的细胞因子等引发机体过度炎性反应，导致机体免疫系统、凝血系统及代谢循环出现障碍，诱发脓毒性休克与多器官功能障碍。近年来，抗感染治疗和器官功能支持治疗取得了长足的进步，但脓毒症的病死率仍然高达 25%，合并感染性休克患者的病死率可高达 80%。所以脓毒症患者治疗时要首先给予抗感染、营养支持等治疗，这就需要有一条维持生命的输液通路，而患者存在严重药疹，全身皮肤状况很差，普通穿刺有很大困难，而且对脓毒症患者进行重复操作会加重感染，所以在 B 超引导下给予 PICC 置管是最好的方法，既可以为患者减少反复穿刺的痛苦，也可以尽早维持治疗，降低感染。

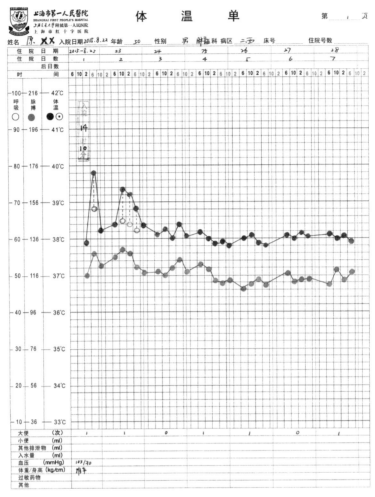

图 1-88　患者入院时体温

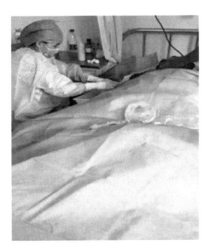

图 1-89　笔者所在医院 PICC 小组置入 PICC 导管

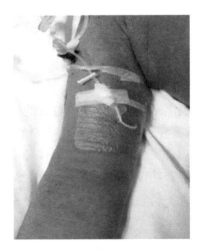

图 1-90　成功置入 PICC 导管，给予抗感染治疗

【经验与体会】

（1）患者虽然是脓毒症，置入导管会增加导管感染率，但为了挽救生命，不能用单一标准衡量而拒绝给予置管，生命高于一切。

（2）PICC 置管前需全面、科学地评估患者及血管情况，选择技术熟练的专业护士给予穿刺，提高 PICC 置管的一次成功率，减少患者痛苦，降低感染的风险。

（3）此患者存在严重药疹、皮肤破溃、严重感染，且免疫力低，这就要求我们置管及护理时尽量减少对皮肤的刺激，消毒液选择刺激性小的碘伏代替酒精。

（4）给予患者置管时严格无菌操作，既要减少患者感染，也要避免自己感染。

（5）患者好转后及时拔管，减少导管相关性感染（图 1-91）。

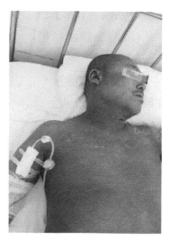

图 1-91　经过治疗后，症状明显好转，拔管出院

第十三节　永存左上腔静脉患者的 PICC 置管

永存左上腔静脉 (PLSVC) 是最常见的先天性静脉畸形（图 1-92），占先天性静脉畸形的 85%～95%，正常人左头臂静脉回流入左无名静脉，然后汇入上腔静脉，当左头臂静脉发育异常时，胚胎期形成的左上腔静脉可持续存在。当左头臂静脉发育异常出现狭窄，内腔闭锁或未能形成者，左颈总静脉与左锁骨下静脉汇合后不能向右斜行回流到右位的上腔静脉时，便在主动脉弓与左肺肺门之前向下行进，并接受左上肋间静脉及半奇静脉的来血，然后穿过心包与心脏连接，形成所谓的永存左上腔静脉。常见的永存左上腔静脉与冠状静脉窦连接，开口于右心房，多伴有冠状静脉窦扩张；少见的永存左上腔静脉开口于左心耳与左上肺静脉之间；极少数引流入左肺静脉。虽然 PICC 置管术在临床已广泛开展，但医护人员对永存左上腔静脉认识较少，且难以采取相应措施在置管前给予诊断，加以预防。当 X 线定位导管尖端位于胸椎左侧的永存左上腔静脉时，也无须惊慌，如采取正确的护理干预措施均能正常使用。

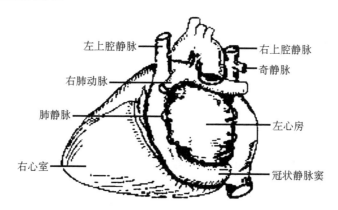

图 1-92　永存左上腔静脉汇入冠状静脉窦后面观

【病例资料 1】患者，章某，女，52 岁，诊断为左上肺癌，于 2012 年 1 月在笔者所在医院肿瘤二病区经超声引导下行 PICC 置管术，置管过程顺利。经患者左侧贵要静脉，一针穿刺成功，送管顺利，置管长度为 39cm，外露导管为 5cm，胸片示导管尖端位于脊柱左旁约第 7 胸椎水平，位于永存左上腔静脉中下段，未进入冠状静脉窦及右心房。该患者 PICC 导管留置 4 月余，完成治疗后拔除，患者无不适。

【病例资料 2】患者，崔某，女，38 岁，诊断为右乳腺癌，于 2012 年 9 月 12 日在笔者所在医院肿瘤一病区行超声引导下 PICC 置管术，置管过程顺利。经患者左侧贵要静脉，一针穿刺成功，送管顺利，置管长度为 49cm，外露导管为 5cm，胸片示导管尖端位于脊柱左旁约第 8 胸椎水平，位于永存左上腔静脉中下段，未进入冠状静脉窦及右心房，评估后予以输注药物，无不适主诉，该患者 PICC 导管留置 7 月余，完成治疗后拔除，患者无胸闷、心悸不适主诉。

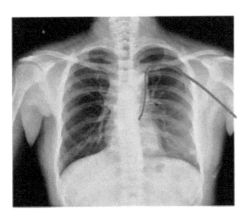

图 1-93　患者 PICC 置管术后胸片示导管尖端位于脊柱左旁约第 8 胸椎水平，联系放射科、心脏科医生会诊，确认导管位置，在永存左上腔静脉中下段，未进入冠状静脉窦及右心房

【处理方法】联系放射科、心脏科医生会诊及确认导管位置，后确定导管在永存左上腔静脉中下段，未进入冠状静脉窦及右心房（图 1-93）。制订随访计划，置管后 24 小时内随访，患者不在院时电话或网络随访，随访内容包括导管长度、外露长度、穿刺点情况、功能锻炼、并发症预防措施、患者主诉等（图 1-94）。患者使用该导管输入化疗药物时，观察患者有无心律失常、心绞痛等不适，患者 PICC 导管留置到完成治疗后拔除，在此期间患者无不适。拔管后随访 2 个月，患者无心律失常等不适（图 1-95）。

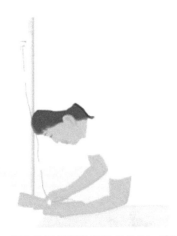

图 1-94　每次使用导管前行胸片检查，确认导管位置，观察患者有无心律失常、心绞痛等不适。制订随访计划，随访内容包括导管长度、外露长度、穿刺点情况、功能锻炼、并发症预防措施、患者主诉

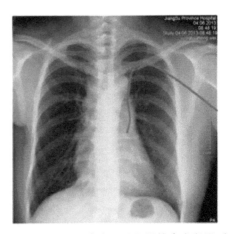

图 1-95　患者 PICC 导管安全留置到完成治疗后拔除，患者无特殊不适。拔管后随访 2 个月无心律失常等不适

【**病例资料 3**】患者，陆某，男，62 岁，诊断为胃癌，2011 年 10 月在笔者所在医院肿瘤一病区行超声引导下 PICC 置管术，置管过程顺利。经患者左侧贵要静脉，一针穿刺成功，送管顺利，置管长度为 52cm，外露导管为 5cm，胸片示导管尖端位置在左腋下沿脊柱左侧向下走行至第 10 胸椎水平，经永存左上腔静脉通过冠状静脉窦进入右心房，联系放射科、心脏科医生会诊，建议回撤 PICC 导管，导管位于永存左上腔静脉中下段，不进入冠状静脉窦及右心房，同时行心脏超声检查。评估后予以输注药物，无不适主诉，该患者 PICC 导管留置至完成治疗后拔除，并随访 2 个月患者无胸闷、心悸不适主诉。

【**处理方法**】胸片示导管尖端位置在左腋下沿脊柱左侧向下走行至第 10 胸椎水平，经永存左上腔静脉通过冠状静脉窦进入右心房（图 1-96），联系放射科、心脏科医生会诊，重新建立无菌区域，回撤 PICC 导管 5cm（图 1-97），胸片示导管尖端位于左腋下沿脊柱左侧向下走行至第 7 胸椎水平，导管位于永存左上腔静脉中下段，未进入冠状静脉窦及右心房（图 1-98），行心脏超声检查。制订随访计划，置管后 24 小时内随访，患者不在院时电话或网络随访，随访内容包括导管长度、外露长度、穿刺点情况、功能锻炼、并发症预防措施、患者主诉（图 1-94）。患者使用该导管输入化疗药物时，观察患者有无心律失常、心绞痛等不适，该患者 PICC 导管留置 4 月余，完成治疗后拔除，患者无不适。拔管后随访 2 个月，患者无心律失常等不适主诉（图 1-99）。

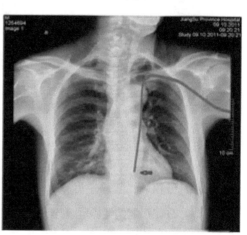

图 1-96　患者 PICC 置管术后胸片示导管尖端位置在脊柱左旁约第 10 胸椎水平，联系放射科、心脏科医生会诊，确认导管经永存左上腔静脉通过冠状静脉窦进入右心房

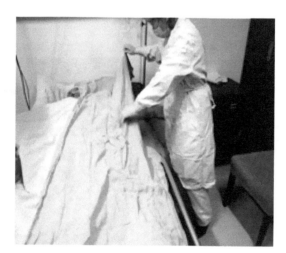

图 1-97　重新建立无菌区域，回撤 PICC 导管 5cm

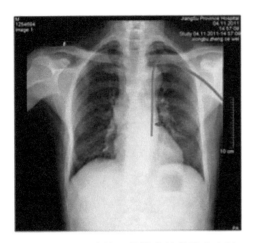 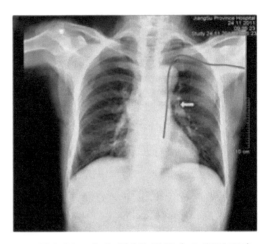

图 1-98　胸片示导管尖端位置在左腋下沿脊柱左侧向下走行至第 7 胸椎水平，导管位于永存左上腔静脉中下段，未进入冠状静脉窦及右心房

图 1-99　患者 PICC 导管安全留置到完成治疗后拔除，患者无特殊不适主诉。拔管后随访 2 个月，无心律失常等不适主诉

【病例资料4】患者，迟某，女，45 岁，左乳腺癌改良根治术后 3 周，病理：左侧乳腺浸润性导管癌，为行化疗来笔者所在医院，于 2013 年 10 月化疗前行 PICC 置管，选择 4F 三向瓣膜式 PICC 导管，由 PICC 专科护士负责置管。选择右侧上肢贵要静脉穿刺，测量方法为自穿刺点至右胸锁关节增加 5cm，预测 PICC 导管置入长度（患者手臂与躯体在同一平面成 90°角测量），置管过程顺利，患者无不适主诉，回抽血液通畅，静脉注射无阻力。置管后，X 线定位显示导管尖端位于胸骨左侧，平第 6 胸椎水平（图 1-100），考虑血管畸形。遂行胸部 CT 显示导管位于左侧永存上腔静脉内（图 1-101）。置管当天接受化疗，整个疗程期间患者无不适。患者带管 130 天，无任何并发症发生。

【处理方法】永存左上腔左乳腺癌患者 PICC 置管的处理方法如图 1-100 ～ 图 1-102 所示。

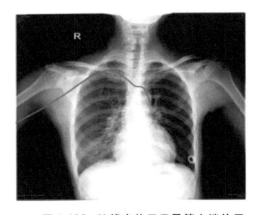 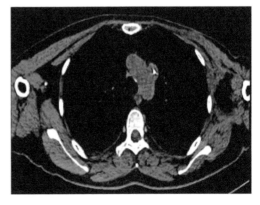

图 1-100　X 线定位显示导管尖端位于胸骨左侧，平第 6 胸椎水平

图 1-101　遂行胸部 CT 显示导管位于左侧永存上腔静脉内

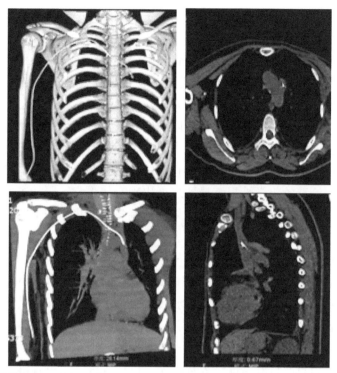

图 1-102　三维图像及冠状位图像、矢状位图像重组显示导管位于左侧永存左上腔静脉内更清晰

【病例资料5】患者，高某，女，63岁，诊断为右乳腺癌，术后化疗，2014年6月13日在笔者所在医院门诊行超声引导下PICC置管术，置管过程顺利。经患者左侧肘上贵要静脉，一针穿刺成功，送管顺利，置管长度为42cm，外露导管为4cm，行X线导管尖端定位，发现导管尖端位于左侧第9胸椎下缘，提示中心静脉导管位于左上腔静脉内可能性大。

【处理方法】携患者行介入心导管检查，缓慢静脉注射造影剂，见左上腔静脉与冠状静脉窦连接，开口于右心房，伴有冠状静脉窦扩张且血流增大，考虑患者为先天性左上腔静脉未闭。患者右乳腺癌行改良根治术、腋窝淋巴结清扫，禁忌右侧肢体置管。患者需化疗6个疗程，为保证患者安全，外撤导管至38cm，导管尖端位于左侧第7胸椎水平。随访化疗过程，自述无不适。治疗顺利，于2014年12月5日治疗结束，拔除PICC导管。

【病例资料6】患者，杭某，男，8个月29天，诊断为先天性巨结肠，2015年4月13日行PICC置管术，置管过程顺利。经患者左侧颈外静脉，一针穿刺成功，送管顺利，置管长度为12cm，外露导管为0cm，行X线导管尖端定位，发现导管尖端位于胸椎左侧第8椎体水平，提示中心静脉导管位于左上腔静脉内可能性大。

【处理方法】携患者行B超检查，B超是一种无创和非电离性的成像形式，对所有使用者都是安全的，B超检查发现冠状静脉窦血流增大、变粗，考虑患者为先天性左上腔静脉未闭。患者需输液治疗18天，为保证患者安全，外撤导管至9cm，导管尖端位于胸椎左侧第7椎体水平，严密观察患儿输液时病情变化。于2015年5月2日治疗结束，拔除PICC导管。

【分析】首先需正确评估导管的位置，确认有无进入冠状静脉窦及右心房，可进行多学科会诊，调整导管位置，使导管尖端位于永存左上腔静脉中下段。每次使用导管前正确评估导管功能，即将回血抽至延长管后能顺利静脉注射生理盐水，确认导管功能正常才能使用。肿瘤患者在每次治疗疗程前需评估导管尖端位置，防止导管移位。因患者置管侧手臂频繁外展、外旋或旋转手臂和剧烈咳嗽、呕吐、便秘导致胸膜腔压力过大及个体的差异，从右侧置入左上腔静脉的导管可能过浅等原因导致导管移位。因此需定期评估左上腔静脉的直径、血流方向、导管尖端的准确位置，以确定导管没有异位于冠状静脉窦、右心房或其他部位。如永存左上腔静脉管径过细，或永存左上腔静脉引流入左心房，或左肺静脉时需多学科会诊，必要时拔管。若 PICC 导管异位于冠状静脉窦,输液时冠状窦内的压力改变、高刺激性化疗药对血管壁的化学性损害导致患者出现心律失常、冠状窦血栓形成甚至心绞痛、心肌坏死等严重并发症，应根据定位结果按比例将导管拔至左上腔静脉下端后方可使用，患者使用该导管输入化疗药物时，观察患者有无心律失常、心绞痛等不适。再加强置管后随访和定期检查可以提高患者维护导管的依从性，及时发现风险隐患后给予干预，保证 PICC 置入永存左上腔静脉患者安全。制订随访计划，置管后 24 小时内随访，患者不在院时电话或网络随访，随访内容包括导管长度、外露长度、穿刺点情况、功能锻炼、并发症预防措施、患者主诉。拔管后随访 2 个月，无心律失常等不适主诉。建立置管信息数据库，置管护士在每例患者置管后均将患者一般信息、导管信息、穿刺方法及过程、X 线摄片结果、导管调整信息及特殊情况录入数据库，以便查询，为患者再次置管提供参考。

【经验与体会】

(1) 当发生 X 线定位导管尖端位于胸椎左侧的永存左上腔静脉的情况后，可经心脏彩超和胸部 CT 检查及行多学科会诊，了解冠状静脉窦内径及左位上腔静脉内径，经检查发现左上腔静脉内径为 15 ~ 17mm，判断可容纳 PICC 导管及安全输入刺激性药物。

(2) 如心脏超声显示扩张的冠状静脉窦口、右心房内可见 PICC 导管尖端，则需重新建立无菌区域，通过心脏超声引导正位，其标准为右心房内可见到的 PICC 导管尖端回撤至不可见，即可确定 PICC 导管退出右心房，位于左上腔静脉。然后再回撤 3cm，即推断为 PICC 导管尖端位于左上腔静脉下 1/3。最后行 X 线检查定位，PICC 导管正位后回抽血良好，无不适反应。正位过程中的退导管、送导管操作，可能损伤血管内膜，因此，需采取措施以预防机械性静脉炎的发生。导管回撤后，设计好体外导管弯度并妥善固定，盘绕成流畅的"S"形,防止导管移动、脱出、打折。并做好患者的健康教育工作。取得有效配合。

(3) 虽然 PICC 置管在临床已广泛开展，但医护人员对永存左上腔静脉认识较少，且难以采取相应措施在置管前给予诊断，加以预防。所以置管前后要注意评估、规范操作与随访流程、建立患者静脉治疗数据库。

(4) 给药护士和静脉治疗护士应掌握导管尖端所在解剖学的位置，PICC 置管后必须常规定位导管尖端位置，确保导管位置正确后方可输入药液。在导管尖端位置不确定时，应采取超声影像或 CT 扫描等方法综合判断，有助于减少并发症的发生，保证永存左上腔静脉患者置入 PICC 导管安全。

(5) 密切观察病情变化，观察患者穿刺侧的臂围变化及了解患者有无肢体酸胀麻木、胀痛不适，必要时行血管彩色超声检查。按照血栓发生风险评估表评估患者发生血栓的风险程度，高风险患者及时采取预防措施，每 3 个月行血管彩色超声检查，及早发现静脉血栓，以免造成肺栓塞等严重并发症。指导患者握拳活动，促进血液循环，4 次 / 天，每次 10 ~ 15 下。患者带管过程中臂围无明显变化、无肢体酸胀麻木疼痛不适，置管后 1 个月及拔管前血管彩色超声检查无血栓形成。每次使用导管行药物注射治疗时，给予心电监护，监测患者心率、心律、呼吸及血氧饱和度情况。

【病例资料 7】患者，张某，男，61 岁，诊断为胃癌，2012 年 7 月 3 日在笔者所在医院门诊行超声引导下 PICC 置管术，置管过程顺利。经患者左侧肘上贵要静脉，一针穿刺成功，送管顺利，置管长度为 44cm，外露导管为 4cm，行 X 线导管尖端定位，发现导管尖端位于胸椎左侧第 9 椎体水平，提示中心静脉导管位于左上腔静脉内可能性大。

【处理方法】给予患者 B 超检查，发现冠状静脉窦血流增大、变粗，考虑患者为先天性左上腔静脉未闭。患者需化疗 6 个疗程，为保证患者安全，选择右侧肘上贵要静脉重新置管，一针穿刺成功，送管顺利，置管长度为 40cm，外露导管为 4cm，行 X 线导管尖端定位，发现导管尖端位于胸椎右侧第 7 椎体水平，于 2012 年 12 月 26 日治疗结束，拔除 PICC 导管，无并发症。

【分析】PICC 导管的理想位置是其尖端应放置于上腔静脉的下 1/3 段到上腔静脉与右心房的连接处，但不能进入右心房或右心室。双侧上腔静脉是指除存在正常的上腔静脉外，还存在左侧上腔静脉，后者多引流入冠状静脉窦。引流入冠状静脉窦的左侧上腔静脉不引起明显的病理生理变化，无明显体征，故不需要治疗。左上腔静脉通常有如下 5 种类型：①左上腔静脉从左边下行连于冠状静脉窦，右上腔静脉从右边下行到右心房，经冠状静脉窦与左上腔静脉相通；②左右头臂静脉在左边汇合后经左边下行连于冠状静脉窦；③左上腔静脉从左边下行连于冠状静脉窦，右上腔静脉从右边下行入右心房后经冠状静脉窦与左上腔静脉相通，且左右上腔静脉之间有一条静脉相连；④左上腔静脉进入左心房，右上腔静脉进入右心房，且左右上腔静脉之间有一条静脉相连；⑤左上腔静脉进入左心房，右上腔静脉进入右心房。双上腔静脉和其主要属支的测量及属支的注入部位很少有专题报道，解剖学教科书一般描述上腔静脉的长度为 70mm。黄应勋曾报道上腔静脉长度，男性为（62.0±12.0）mm，女性为（58.2±12.4）mm，对男性及女性上腔静脉的长度与身高进行分析，结果两者均不相关。正常人冠状静脉窦为一较大的静脉窦，位于心脏后侧左心房与左心室之间的冠状沟内，它通过心脏大血管、心脏中静脉等接受大部分冠状循环的静脉血，然后向右经冠状窦口汇流于右心房。冠状窦口位于下腔静脉与右侧房室口之间，开口处有冠状窦瓣防止血液反流。正常情况下冠状静脉窦内径较小，大都在 5mm 以下。由于上腔静脉接受人体上半部回流血液，而冠状静脉窦接受心脏本身的回流血液，两者间并无交通现象，故临床通常很少考虑两者的关系。但永存左上腔静脉患者的左上腔静脉引流入冠状静脉窦，并因此引起冠状静脉窦扩大。X 线检查怀疑双上腔静脉后，立即通过 CT 明确双上腔静脉的临床诊断。与胸部 X 线片相比，CT 也是利用 X 线成像的，所不同的是，CT 可以区分密度非常相近的组织或病变，得到的影像非常清晰，没有重叠结构，组织密度显示精良，这些特点是胸部 X 线片所不具备的。通过 CT 测量该患者左及右上腔静脉的长度、内径，确定左上腔静脉可以作为中心静脉使用，但建议通过 CT 增强扫描，进一步明确该患者左上腔静脉和冠状静脉窦的连续关系，从而将导管尖端定位于左上腔静脉的下1/3。考虑到增强 CT 需要在患者的静脉内注入大量的造影剂，可能发生不良反应且费用较高，且 B 超与增强 CT 相比，是一种无创和非电离性的成像形式，对所有使用者都是安全的，没有任何不良反应，同时价钱较低廉，所以很多时候选择 B 超检查。但 B 超检查容易受人为因素影响，受制于医生临床技能水平的发挥，而且很可能漏诊、误诊。

【经验与体会】

（1）虽然 PICC 技术在临床已广泛开展，但医护人员对永存左上腔静脉认识较少，且难以采取相应措施在置管前给予诊断，加以预防。所以置管前要认真评估患者，尽可能选择右侧置管，右乳腺癌、双侧乳腺癌患者除外，规范操作流程与随访流程，建立患者静脉治疗数据库。

（2）PICC 专职护士和静脉治疗护士应掌握导管尖端解剖学的所在位置，PICC 置管后必须常规定位导管尖端位置，确保导管位置正确后方可输入药液。置管后胸部 X 线片示中心静脉导管尖端不在上腔静脉，而进入其他血管或心脏即为导管异位。鉴于患者的特殊情况，及时进行护理会诊并请放射科、超声科、心内科的专家明确诊断、商讨对策，在确保安全的前提下纠正导管位置。

（3）PICC 专职护士和静脉治疗护士在导管尖端位置不确定时，应采取超声影像或 CT 扫描等方法综合判断，有助于减少并发症的发生，保证 PICC 导管置入永存左上腔静脉患者安全。

（4）金标准：心导管检查是诊断 PLSVC 的金标准。为避免右上腔静脉缺如（ARSVC）的漏诊，需行双上肢肘静脉造影。因其属于有创检查且价格昂贵，目前已被多层螺旋 CT 增强扫描及多平面重建取代。孤立性永存左上腔静脉病情进展相对缓慢，首发症状多为各种心律失常，该特点临床医生应予以重视，避免漏诊。无明确原因的三尖瓣收缩期杂音应引起临床医生的高度重视，超声心动图可作为 PLSVC 首选筛查方法，如冠状静脉窦明显扩张 (≥16mm) 则高度提示孤立性 PLSVC 可能，金标准有赖于心导管检查或胸部增强 CT+ 三维血管重建。

第十四节　纵隔移位患者的 PICC 置管

【病例资料】 患者，闫某，男性，68 岁，肺癌左肺切除术后 3 年余并化疗后 3 年，病理：非典型性肺癌。因脑转移而欲行放疗及免疫治疗，于 2010 年 8 月 17 日行 PICC 置管术，置管材料采用 4F 三向瓣膜式 PICC 导管，由 PICC 专科护士负责置管。由于右上肢有外伤史，选择左侧贵要静脉，操作过程患者未诉不适，回抽有血液，X 线平片：PICC 导管在左锁骨下静脉腔反折入腋静脉，调管后再次摄片：管腔尖端位于胸骨左缘第 6 后肋。结合患者最近一次的胸部 CT，请放射科医生会诊确认，该管腔尖端位于右侧上腔静脉。置管当天输液前为慎重起见，再次回抽血液确认管腔在血管内，首先给予生理盐水输入无不适，再接受 20% 甘露醇等药物治疗，整个疗程期间患者无不适、无并发症发生，带管 57 天。

【处理方法】 请放射科医生会诊确认 PICC 导管尖端位置，如图 1-103、图 1-104 所示。

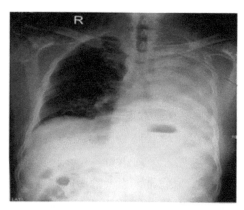

图 1-103　PICC 置管后胸片显示导管在左锁骨下静脉腔反折入腋静脉

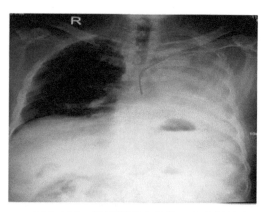

图 1-104　调管后再次摄片，显示导管尖端位于胸骨左缘第 6 后肋

【分析】中心静脉导管尖端的理想位置：国际静脉通路协会推荐 PICC 导管尖端位置应在上腔静脉的下 1/3 段到上腔静脉与右心房的连接处，即 PICC 导管尖端位于上腔静脉中下 1/3 处；气管隆嵴下方 1 ~ 1.5 个椎体；胸部平片示胸骨右缘 $T_5 \sim T_8$ 水平；右侧第 2 胸肋关节至第 3 胸肋关节。该 PICC 导管尖端到底位于左上腔静脉还是右上腔静脉不能确定，该患者左肺切除后，胸腔内产生一些渗出的组织液，这些组织液机化之后就会填充到原来的空间，最后形成肉芽肿及纤维组织。肺切除术后一般需要 1 年左右才能适应单肺通气的状态，该患者是左肺切除术后 3 年，左胸呈术后改变状态，右肺充气良好，纵隔及主支气管向左移位，左侧膈面上抬，右肺未见明显实质性病变，右侧肋膈角锐利。

【经验与体会】

（1）当遇到置管后 X 线摄片显示 PICC 导管尖端位置不在常规位置时，首先针对个体情况及结合病史和影像学资料，分析该 PICC 导管尖端不在最适位置的原因，必要时展开病例讨论会和进行会诊。

（2）重视置管前评估，落实置管后 X 线摄片会诊，多学科会诊协作；建立多学科协作的专业团队组织，加强特殊病例患者置管前后护理及随访，可保证置管患者的治疗安全。

第十五节　上腔静脉综合征患者的 PICC 置管

PICC 导管通常从上肢肘部或肘上置入，导管尖端达上腔静脉中下段最为理想，但临床上会遇到因肿瘤等压迫引起的上腔静脉综合征 (superior vena cava syndrome，SVCS)，应避免上肢静脉输注，或大面积烧伤、危重、早产儿等患者，无法经上臂 PICC 置管或经锁骨下静脉及颈内静脉置管时，通常选择下肢静脉置管。采用超声引导下经股静脉 PICC 置管，导管尖端位于下腔静脉，具有操作简单、安全准确、成功率高的优点，有效解决了静脉通路建立困难的问题，为以上困难患者开辟了一条新的生命通道。

一、股静脉置入 PICC 导管

【病例资料】患者，张某，男，51 岁，诊断：①喉声门型中分化鳞状细胞癌（术后）、颈部多发淋巴结转移；②气管切开术后；③肺部感染。颈部增强 CT：喉部结构紊乱，颈部周围及前上纵隔多发淋巴结肿大，部分相互融合。颈前气管造口上方有一横行手术瘢痕，

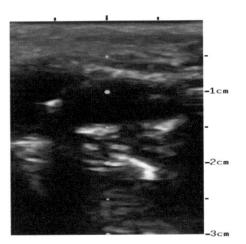

局部皮肤溃烂，恶臭，有大量脓性分泌物流出，左颈局部皮肤散在颗粒状肿物，最大约 1cm×2cm，双侧颈部中段可见大小约 3cm×4cm 肿物，质硬、触痛、活动度差，报病重。患者静脉通路建立困难，锁骨下静脉及颈内静脉置管受限，且考虑锁骨下静脉及上腔静脉转移病灶压迫可能，经签署知情同意书，于 2014 年 8 月 29 日超声引导下经右侧股静脉 PICC 置管，置管长度为 38cm，外露导管为 6cm，过程顺利，导管尖端位于下腔静脉（右侧第 11 后肋水平）（图 1-105～图 1-107）。导管使用良好，未出现感染等相关并发症，解决了静脉通路建立的难题。患者留置导管共计 30 天（患者因病情进展，而呼吸衰竭死亡）。

图 1-105　超过引导下股静脉显像清晰，穿刺时避开神经与动脉

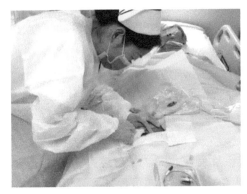

图 1-106　超声引导下经股静脉穿刺 PICC 置管中

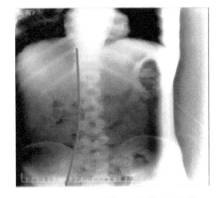

图 1-107　X 线示导管尖端位于下腔静脉（右侧第 11 后肋水平）

【经验与体会】

（1）股静脉穿刺置管的优点：PICC 置管术穿刺首选上肢静脉，当上肢静脉穿刺受限，也可选择股静脉置管，这种情况在国内外文献中已有不少报道，因股静脉投影清楚，管腔粗大，静脉瓣少，位置固定，血管走行直，穿刺成功率高；其周围无重要结构，远离心脏，为正压静脉，置管安全系数高，只要穿刺成功，导管均能顺利送入下腔静脉，输入药物不受限制，并发症少。且 PICC 导管质地柔软，与 CVC 相比，提高了舒适度，且降低了感染、血栓等并发症。

（2）导管置入长度的测量：导管置入长度的测量有别于常规置管，骶髂关节处通常为下腔静脉分叉为髂总静脉的部位，剑突通常为下腔静脉进入胸腔的部位。本例患者测量方法：从股静脉穿刺点到脐，再到剑突下，导管置入 38cm，X 线定位示导管尖端达下腔静脉进入胸腔部位。有文献认为，导管的尖端应超过剑突到达右心房入口处；而万永慧、杨方英、李兵等则认为导管的尖端只需到达下腔静脉起始段内（髂血管分叉以上 2 ～ 3cm 处），也就是位于骶髂关节和剑突之间。主要原因：①下腔静脉存在较多回流分支，如肾动脉、肝静脉等，过于向上置管，可能增加导管异位的风险；②由于患者经常会处于站立位，导管在下腔静脉中置入过长，可能会出现重力作用引起的导管尖端弯折，从而导致输液不畅。

（3）操作者必须经过 PICC 置管专科培训取得资质，且技术操作熟练，具有丰富的 PICC 置管经验，确保置管安全。穿刺过程中，注意区分股动脉、股静脉及神经，避免误伤动脉与神经。

（4）带管期间做好导管日常使用与维护，促进下肢血液循环，预防下肢静脉血栓及感染等。

二、经下肢大隐静脉置入 PICC 导管

一般情况下，临床上首选经肘部血管穿刺将 PICC 导管送至上腔静脉内。由于上腔静脉综合征患者胸内肿瘤压迫上腔静脉，致使其压力增高，故穿刺部位不能选择上肢静脉，而下肢浅静脉瓣膜多，血液回流缓慢，加之化疗药物对血管刺激，发生静脉炎的风险较上肢血管高 3 ～ 4 倍，故常选择股静脉置管。

【病例资料】患者，王某，男，61 岁，入院后诊断：①原发性支气管肺癌、左下肺中央型低分化鳞癌（$T_2N_2M_0$，ⅢB 期）综合治疗后复发转移；②上腔静脉阻塞综合征。拟下一步治疗为 GP 方案化疗。鉴于患者上腔静脉阻塞综合征，邀请医院血管外科主任及血管通路中心各位专家会诊，2015 年 10 月 13 日因患者大腿处血管尚可，为节省患者费用首次行盲穿，一次穿刺未成功后，在 B 超引导下行右侧下肢大隐静脉 PICC 置管术。测量 PICC 置入的长度：自穿刺点至剑突为宜，一般为 40 ～ 45cm，本患者置管长度为 43cm，外露导管为 5cm，术后导管尖端胃肠机下显影于第 1 腰椎，下腔静脉中上段（图 1-108）。10 月 25 日患者带管出院，出院前行 PICC 置管术后再次定位：腰椎右侧旁及右腹股沟区见置管影，其上极位于第 1 腰椎层面（图 1-109）。

10 月 30 日下午电话随访患者，患者诉前 2 天洗澡后，贴膜有少许渗湿，目前 PICC 置管处疼痛难忍，已影响行走，遂告知其尽快到医院进行检查。

10 月 31 日 8：30 患者来院，PICC 穿刺点红肿明显，触之穿刺点周围有约 4cm 长条索状发硬，触痛明显，挤压穿刺点处有脓性分泌物（图 1-110），血管彩色超声示导管前端有约 1cm 附着血栓，D-二聚体：2387ng/ml；血常规：白细胞 $5.14×10^9$/L，血小板 $52×10^9$/L，PCT 0.86ng/ml，遵医嘱拔除 PICC 导管并留导管头培养，挤尽穿刺处脓液；不同部位抽取血培养两个送检；依诺肝素钠注射液 0.4ml 皮下注射，每 12 小时 1 次；盐酸莫西沙星氯化钠注射液 0.4g，每天 1 次，静脉滴注。

11 月 1 日加用万古霉素 1.0g，每 12 小时 1 次，静脉滴注。

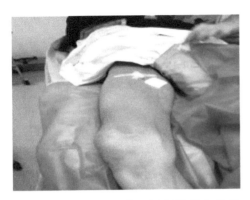

图 1-108　2015 年 10 月 13 日在 B 超引导下行右侧下肢大隐静脉 PICC 置管术，置管长度为 43cm，外露导管为 5cm

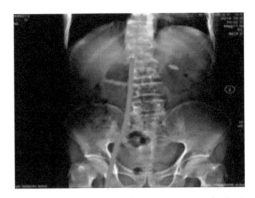

图 1-109　2015 年 10 月 25 日患者出院前拍片示腰椎右侧旁及右腹股沟区见置管影，其上极位于第 1 腰椎层面

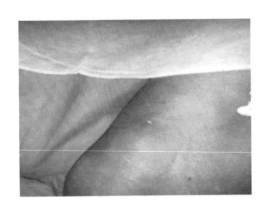

图 1-110　2015 年 10 月 31 日患者 PICC 穿刺点红肿明显，触之穿刺点周围有约 4cm 长条索状发硬，触痛明显，拔 PICC 导管并留导管头培养，挤尽穿刺处脓液

11 月 3 日血培养及导管头培养均回报金黄色葡萄球菌感染（革兰氏阳性球菌）。

11 月 6 日停用莫西沙星。

11 月 13 日停用万古霉素，改用头孢呋辛，连用 7 天。

11 月 21 日复查血常规、降钙素原（PCT）、C－反应蛋白（CRP）大致正常，血培养加药敏阴性，后连续培养 3 次阴性。

12 月 2 日患者出院，后此患者为节省费用，采用中心静脉置管，每次出院后拔除，完成治疗疗程。

出院时情况：右下肢置管部位无发红，无肿痛，未触及条索状包块。

【分析】上腔静脉综合征患者选择上肢静脉输液会加重头颈部及上肢的水肿，临床上通常会选择下肢静脉穿刺。以往在无超声引导条件下也有从股静脉置入 PICC 导管的报道，穿刺部位位于股动脉搏动点内侧 0.5 ～ 1.0cm、腹股沟韧带下 2 ～ 3cm 处，但存在患者活动受限、固定及维护麻烦、导管易断裂及并发症较多等问题。采用超声引导下大隐静脉穿刺，可有效地避开腹股沟处大腿的弯曲活动，带管期间患者的活动不受限制。穿刺时无须备皮，导管易于固定、维护。但该例患者导管出院留置期间下肢活动过多，洗澡时没有注意对置管处贴膜进行维护，从而发生贴膜卷边，渗湿后未及时来医院处理，导致导管相关性感染发生，最后只能提前拔管。

【经验与体会】

（1）此例患者为节省费用首先采用盲穿，未成功后才使用 B 超引导，经下肢大隐静脉 PICC 置管过程中尽量避免或减少反复多次静脉穿刺及粗暴送管对血管内膜的损伤，提高穿刺成功率。

（2）关于经股静脉留置 PICC 导管的长度，尚无统一的标准可依，但要求不能进入右心房或右心室。

（3）加强对出院带管患者的随访，特别是出院的第 1 周内要进行电话询问，询问患者下肢有无疼痛，观察穿刺部位皮肤有无感染和下肢腿围、皮肤色泽、足背动脉搏动等情况，注意体温变化，以早期发现并发症，及早处理。

（4）对于依从性特别差的患者，为防止并发症的发生，不予带管出院，出院前予以拔管。

三、不完全阻塞上腔静脉综合征患者经上肢静脉置入 PICC 导管

上腔静脉综合征又称上腔静脉阻塞综合征，是上腔静脉或其周围病变引起的上腔静脉完全或不完全阻塞，导致经上腔静脉回流到右心房的血液部分或完全受阻，从而引起急性或亚急性的呼吸困难和上肢、颈部和颜面部淤血水肿，以及上半身浅静脉曲张，进一步发展可导致缺氧和颅内压升高的一组临床综合征。临床上会遇到部分由于肺癌（以右上肺癌多见，右肺癌因病灶的解剖位置与上腔静脉邻近，是导致上腔静脉综合征的高风险因素）和恶性淋巴瘤等疾病引起的上腔静脉综合征的患者，此类患者应避免在手臂、颈部等上肢部位穿刺输液，以免上腔静脉内的压力增加，导致水肿加重，应选择下肢静脉穿刺输液。而成人 PICC 置管通常从上肢和颈部静脉置入，大多数 PICC 专家不建议为该类患者置入 PICC 导管，建议经股静脉置入 CVC。笔者所在医院曾收治一名淋巴瘤并不完全阻塞上腔静脉综合征的患者，为其经上肢置入 PICC 导管，过程顺利，安全使用 70 多天，保证了后期的化疗、营养支持、抗感染和抢救治疗，直至患者去世。希望该病例能对您有所启示。

【病例资料】患者，刘某，男，76 岁，诊断为淋巴瘤并不完全阻塞上腔静脉综合征（图 1-111），CT 报告：①两侧颈部间隙、双肺门、双侧腋窝及纵隔区多发肿大淋巴结（左侧腋窝较大者大小约 3.48cm×2.69cm，纵隔内较大者大小约 6.35cm×2.59cm）；②双肺叶多发异常密度影；③双侧胸腔积液。因患者拒绝经股静脉置管，与主管医生、患者及家属充分沟通，患者及家属签署 PICC 置管知情同意书后，PICC 专科护士与主管医生抱着试试不行就拔管的心态，于 2015 年 4 月 22 日在超声引导下行 PICC 置管术。选择患者右侧上肢贵要静脉，测量左右臂围均为 25cm，一针穿刺成功，送管顺利，回血良好，推注生理盐水通畅，无阻塞感，成功置入 PICC 导管，置管长度为 41cm，外露导管为 6cm。当日床边胸部 X 线示导管尖端位置平第 7 胸椎。

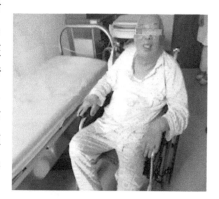

图 1-111　患者置管前下颌、颈部稍肿胀，以右侧为甚

【处理方法】

（1）置管前，PICC 专科护士邀请患者、家属和主管医生一起谈话，详细地将可能发生的所有并发症告知，取得医生和家属的理解，并签知情同意书。

（2）置管中，除操作者和助手拥有熟练的穿刺和配合技术，并按常规操作流程和技术标准执行外，还应预料到所有可能出现的在置管中遇到的困难，并复习解决方案。所幸该患者置管过程极其顺利。

（3）置管后，PICC 专科护士与病房护士做好床边交接班，交代如输液过程中出现手臂肿胀加剧、颜面和颈部肿胀，液体滴速变慢或不滴，则暂缓输液。

（4）当天晚上夜班护士经 PICC 导管输入药液，输液速度 50 滴 / 分，滴入约 500ml 时，颜面、颈部和手臂开始肿胀（图 1-112），输液速度明显减慢甚至无法滴入，改经外周静脉留置针输入药液。主管医生当晚加用激素滴入化疗，颜面、颈部和手臂肿胀慢慢消退。

（5）次日 PICC 专科护士随访，经 PICC 输入药液通畅，调慢输液速度，20～30 滴 / 分，继续使用激素化疗，颜面、颈部和手臂稍有肿胀（图 1-113）。

（6）3 天后再次随访，颜面、颈部和手臂肿胀较前消退，臂围无增粗（图 1-114）。予

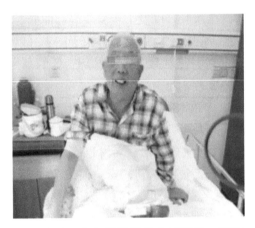

图 1-112　患者置管后第 1 天下颌、颈部稍肿胀，仍以右侧为甚

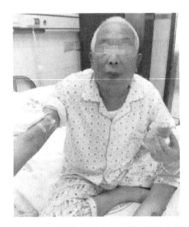

图 1-113　患者置管后第 2 天下颌、颈部稍肿胀，仍以右侧为甚

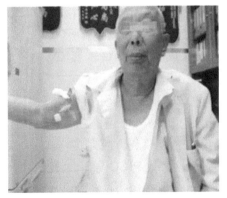

图 1-114　患者置管后第 3 天下颌、颈部肿胀较前消退

调节正常输液速度输液。保证了后期的化疗、营养支持、抗感染和抢救治疗，直至患者去世才拔除导管。

【分析】

（1）PICC 专科护士应具备足够的 SVCS 风险意识。尽管该患者 PICC 置管过程顺利，尖端位置正确，但在 PICC 留置期间，如果输液速度未严格控制，则会进一步影响血液回流，使患者压迫症状加重。

（2）出现明显的压迫症状，要暂停输液，激素治疗可缓解压迫症状，随化疗能进一步改善肿瘤导致的上腔静脉压迫症状，一旦上腔静脉压迫症状消退，PICC 导管即可正常使用。

【经验与体会】

（1）晚期淋巴瘤和肺癌患者常伴有纵隔淋巴结肿大，不同程度的胸腔积液，随着肿瘤的进展、肿块的增大、胸腔积液的增多，并发 SVCS 风险增加。当患者上述的高风险因素存在、上腔静脉有轻度受压而临床症状又较隐匿时，易使 PICC 专科护士评估受限，应寻求其他医护人员帮助。PICC 置管前评估和告知很重要，在适应证、相对禁忌证和绝对禁忌证的把握上必须慎重，而不完全阻塞上腔静脉综合征可认为是相对禁忌证。

（2）在 PICC 带管期间，如果 PICC 专科护士和其他医护人员缺乏足够的 SVCS 风险意识，加之输液速度未能严加控制，可促进病情的发展，临床上可在短时间内使病情加重，所以应密切观察 PICC 的使用情况，避免并发症的发生。

（3）当出现不可避免的并发症时，应妥善处理，如采取暂停输液及化疗使肿块消除等措施以减少上腔静脉压迫症状，一旦上腔静脉压迫症状消退，PICC 导管即可正常使用。

（4）PICC 专科护士不仅要负责 PICC 置管，也要密切随访和观察特殊患者的导管留置期间的使用情况，减少并发症的发生，延长 PICC 导管的安全有效使用时间。

第十六节　重症药疹全身皮损患者的 PICC 置管

【病例资料】患者，曹某，女，17 岁，诊断为重症药疹，2015 年 9 月 28 日入笔者所在医院急诊，2015 年 9 月 30 日转入 ICU，在 ICU 行超声引导下 PICC 置管术，置入耐高压双腔 5F 导管，置管过程顺利。经患者右侧贵要静脉，一针穿刺成功。送管顺利，置管长度为 37cm，外露为 2cm。导管尖端位置在第 8 胸椎下缘，位于上腔静脉下段。患者头面部、躯干、四肢可见红斑、丘疹、水疱。入院最高体温为 40.2℃，C - 反应蛋白为 255ng/L，D - 二聚体为 993ng/ml。患者于 2015 年 10 月 9 日转入烧伤整形外科病区。2015 年 10 月 21 日拔除 PICC 导管，血管彩超、导管尖端培养均无异常。

【处理方法】重症药疹全身皮损患者 PICC 置管的处理方法如图 1-115 ～ 图 1-126 所示。

【分析】

（1）患者进食困难，且存在电解质紊乱，低钠低氯血症，急需开通静脉通路以进行补液和抗感染治疗。患者置管当天全身皮肤大面积的红斑和水疱，无法找到能够穿刺的血管，锁骨下穿刺处有水疱，无法进行中心静脉置管。虽然在问题皮肤上置入 PICC 有感染的风险，

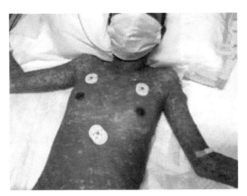

图 1-115　2015 年 9 月 30 日置管当天患者皮肤情况

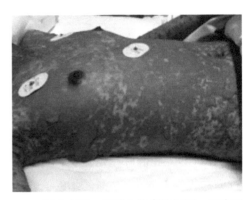

图 1-116　患者全身皮肤红斑、丘疹及水疱情况

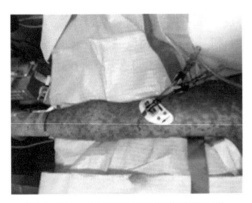

图 1-117　超声下 PICC 置管过程顺利

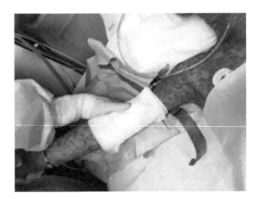

图 1-118　局部放自黏性软聚硅酮银离子泡沫敷料，纱布垫局部保护，贴透明敷料，弹性绷带加压包扎

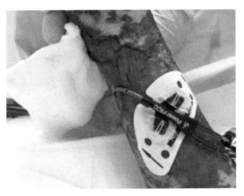

图 1-119　10 月 9 日局部皮肤无红肿感染

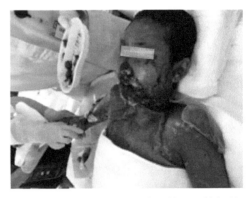

图 1-120　PICC 导管维护，置管部位局部皮肤碘伏消毒

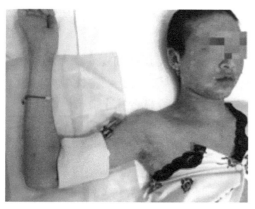

图 1-121　10 月 14 日药疹逐渐好转，导管固定良好，无感染及并发症

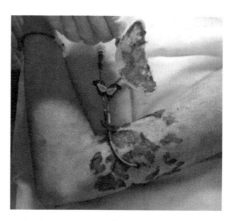

图 1-122　10 月 21 日导管换药情况

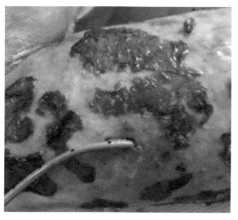

图 1-123　局部碘伏消毒，穿刺点无红肿、无异常

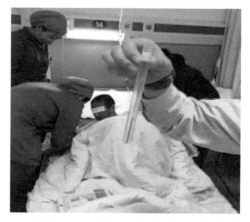

图 1-124　10 月 21 日治疗完成后予拔除 PICC 导管，并做导管尖端培养

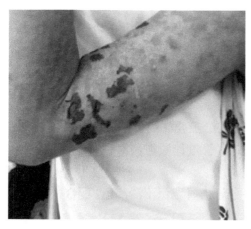

图 1-125　10 月 23 日随访，穿刺点愈合良好，导管尖端培养阴性

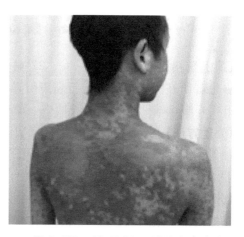

图 1-126　10 月 23 日随访全身皮肤结痂已脱落

但为了保证能有 1 条静脉通路,只能尝试留置 PICC 导管。所以在操作前要和家属交代此时置管的风险,做好沟通并让家属理解、接受。

(2)消毒时采用碘伏按压及覆盖的方式,动作轻柔避免损伤和疼痛。穿刺点尽量避开破损的皮肤,严格注意无菌操作,并尽可能地扩大无菌区域,防止细菌性静脉炎的发生。

(3)患者触痛阳性,置管时配合能力差,穿刺时没有给患者扎止血带。

(4)置管时患者因颈部有水疱无法转动,所以送管时尽量让患者手臂外展,助手给予轻压颈静脉入口处。

(5)固定时为防止透明敷料加重皮损而采用纱布覆盖穿刺点且沙垫包裹绷带固定的方法。由于纱布的通透性强又易被渗液浸湿不能阻挡细菌的侵入,故每 48 小时更换一次纱布,局部渗液较多时及时更换以防局部感染。

【经验与体会】

(1)患者存在大面积水疱和红斑,此时置入 PICC 导管有发生严重感染的可能性,置管之前做好评估和沟通,预防护患矛盾。置管时严格无菌操作,做到最大化的无菌防护,应用自黏性软聚硅酮银离子敷料预防及控制感染。

(2)患者选择血管的局限性大,在血管超声引导下准确穿刺血管提高了穿刺成功率,减少了感染概率。

(3)患者皮损面积大,渗出较多,贴膜不易固定,故改用无菌纱布覆盖,并加强局部换药,穿刺成功后擦皮肤保护剂。

(4)注意观察患者体温、穿刺点局部皮肤。

(5)对导管插入深度进行记录,观察有无脱出现象,每次换药后记录导管留置长度。

(6)输液前后用生理盐水脉冲式冲管,输液后用肝素盐水正压封管,保持导管通畅。

(7)不需要治疗时,要第一时间拔除 PICC 导管。

此病例是在重度药疹全身大面积水疱,并且没有静脉通路的情况下进行的 PICC 穿刺置管术,最终患者完成治疗,治愈出院。

第十七节　躁动患者的 PICC 置管

【病例资料】 患者,李某,女,22 岁,诊断:脑炎、症状性癫痫。2014 年 4 月 10 日患者在笔者所在医院神经内科行超声引导下 PICC 置管术。患者插管时存在意识不清、气管切开、呼吸机辅助呼吸、全身抽搐、躁动。

【处理方法】 PICC 插管前,征得家属同意后,给予肢体约束。遵医嘱予氟哌啶醇 5mg 肌内注射,抽搐停止后立即在超声引导下穿刺,置管过程顺利。术后胸片示导管尖端位于第 3 肋水平。

【分析】 患者诊断为"脑炎、症状性癫痫",插管当时意识不清,无法配合,且全身抽搐、躁动。即便使用超声仪,也无法准确血管穿刺。

【经验与体会】

(1)对于意识不清、持续抽搐的患者,首先应进行肢体约束,并需要多人配合。

（2）为避免过量使用镇静剂，可在消毒后，准备穿刺时，再遵医嘱静脉注射镇静剂，这样使患者全身肌肉特别是上肢肌肉处于放松状态，利于穿刺成功。

第十八节　肱静脉 PICC 置管

【病例资料】患者，孙某，男，97 岁，诊断：①上消化道出血；②胃癌；③冠心病；④心律失常、频发房性期前收缩、完全性左束支传导阻滞、一度房室传导阻滞；⑤低蛋白血症；⑥慢性肾功能不全；⑦左肾积水；⑧膀胱造瘘术后；⑨肺部感染；⑩胸腔积液；⑪低钠及低氯血症；⑫代谢性碱中毒。患者病情危重，四肢轻度水肿，于 2014 年 4 月 31 日超声引导下经右侧肱静脉穿刺行 PICC 置管术（超声探查贵要静脉细，不足 4mm，且弹性差，易滑），过程顺利，置管长度为 38cm，外露导管为 6cm，导管尖端位于右侧第 8 ～ 9 后肋间水平。给予调整置管长度至 35cm，达上腔静脉中下段。患者带管 3 个月，未出现相关并发症。

【处理方法】本例患者行肱静脉 PICC 置管的处理方法如图 1-127、图 1-128 所示。

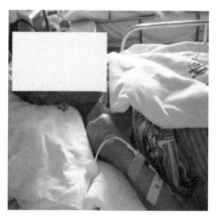

图 1-127　患者高龄，病情危重，超声引导经肱静脉 PICC 置管

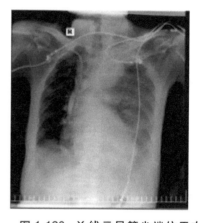

图 1-128　X 线示导管尖端位于右侧第 8 ～ 9 后肋水平，将导管退出 3cm

【分析】

（1）肱静脉血管解剖：肱静脉是上臂的深静脉，位置较深，在肱动脉的内侧与外侧可见两条肱静脉伴行，单纯靠手感往往触摸不清楚。正中神经位于一侧的肱静脉和肱动脉之间，穿刺时容易损伤此神经，引起患者麻木感。然而肱静脉具有管腔大、在超声下容易找到、与肱动脉辨别容易，且相对弹性好、不易滑动的优点。此外肱静脉与贵要静脉汇入腋静脉，异位发生率较头静脉置管低。在反复静脉穿刺的患者中，保持最完好，因此经肱静脉行 PICC 置管具有较好的可行性。在 Sofocleous 等研究中，74% 病例选择肱静脉，原因是这些患者大多数为吸毒的艾滋病患者，长期吸毒导致浅表的贵要静脉、头静脉破坏。因此，超声引导下 PICC 置管，首选贵要静脉，次选肱静脉。

（2）肱静脉置管特点：根据肱静脉局部解剖结构，经肱静脉穿刺进行 PICC 置管成功的关键，在于穿刺时如何避开肱动脉及正中神经，应遵循轻、稳、准的原则，尽可能减少不必要的损伤。因此笔者不建议盲穿或间接超声引导下经肱静脉 PICC 置管，应首选超声引导直视下 PICC 置管，定位准确，大大提高置管的安全性和有效性。

【经验与体会】

（1）肱静脉置管对操作者要求较高，操作者应接受过超声引导 PICC 置管专项培训，熟练掌握人体血管及神经的解剖位置和走行，明确血管及神经的影像学鉴别要点；且具备较高的穿刺技术和丰富的临床经验，不可盲目大胆地实施。

（2）肱静脉穿刺时应选择肱静脉与肱动脉在超声屏幕上显像呈平行且独立分开处穿刺最佳，避免在动脉、静脉交叉处（超声屏幕显像两条血管融合，不能独立分开），以及肱静脉显像位于肱动脉上方时穿刺，否则极为容易误穿到肱动脉或引起动静脉漏发生。穿刺时要求做到轻、稳、准，力争一针穿刺成功，如误入动脉，应将误入动脉的引导针拔出后，对穿刺点进行压迫止血，待出血完全停止后再进行第二次穿刺，防止出血及血肿形成。

（3）在患者的贵要静脉偏细或弹性不佳时可直接选择肱静脉穿刺置管。

第十九节 无 PICC 置管资质医师行 PICC 置管遗留问题处理

【病例资料】患者，李某，男，83 岁，诊断为多发性脑梗死，已在 ICU 住院达 3 年，长期输入各种抗生素、改善循环的药物，药液性质不乏高渗透压、高 pH 的，医生已置入深静脉导管达 20 多条，因在治疗过程中曾经出现休克血压，多次行血培养及深静脉导管尖端培养出阳性菌（表皮葡萄球菌及头状葡萄球菌），考虑存在菌血症而拔管。可供深静脉穿刺的部位皮肤可见多个色素沉着，即陈旧性穿刺点。外周静脉几乎不可见。2015 年 4 月 1 日 PICC 专科护士接到会诊，会诊理由为责任护士在经 PICC 静脉滴注药物时，发现液体不滴，且穿刺点出现渗液、渗血。专科护士会诊时发现贴膜下穿刺点覆盖的纱布可见新鲜渗血和褐色渗液，贴膜松脱、潮湿，三向瓣膜单腔 4F 导管导丝未撤退，导管未裁剪，未连接减压套筒和连接器，未行胸部 X 线定位等诸多问题。

【处理方法】

（1）PICC 专科护士会诊，追查 PICC 置管史，发现该 PICC 导管是血管外科医生 4 天前在超声引导下行右上肢贵要静脉切开置入的（图 1-129）。

（2）行床旁胸部 X 线，结果显示导管尖端位于第 9 胸椎水平（图 1-130）。

（3）重新测量置管长度，约为 33cm。

（4）撕除贴膜后发现导管置入 38cm，穿刺点无红肿，轻挤穿刺点周围，未见渗液流出。

（5）予严格消毒后，退出导管 5cm，并撤退导丝，裁剪导管，装上增强型减压套管，接上正压接头。穿刺点待干后，见少量透明澄清的液体流出，予拭去，将折成 4 层约 1cm×1cm 的高渗盐水敷料放在穿刺点上吸收渗液，再以透明敷料覆盖，每 2 小时换药 1 次。

（6）经过 2 次换药后，未见渗液，改为常规换药（图 1-131）。

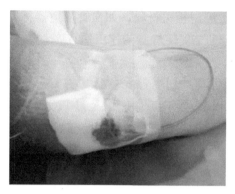

图 1-129　PICC 专科护士会诊所见

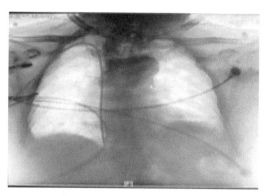

图 1-130　行床边胸部 X 线, 结果显示导管尖端位于第 9 胸椎水平

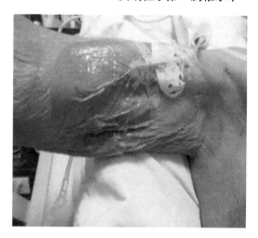

图 1-131　经过 2 次换药后, 未见渗液, 改为常规换药

（7）再次行床边胸部 X 线检查，结果显示导管尖端位于第 7 胸椎水平。

【分析】

（1）对于需要长期输液的患者，PICC 导管比 CVC 更具有优越性，因为 PICC 导管可留置 1 年，而 CVC 留置时间小于 1 个月。医生对静脉治疗知识和理念的缺失，是导致该患者"没有地方可置管"的主要原因，让普通护士和临床医生知道"如何正确选择血管通道器材"是摆在静脉治疗专家护士面前必须解决的问题。我们可以根据治疗方案、穿刺部位、患者情况等方面评估患者，满足患者治疗的需求，争取达到"一针轻松完成所有治疗"的目标。

（2）该血管外科医生对 PICC 相关知识和置管流程掌握欠缺是导致该事件发生的主要原因，这种行为直接导致一系列并发症，虽然经过 PICC 专科护士后续的处理，未产生严重后果，但不可存在侥幸心理。

【经验与体会】

（1）重视危重患者早期置管的重要性，切勿等血管完全破坏，再来置管。

（2）医院的静脉治疗小组应完善静脉治疗质量控制相关材料，如血管通道器材使用评估表、操作流程、评价标准、应急预案等，并定期培训，促使静脉治疗工作有序、规范开展。

（3）在重症医学科开展 PICC 置管是必要的。

（4）2014 年 5 月 1 日中华人民共和国国家卫生和计划生育委员会发布实施的护理行业新标准《静脉治疗护理技术操作规范》写到：PICC 置管操作应由经过 PICC 专业知识与技能培训、考核合格且有 5 年及以上临床工作经验的操作者完成。而该患者的置管操作者没有达到该要求，这种行为有可能引发一系列并发症，导致严重后果，应引起重视。

第2章 PICC置管中疑难问题处理

PICC 是由外周静脉穿刺插管，其顶端位于上腔静脉或下腔静脉的置管术。有文献报道，经外周插管的中心静脉置管困难总发生率为 3.1%，置管困难包括送管困难、导管异位、导丝及微穿刺鞘送入困难、微穿刺鞘内凝血、导管内导丝退出困难等，当出现置管困难时，该如何解决，以下病例仅供参考。

第一节　PICC 送管困难

一、边推注生理盐水边送管法纠正 PICC 送管困难

【病例资料】患者，高某，男，88 岁，体型消瘦，诊断为老年痴呆，2013 年 12 月 16 日在某院行超声引导下 PICC 置管术，置管过程中出现送管不畅，距穿刺点上行 20cm 左右处有明显阻力。

【处理方法】边推注生理盐水边送管法纠正 PICC 送管困难的处理如图 2-1 ～图 2-3 所示。

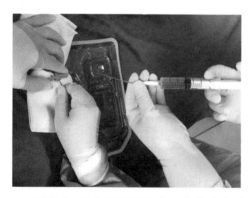

图 2-1　重复用生理盐水，边快冲边送管，导管置入均未成功

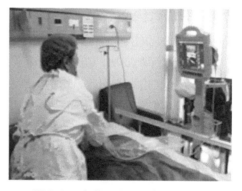

图 2-2　患者 ADL 量表评分为 0 分，头部僵硬，将患者侧身翻向穿刺侧，减轻穿刺侧锁骨与第 1 肋骨处皮肤张力后随呼气末间歇送管成功，在超声引导下先后行颈内及锁骨下静脉探查，预防 PICC 导管尖端异位

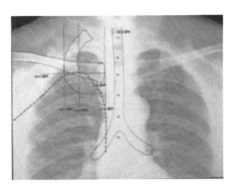

图 2-3 送至预定位置，置管长度为 41cm，外露导管为 3cm，床边摄片示导管尖端位置在平第 6 椎体处

【分析】送管困难的主要原因：先天性血管畸形、既往血栓形成病史、曾经穿刺置管致血管损伤及瘢痕形成、肿瘤压迫该处血管等，这些情况均可影响导管正常置入。该患者送管困难的主要原因与体形消瘦、缺少脂肪和肌肉组织的支撑、血管壁贴近骨骼易受压和曾经置管致血管损伤及瘢痕形成有关。

导管送管不畅是 PICC 置管最常见的问题，表现为送管至 10 ~ 20cm 时有阻力感甚至无法送管，强行推入导管时导管弯曲。实践中若遇到阻力，切忌强行送入导管，以免损伤导管和血管内膜，也不宜轻易撤出导丝，以免浪费导管，而应该先行退出 5 ~ 10cm，通过调整体位及穿刺肢体角度后再次送管。

【经验与体会】

（1）充分评估患者自身状况、肘窝血管情况、静脉名称、血管弹性、有无变硬、瘢痕或延续性中断现象，掌握治疗需求、病情及病程，严格掌握 PICC 置管术的适应证。

（2）在置管过程中，出现送管困难时置管者首先要保持镇静，正确分析原因并有效应对，缓解患者因紧张导致的血管痉挛，做好患者的解释工作。

（3）宜缓慢撤除导丝，手感顺畅、平滑，外露导管无蚯蚓状，回血良好，提示送管成功。

二、体位调整法纠正 PICC 送管困难

PICC 置管时，送管的过程会很艰辛，一次送管成功往往导管尖端位置会比较理想，但是在临床中，我们常常会遇见反复送管困难的患儿，经过多年经验积累，我们发现了一些处理送管困难的技巧，现分享给大家。

【病例资料 1】患儿，王某，女，2 岁 9 个月，诊断为急性淋巴细胞白血病，2010 年 8 月 12 日在笔者所在科室行盲穿式塞丁格 PICC 置管术，导管选用尖端开放式导管，利用床单包裹固定法将患儿固定好，选择左侧正中静脉，体外测量导管 27.5cm，外展左上肢与躯体成 90°角。一针穿刺成功，送管，当送至 20cm 时，导管无法顺利送入，送管即外弹，改变患儿左上肢位置，抬高或回收，均不能顺利送管，拍胸部 X 线片：导管尖端位置在锁骨下。

【处理方法】随即将患儿左侧卧位，肩部耸起，拍背，边静脉注射生理盐水边送管，将导管顺利送入 27.5cm，外露导管 0cm，导管尖端位置平第 4 胸椎椎体、位于上腔静脉中段。胸片显示导管在锁骨中段处成 90°夹角。

【病例资料 2】患儿，彭某，男，3 岁，诊断为急性淋巴细胞白血病，2014 年 7 月 15 日在笔者所在科室行盲穿式塞丁格 PICC 置管术，导管选用尖端开放式导管，利用床单包裹固定法将患儿固定好，选择右侧贵要静脉，体外测量导管 29cm，外展右上肢与躯体成 90°角。一针穿刺成功，送管，当送至 26cm 时，导管无法顺利送入，送管即外弹。

【处理方法】随即回收患儿右上肢至胸壁侧面，同时上耸，边静脉注射生理盐水边送管，将导管顺利送入 29cm，外露导管 0cm，导管尖端位置平第 6 胸椎椎体、位于上腔静脉中

下段（图 2-4，图 2-5）。

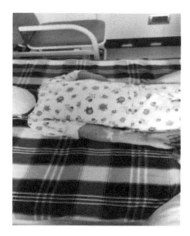 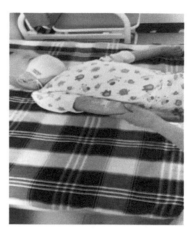

图 2-4　回收患儿右上肢至胸壁侧面　　　图 2-5　同时上耸上肢，边静脉注射生理盐水边送管

【分析】每个患儿的血管情况是不一样的，置管护士应掌握局部血管解剖学，在送管的过程中，随时会遇见送管不进、外弹的情况，这时置管护士应沉着冷静，根据导管已进长度来预判导管位置，随即根据现在位置来判断送管可能存在的问题，有计划地改变患儿的体位，使导管顺利进入上腔静脉。

【经验与体会】

（1）当导管送进预测长度一半即送不进时，应高度怀疑进入腋静脉，此时，应尽量多地退管，改变患儿上肢位置，重新送管，避开进入腋静脉。

（2）当导管送进至锁骨处送不进导管时，应根据患儿情况上抬上肢，轻压锁骨处甚至将患儿体位改为侧卧位，轻拍背部，边静脉注射生理盐水边送管。

（3）当导管送进 20 ～ 30cm 送不进时，应考虑导管在进入上腔静脉拐弯处遇阻，此时应拉回 2 ～ 3cm，收上肢至同侧胸壁侧面，同时上耸上肢，使肩部尽量靠近头部，边静脉注射生理盐水边送管。

三、热敷和按摩法纠正 PICC 送管困难

【病例】患者，李某，男，57 岁，肠癌术后，2014 年 2 月 4 日在笔者所在科室 PICC 置管室行超声引导下 PICC 置管术，穿刺及导丝、血管鞘放入顺利，但在送管至 10cm 时出现阻力，当时手术者及助手与患者交谈，安慰患者，嘱其放松勿紧张，导管仍无法送入。助手再予穿刺点上方按摩，仍无效，回撤导管也有阻力，抽回血不畅，注入生理盐水略有阻力，局部无疼痛及包块，确认导管在血管内无误，考虑系血管痉挛，当时天气寒冷。

【处理方法】将盐水袋放入温水加热后，不超过 45℃，再抽取适量缓慢注入导管，助手配合按摩置管上方肢体，肩部热毛巾外敷，加上语言安慰，使患者尽量放松，并提前撤出血管鞘，最后成功将导管送入。经影像科拍摄胸片，定位良好，顺利完成置管。

【分析】本例 PICC 置管遇到送管困难，是天气寒冷注入的生理盐水温度过低加上患者紧张，造成血管痉挛所致。在送管遇到阻力的最初，一定要确认导管在血管内才能进一步采取其他措施。天气寒冷的情况下，血管痉挛发生率较高，可提前预热冲管用的生理盐水，适当调高空调温度。

【经验与体会】

（1）术前助手应做好充分准备，如与患者的沟通、保证冬季插管室内温度适宜，遇到送管困难时，操作者切勿紧张，适当调整心态，不应急躁，安慰患者非常重要。

（2）在确定导管位置正确的情况下再采取其他辅助方法，术中遇到困难时需要随时与患者沟通，以缓解患者紧张情绪，取得配合，并严格执行无菌原则。

四、用腔内心电图定位技术纠正 PICC 送管困难

【病例资料】患者，吴某，男，61 岁，右肺中下叶鳞癌，2012 年 11 月 22 日于外院行右全肺切除 + 纵隔肺门淋巴结清扫术。术后分期为 $pT_2N_2M_0$，ⅢA 期。术后行多次化疗。2014 年 6 月 9 日胸部 CT：右肺切除术后改变，左肺多发结节，部分增大，部分缩小，右侧胸腔积液。拟行化疗，患者无中心静脉置管史。2014 年 6 月 13 日在笔者所在医院血管通路护理门诊行 PICC 置管术，导管采用 5F PICC 导管，在血管超声引导下结合塞丁格技术置管。选择右上肢贵要静脉置管，一针穿刺成功，送管过程中出现送管困难，调整患者手臂角度后送管成功，但抽不出回血，推注生理盐水有阻力，随即抬高床头调整 6 次后，情况仍未改善。

【处理方法】考虑导管尖端位置可能异位或打折，在不撤出支撑导丝的情况下妥善固定后行胸部 X 线片 PICC 导管定位确定，显示：导管尖端位于第 8 后肋下缘，导管经锁骨下静脉下行时形成角度较小的锐角（图 2-6），CT 成像显示角度为 47.4°（图 2-7）。重新消毒穿刺部位，调整导管，情况同前。因导管呈锐角行走，无法确定导管尖端位置是否在上腔静脉，所以使用腔内心电图与支撑导丝相连观察 PICC 导管尖端是否有 P 波改变，发现没有 P 波。予以拔除导管，选择对侧手臂，更换新的导管重新置管，同时使用腔内心电图定位，出现 P 波改变，置管成功（图 2-8），胸部 X 线：PICC 导管尖端位置在第 8 后肋及气管隆嵴下 3.5cm（图 2-9）。

【分析】

（1）该患者在送管过程中出现送管困难，抽不出回血，且推注生理盐水有阻力，考虑导管可能存在异位或打折现象。

1）如送管过程中出现送管困难，则可根据已进入体内的导管长度，估计出置管困难发生的大致位置在腋静脉或锁骨下静脉处，前者可通过调整上肢与躯干的角度来达到成功置管；后者可适当调整头的位置或摇高床头等，通过增加重力作用使导管顺利到达上腔静脉。

2）患者导管抽不出回血，考虑可能是异位管路打折，或是导管异位至较小静脉，导管尖端顶住血管壁，使血液无法回抽。

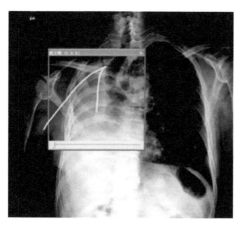

图 2-6 胸部 X 线片：导管尖端位于第 8 后肋下缘，导管经锁骨下静脉下行时角度成锐角

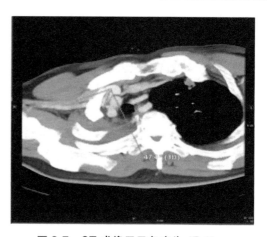

图 2-7 CT 成像显示角度为 47.4°

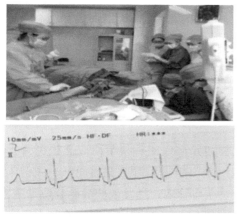

图 2-8 在心电图引导下行 PICC 重新置管，发现 P 波抬高，在 P 波最高点回撤2cm，最终导管置入 49cm

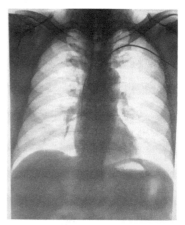

图 2-9 左侧置管的 PICC 导管尖端位置：位于第 8 后肋，气管隆嵴下 3.5cm 处

（2）患者右侧上肢置管后用心电图定位法确定导管尖端位置时，发现无 P 波改变。

1）考虑导管可能不在上腔静脉，如果置管过程中 P 波振幅显著增高，提示导管尖端已进入正确的中心静脉部位，反之则提示导管异位于其他非中心静脉部位或未到达理想位置。

2）考虑导管打折影响导丝信号的传导，本病例中导管在经右侧锁骨下静脉下行时因纵隔偏移形成较小角度，可能影响导丝的传导。虽然导管尖端位于上腔静脉，但是存在推注生理盐水有阻力及抽不出回血的情况，所以选择拔除导管，更换健侧上肢（左侧）重新置管。

（3）对于纵隔偏移的患者可选择健侧置管，应谨慎预测导管长度。

在选择左上肢重新置管预测长度时，应当根据右上肢置管时所拍 X 线片的情况，考虑增加纵隔向右侧偏移导致上腔静脉偏移的长度，给患者提供较为合理的置管长度。

【经验与体会】

（1）PICC 置管需重视术前评估。进行全面、科学的置管前评估，可提高 PICC 置管的一次性成功率及减少患者的痛苦和费用，同时也可以降低卫生人力资源的浪费。

（2）对于胸部肿瘤及胸部肿瘤术后解剖结构可能改变的患者，尤其是肺叶切除患者应结合 CT 检查选择合适的部位置管。

（3）对于肺癌肺叶切除术后出现纵隔偏移患侧的患者，选择健侧进行置管可以提高 PICC 置管一次成功率，有利于预防送管困难，在临床工作中可以借鉴。

（4）腔内心电图定位法对判断 PICC 导管尖端位置具有很高的灵敏度和特异度，同时可以提高置管成功率和安全性。

第二节　PICC 置管穿刺中导丝送入困难

【病例资料】患者，李某，男，79 岁，诊断为重症肌无力，2015 年 3 月 26 日在笔者所在医院再次行超声引导下结合 MST 技术的 PICC 置管术（到期更换），2015 年 3 月 3 日超声结果示静脉充盈尚好，无置管后血栓形成。患者在置管过程中出现送导丝不畅，导丝送入 10cm 处有明显阻力。

【处理方法】当导丝送到 10cm 处出现明显阻力时，撤出 1cm，根据评估结果，按常规程序将穿刺针拔出，扩皮，送鞘，送导管，顺利送管至预定长度 44cm，外露导管为 3cm，在超声引导下先后行颈内及锁骨下静脉探查以预防 PICC 导管异位。X 线摄片：导管尖端位置平第 6 胸椎水平。

【分析】送导丝困难的原因可能与患者血管解剖异常或血管狭窄有关。根据置管者的经验，在导丝送至 10cm 处有明显阻力时，因术前超声结果示静脉充盈尚好，频谱未见明显异常，无置管后血栓形成，术时超声也证实导丝在血管内，且发现肱静脉绕肱动脉上行，PICC 导管材料为硅胶，尖端 2cm 无导丝，进入血管后能更加柔软，遇到血管上行有角度改变时能顺着血流漂向血管前端，所以按常规程序成功置管。

【经验与体会】

（1）置管前充分评估患者的血管情况，尤其是多次置管患者，最好术前行超声探查血管情况。

（2）充分评估从穿刺点上行至腋窝处的血管情况，探查血管上行方向、管腔直径、管壁弹性、管腔内是否有亮团或絮状物。

（3）选择穿刺血管时尽量避开分叉处及绕行处。

（4）由专业资格护士执行置管技术，护士必须有灵活多变的思维，处事不惊的素质，做好置管前的知情谈话与沟通，避免纠纷的发生。

第三节　高凝患者 PICC 置管中致穿刺针反复堵塞的处理

PICC 能够为患者提供中长期的静脉输液通路，且开辟了一条方便、安全、有效的静脉通路。脑出血患者在脑出血后外周血促凝微粒（MPs）释放大大增加，而大量的促凝微粒的增加使患者外周血的促凝活性也大大增加，使外周血液处于高凝状态，致使穿刺过程中易出现血液瞬间凝集情况，堵塞穿刺针，出现送导丝失败的情况。我们想通过以下病例的处理方法给予您一定的启示。

【病例资料】患者，潘某，男，71 岁，诊断为脑出血、肺部感染、高血压，2014 年 1 月 27 日在笔者所在医院行超声引导下 PICC 置管术，置管前评估患者各项指标，阳性指标：D-二聚体 4.516μg/ml、血小板 $407 \times 10^9/L$，消毒铺巾，因患者左侧偏瘫，故选取右侧肢体进行超声下穿刺。由于患者处于高凝状态，未单纯使用生理盐水冲管，肝素冲管液浓度为 62.5U/ml，第一针选择贵要静脉，第二针选取肱静脉，第三针选取肱静脉（第二针上方 2cm 处），穿刺成功。置管长度为 42cm，外露导管为 6cm，导管尖端位置平第 4 胸椎椎体、位于上腔静脉中段。患者带管 1 年后拔管。

【处理方法】第一针穿刺时眼睛直视超声影像，看见针尖在血管内，低头未见回血，再次抬头确认超声界面查看针尖是否在血管内，非常清楚看见血管内有亮点，低头见回血缓慢流出。送导丝有阻力，担心血栓进入血管，拔出穿刺针，检查穿刺针和导丝，导丝从穿刺针拔出时有血凝块挂在导丝上。第二次穿刺前，重新配制冲管液，冲管液肝素盐水浓度为 125U/ml，重新冲管穿刺，同前，导丝送入有阻力，拔出时，导丝上仍然残留少量血凝块。第三次穿刺前，使用肝素钠注射液冲穿刺针、擦拭导丝、冲穿刺鞘和 PICC 导管，穿刺前把导丝直接插入穿刺针内，进入长度短于穿刺针长度 1cm 左右，携导丝穿刺，超声下看到针尖进入血管，边压穿刺针边轻轻送入导丝，导丝送入顺利。松止血带、局部麻醉、肝素钠注射液擦拭导丝，防止插入插管鞘把导丝上血凝块送入血管，扩皮，送入插管鞘顺利，压住插管鞘前端皮肤，防止血液反流至插管鞘内，导丝拔出，送 PICC 导管顺利，达到预测长度。

【分析】PICC 穿刺时对内皮损伤后，血管内皮暴露出的组织因子和胶原可立即启动内源性与外源性凝血系统，发生生理性止血。又由于患者处于高凝状态，血液流动缓慢，穿刺针进入血管，血液边凝集而缓慢流动穿刺针内，等到穿刺针尾端见到回血，再送导丝过程中，血液在穿刺针内已形成血凝块，堵塞穿刺针，导丝送入时会遇到阻力，因此出现第一针和第二针失败情况。第三针是导丝插入穿刺针，未等血液回流到穿刺针时送导丝，拔导丝时压住插管鞘头端皮肤，防止血液流到插管鞘，送导管顺利，整个穿刺过程中，针内、鞘内都未有回血情况，因此未发生血液凝集现象。

【经验与体会】

（1）高凝患者置管前应检测凝血常规。

（2）对于高凝患者，不要等待血液流到针尾，必要时采取方法禁止血液回流到插管鞘内和穿刺针内。

（3）高凝情况严重时，可以使用肝素钠注射液冲管，防止血液凝集。

（4）从此病例后，又遇到一名血小板为 $673 \times 10^9/L$ 的患者，使用此方法，肝素钠注射液冲管，穿刺前导丝插入穿刺针，带导丝穿刺，压住插管鞘前端皮肤，一针穿刺成功，送管至预定长度，导管尖端保留到上腔静脉。

第四节　PICC 送管过程中出现血液反流的处理

【病例资料 1】患者，班某，男，82 岁，诊断为闭锁综合征，2013 年 9 月 12 日在笔者所在医院综合科行超声引导下 PICC 置管术。选取左上肱静脉置管，当导管送入 35cm 时，导管腔内充满血液，导管尾端出现回血。随即探查血管：肱静脉内有强回声，肱动脉内无强回声，超声证实导管在静脉内，未误穿动脉。

【处理方法】立即用生理盐水脉冲式冲管，拔出导管少许，之后继续送导管至预定位置，即置管长度为 43cm，到位后，导管内无血液反流。

【分析】在送入导管过程中，出现血液反流，可能与导管反折有关，回心血液将瓣膜冲开造成血液反流。

【经验与体会】

（1）因穿刺的是肱静脉，首先要用超声探查以除外误穿肱动脉。

（2）除外误穿肱动脉后，要立即用生理盐水脉冲式冲管，拔出导管少许，之后继续送导管至预定位置，防止术中发生导管堵塞。

【病例资料 2】患者，郭某，女，59 岁，诊断为急性淋巴细胞白血病，2011 年 5 月 6 日在笔者所在科室行超声引导下 PICC 置管术。选取右上贵要静脉置管，一针成功。当导管送入 33cm 时，出现送管困难，经调整，勉强送至 34cm（应插入 36cm）。探查颈静脉，除外颈静脉异位。由于配合者不熟练，术者在指导配合者探查血管时，忽略了观察导管内有无血液反流。当术者发现管腔内充满血液后，立即安装连接器，准备冲管，此时，已无法抽出回血，导管已堵塞。

【处理方法】立即给予尿激酶进行堵管再通，当天再通成功，并开始化疗。

【分析】在置管过程中，出现送管困难，反复尝试送入导管，可能使瓣膜打开，导致血液反流。

【经验与体会】

（1）术者在送入导管的全过程中，应随时注意观察导管内有无血液反流。

（2）置管过程中，配合者的作用不容忽视，应加强培训，使其能有效发挥作用。

（3）必要时备好生理盐水，遇到送管困难而反复送管时可以用生理盐水冲管。

第3章 PICC导管异位的处理

2011 年版的美国 INS 指南中指出，中心静脉导管的尖端应位于上腔静脉内靠近右心房连接处，经股静脉路径置入的中心静脉导管，尖端应位于下腔静脉内，高于横膈水平。而对于导管异位并没有明确的定义。目前，临床基本以 PICC 导管尖端位于腔静脉以外定义为导管异位。指南中还提出，导管异位分为原发异位和继发异位。原发异位发生在置管时，在置管过程中导管就有可能移位至一些异常部位，包括无名静脉、锁骨下静脉、颈内静脉、胸廓内静脉、心包静脉、右心房、右心室，误穿动脉也可导致原发异位。继发异位通常发生在导管留置期间，与胸膜腔内压的改变、充血性心力衰竭的发生、上肢或颈部的活动、正压通气、高压注射或冲管技术等有关。继发异位的常见部位有颈内静脉、无名静脉、锁骨下静脉、腋静脉、右心房。导管异位是 PICC 置管术最常见的并发症之一，发生率为 6% ~ 10%。异位的导管会增加液体渗漏，导致肢体肿胀、静脉炎、堵管、血栓等并发症的发生，甚至发生心脏压塞而导致死亡。

如何避免导管异位的发生，以及对发生异位的导管如何解决？我们希望能通过以下病例的处理给予您一定的启示。

第一节　同侧转头合并抬高床头法纠正颈静脉异位

【病例资料 1】患者，卢某，男，42 岁，诊断为急性早幼粒细胞白血病，2013 年 8 月 1 日行超声引导下 PICC 置管术。当导管送入 28cm 时，出现送管困难，送入有阻力，经多次尝试均无法送入，只得让患者将头放正，再送阻力消失，导管到达预定位置，即置管长度为 42cm。此时，探查颈静脉发现：颈静脉管腔内有强回声。

【处理方法】

(1) 在超声探查下，将导管退出颈静脉，约退出 13cm，重新送入导管；同时探查颈静脉，当送入 32cm 时，发现异位导管。

(2) 再次退出导管 13cm，抬高床头，缓慢送入导管，当送入 34cm 时，又发现异位导管。

(3) 将导管退出颈静脉，抬高床头，嘱患者头偏向穿刺侧，下颌靠近肩部，缓慢将导管送达预定位置。此时，探查颈静脉：未发现异位导管，颈静脉异位在术中调整成功。

【分析】置管过程中，穿刺成功后送入导管，当导管尖端到达患者肩部时，嘱患者将头向穿刺侧转 90°并低头，用下颌靠近肩部。这个头位辅助压闭同侧的颈内静脉，可以防止导管误入颈内静脉。

【经验与体会】当处理颈静脉异位时，首先按操作流程摆好头位，送到位后，再用超声探查。避免先用超声探查，忽视了"转头压低"的基本动作。无效时，在此基础上抬高床头，缓慢送入导管，以便导管随重力作用及回心血液的引导作用而自然下降。

【病例资料2】患者，刘某，女，47 岁，诊断为急性白血病，2014 年 5 月 26 日行超声引导下 PICC 置管术。当导管送达预定位置 39cm 后，探查颈静脉发现颈静脉管腔内有强回声。

【处理方法】

（1）在超声探查下，将导管退出颈静脉，约 12cm，重新送入导管，转头压低；到位后探查颈静脉，仍发现异位导管。

（2）退出导管 12cm，抬高床头 30°，其余同处理（1）。到位后探查颈静脉，仍发现异位导管。

（3）在处理（2）的基础上，边送导管边冲管，每送入 1cm，脉冲式推三下注射器，缓慢送入，到位后，再脉冲式冲入 20ml 生理盐水。探查颈静脉：未发现异位导管。术后胸片：导管尖端位于第 3 肋下缘。颈静脉异位在术中调整成功。

【分析】置管过程中，穿刺成功后送入导管，当导管尖端到达患者肩部时，嘱患者将头向穿刺侧转 90°并低头，用下颌靠近肩部。这个头位辅助压闭同侧的颈内静脉，可以防止导管误入颈内静脉。

【经验与体会】当处理颈静脉异位时，首先按操作流程摆好头位，送到位后，再用超声探查。避免先用超声探查，忽视了"转头压低"的基本动作。无效时，在此基础上采用脉冲式方法冲入生理盐水，缓慢送入导管，以便导管随重力作用、回心血液和生理盐水的引导作用而自然下降。

第二节　拔出部分异位导管重新送管纠正 PICC 导管异位

【病例资料】患者，周某，女，50 岁，于 2003 年 10 月 1 日因"左侧肢体乏力"入院，诊断为急性脑梗死，由外院带入 PICC 导管，观察 PICC 导管（增强型三向瓣膜 PICC 导管，型号：4F），护理记录：右侧经贵要静脉进入 45cm，导管外露 7cm，连接正压接头。患者诉院外输液治疗时导管通畅，但输液时自觉颈部不适。查体：血压 150/96mmHg，心率 96 次 / 分，律齐，呼吸 18 次 / 分。揭开敷料见 PICC 导管插入深度为 45cm，外露为 7cm，经消毒后进行冲管封管处理，导管通畅，用超声探及右侧颈静脉内有导管增强回声，遵医嘱行 X 线摄片（行 PICC 导管尖端定位检查），结果显示 PICC 尖端进入右侧颈内静脉（图 3-1）。

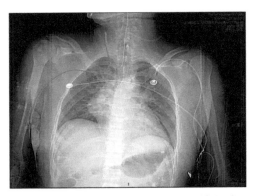

图 3-1　PICC 导管尖端进入右侧颈内静脉

【处理方法】导管异位处理前，在 X 线片上测量右侧锁骨下静脉到颈内静脉导管尖端的长度，将 X 线片上的长度与 X 线片侧面的计量尺进行对比，测得应退长度为 12cm。确定应退导管的长度后与患者沟通，交代进行导管异位调整的必要性，取得患者和家属的支持和配合。处理方法：护士准备 PICC 穿刺包 1 个，重新测量 PICC 导管置入长度。按 PICC 穿刺要求，准备最大无菌屏障。严格无菌技术操作下，退出导管异位长度为 20cm，由助手接上备好的输液装置，按穿刺要求指导患者摆放头部位置，用少量无菌生理盐水冲洗退出的导管，目的是增加导管的滑润度，减少送管的阻力。在导管下铺无菌纱布，确保退出导管处于无菌状态。操作者将导管缓慢送入测量长度，颈内静脉超声观察导管尖端未见异位，再次 X 线摄片，显示导管尖端到达 $T_5 \sim T_6$，复位成功。

【分析】PICC 现已广泛用于临床，但在临床实际操作中并不能完全做到一次性插管成功。PICC 异位至颈内静脉在临床最常见，也是异位中复位成功率最高的。国外报道 1654 例成功的床边 PICC 置管中，163 例尖端异位，其中同侧颈内静脉异位占 36%。江群等报道，662 例 PICC 置管发生异位 39 例，其中颈内静脉异位 25 例，占 64.1%。导管异位入颈内静脉后，若不及时正位或正位不成功，可导致后组颅神经损伤、静脉炎、导管堵塞、静脉血栓等并发症，既增加患者痛苦，又缩短导管使用时间。颈内静脉异位往往能通过多种方法复位，一般不需要重新置管。目前超声引导结合改良型塞丁格技术在国内 PICC 置管中应用越来越广泛，便携式超声检查使得操作者在送管后即可直接扫查颈内静脉，发现异位后得以及时纠正。对颈部活动受限、体位配合不到位等患者，利用超声探头置于患者同侧胸锁乳突肌外缘、锁骨上 2 ~ 3cm 处见到宽大的颈内静脉横截面，施加压力至超声显示颈内静脉闭合，可有效减少导管再次异位入颈内静脉。

【经验与体会】

（1）对与体位有关的导管异位，穿刺时嘱患者平卧，穿刺侧上臂外展，与躯干成 90°角，送管过程中，当导管尖端到达患者肩部时，嘱患者头转向穿刺侧手臂，下颌靠近肩部，以便导管顺利进入上腔静脉。

（2）对于体型肥胖、颈项强直、强迫体位的患者，在置管时患者不能很好地配合，最好选择超声引导下穿刺，并在置管后及时拍 X 线片，以确定导管是否在锁骨下静脉内。

（3）观察置管部位肢体情况，是否有肿胀、疼痛，经过处理后肿胀、疼痛是否缓解。

（4）最好借助超声进行置入术中定位。

第三节　用超声探头压迫颈内静脉纠正导管颈内静脉异位

【病例资料】患者，祝某，男，79 岁，诊断为脑出血后遗症期，2014 年 9 月 17 日行超声引导下 PICC 置管术，当置管至预定长度后，用超声检测发现导管误入颈内静脉。

【处理方法】

（1）导管误入颈内静脉后可在静脉内看到导管回声，拔出导管至 20cm，用 B 超探头压迫置管者的颈内静脉，再缓慢送入导管至预定部位。

（2）B 超显示颈内静脉无导管回声，再行 X 线摄片证实复位成功，置管长度为 41cm，外露导管为 3cm，导管尖端位置平第 6 胸椎椎体水平。

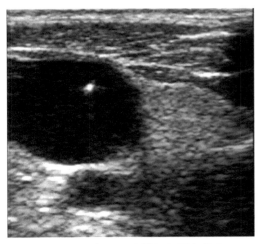

图 3-2　B 超显示导管误入颈内静脉

【分析】该患者昏迷，气管切开留置套管，导致术中不能有效屈颈，即患者不能正确运用下颌骨紧贴锁骨压闭颈内静脉以阻止导管进入。当患者头部不能偏向置管侧并低头用下颌骨紧贴锁骨压闭颈内静脉阻止导管误入时，护士可以使用 B 超探头压住置管侧颈内静脉，协助加压，阻断导管进入颈内静脉。导管误入颈内静脉主要表现为 B 超下可见导管强回声点。对于显影不清楚或不能确定有无导管时，可将探头旋转 90°，纵向观察颈内静脉有无等号样强回声线。同时，操作者抽吸 10ml 生理盐水从导管尾端脉冲式静脉注射，导管异位至颈内静脉时会产生涡流，呈现高亮度水流显影，且随着脉冲推注生理盐水力度的强弱而改变。有文献报道，在 PICC 置管过程中，患者取半坐卧位可以显著地减低导管异位的发生率，是一个有效、可行的预防 PICC 导管异位的方法。

【经验与体会】

（1）穿刺时常规指导患者向穿刺侧偏头以压迫颈静脉，避免导管进入颈内静脉，对不能配合者，可由协助者用示指沿锁骨上缘横向下压颈内静脉与锁骨上缘交汇处，下压 2cm，以患者无疼痛和呼吸困难为宜，也可以用 B 超探头压迫置管侧颈内静脉，以避免导管进入颈内静脉。

（2）若常规转向同侧后导管进入颈内静脉，调整时可采取反向思维方式，可转向对侧调整导管。

（3）改变上肢体位，扩大上肢与身体的角度，同时头偏向同侧，下颌贴近肩部，可使导管顺利进入。

（4）指导患者做呼吸操，随着呼气末深吸气而开始规律送管至指定长度。

（5）超声探查颈内静脉时，常规使用横切和纵切的方法观察颈内静脉，注意控制超声探头，避免过度按压。

第四节　超声探头压迫颈内静脉并采取坐位纠正导管颈内静脉异位

【病例资料】患者，丁某，男，78 岁，诊断：①直肠癌术后并放化疗后、直肠癌脑转移、腹壁切口疝；②冠心病、永久性心房颤动、起搏器置入术后、心功能Ⅱ～Ⅲ级；③前列腺增生，2009 年 12 月 1 日行超声引导下 +MST 技术行三向瓣膜式 PICC 导管置入术，置管过程不顺利。在导管送入长度为 20cm 时发生送管困难，导管送至测定长度 47cm，超声显示导管异位在颈内静脉，使用各种方法调整，共调整 5 次，胸片显示导管位于上腔静脉。

【处理方法】

（1）首选右侧上臂贵要静脉，对于有心脏起搏器置入史的患者尽量选择右侧上臂静脉穿刺。此例老年患者在经过长期的浅静脉化疗后才决定置入 PICC 导管，对置管存在较大的恐惧和顾虑，操作者在送管过程中，助手与患者交谈，尽量消除其紧张和恐惧心理。

（2）导管在送管过程中遇到阻力，先后退 1 ~ 2cm，以生理盐水一边冲管一边送管，加大上臂外展（超过 90°），使上肢静脉进入腋静脉时不产生角度，注意保持消毒区域皮肤的无菌状态，同时嘱患者做握拳、松拳的动作，当导管尖端到达患者肩部时，不嘱患者使用常规头转向穿刺侧手臂，下颌靠近肩部，而是将头颈位置放正，再行送入导管。以 1cm/s 的速度轻慢送管，防止反复送管造成患者机械性静脉炎。

（3）发现导管在颈内静脉异位后，将患者从平卧位调整成半卧位，穿刺侧上臂外展，与躯干成 90°，失败后将患者调整为坐位，并在送管的同时让助手用超声探头按压颈内静脉，操作者在送管时将导管左旋，导管顺利进入上腔静脉，胸片显示 PICC 导管位于平气管隆嵴处（图 3-3）。

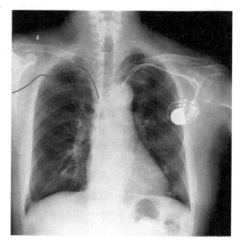

图 3-3　胸片显示 PICC 导管位于平气管隆嵴处

【分析】 老年恶性肿瘤患者，体型消瘦，手臂缺少脂肪和肌肉组织的"支撑"，血管壁贴近骨骼，且患者腋下深深凹陷，当导管途经腋下时，由于体位及上肢与身体形成的角度，导管尖端直顶锁骨导致反弹。患者血管管径较小且精神紧张，在置入导管时血管在外因刺激下发生痉挛、收缩，血管包绕在导管外周，导致送管不畅。患者可疑全身感染，既往有放射治疗和化疗史，也有起搏器置入史，血管受到了一定的破坏。

【经验与体会】

（1）当通过各种方法导管仍不能置入时，应拔出导管并保持无菌，及时与放射科联系以进行透视或造影，明确导管位置和血管走向后再行置管。

（2）不仅穿刺者需熟悉置管流程、血管解剖结构，助手也需进行必要的培训。穿刺过程中助手要协助患者将手臂与身体的角度保持不小于 90° 的状态。

（3）难以配合治疗和动作的老年患者则采用由助手直接压迫颈内静脉，辅助患者阻断导管进入颈内静脉的通道。

（4）对于有起搏器置入的患者，置管前需充分评估，置管评估时可借助血管超声检查血管走向、内径等，根据超声结果选择合适的血管，尽量避开静脉瓣，减少穿刺针或导丝接触静脉瓣的可能性。

第五节　边推注生理盐水边送管纠正 PICC 导管异位

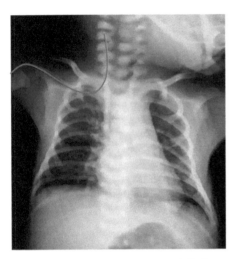

图 3-4　PICC 导管异位于颈内静脉

【病例资料】患儿，朱某，男，13 天，诊断为新生儿肺炎，早产儿，营养不良，2015 年 4 月 6 日行 PICC 穿刺置管术，导管经右侧腋静脉进入，置管长度为 15cm，外露为 0cm，穿刺过程顺利，术毕，X 线显示导管尖端向上至颈内静脉（图 3-4），未到达上腔静脉。

【处理方法】

（1）摆好正确穿刺体位，患儿穿刺上臂与身体成 90°。

（2）建立无菌区域，拔出导管 7cm。

（3）将患儿头偏向一侧，下颌紧靠肩部。

（4）导管末端接生理盐水注射器，助手一边推注生理盐水，操作者一边送管。

（5）送至测量长度。

（6）床边摄片，显示导管尖端位于上腔静脉。

【分析】由于穿刺过程中新生儿哭吵导致体位摆放不当，从而易发生导管异位。

【经验与体会】新生儿穿刺前助手应摆好体位，以免患儿哭闹导致体位摆放不当。当导管送至肩部时，助手应将患儿头部转向穿刺侧，使下颌尽量靠近肩部，此时锁骨下静脉与颈内静脉之间形成锐角，导管不易进入颈内静脉。

第六节　直接在 X 线透视下纠正 PICC 导管异位

【病例资料】患者，钱某，男，60 岁，胃癌术后，2014 年 10 月 21 日行超声引导下 PICC 置管术，术中顺利，术后超声检查颈部静脉，未发现异常，予撤出导丝，透明敷料固定导管后去放射科行胸片定位。结果显示 PICC 导管在颈静脉方向，尖端胸片下未能显示。考虑在超声探头下不能正确、及时地定位导管走向。

【处理方法】操作者与助手带齐物品与患者一同去放射科。在放射科技术人员的协助下，通过胸部透视机，导管尖端位置显示清晰，严格无菌技术下缓慢拔出导管，使导管尖端在锁骨下，助手抽取 20ml 生理盐水，连接导管末端接口处，操作者向内送入导管，助手同时以脉冲方式注入生理盐水，如此反复上述步骤，根据透视机下可见的导管位置，及时调整肢体位置，逐渐把导管放入静脉，导管位置良好。

【分析】在超声探头下有时不能及时发现导管异位，故在需要调整导管位置时，单纯在置管室不能正确定位导管尖端位置，而且有时重新调整后仍存在异位，患者来回往返于病房与放射科，增加了患者的痛苦与不便，而操作者至放射科在透视下可直观地看见导管位置，及时作出调整，增加了纠正导管异位的成功率。

【经验与体会】

（1）导管发生异位时需要经过调整才能正常输液，而调整过程中如无导丝支撑，有时会造成再次送管困难，并可能增加感染概率，所以在置管后应用超声探头多角度、详细地查看颈静脉有无导管亮点，必要时用生理盐水推注，如有雪花样或水泡样物质漂浮，则高度怀疑导管异位，这时撤出部分导管后再重新送入，再次查看无误后才撤出导丝。

（2）在透视机下可直接看见导管走向及导管尖端位置，以便及时纠正，增加了纠正异位的成功率，并最大可能地保证导管尖端位置到达上腔静脉，使导管更加安全地长期保留。在放射科直接透视下调整，减少了患者来回往返的痛苦，但是物品准备一定要齐全，以免耽误操作。

第七节　快速推注生理盐水和用力吸气提升两肩运动纠正导管颈内静脉异位

【病例资料】患者,李某,女,29 岁。患者因胃溃疡出血需要治疗及使用静脉营养混合液,于 2006 年 11 月 6 日从右贵要静脉置入 PICC 导管一根,在 43cm 处,当时因病情较重未给予拍片定位,使用了 5 天后,病情稳定转至外科准备行手术治疗,交接时发现右颈部肿胀明显,胸片显示导管异位于右侧颈内静脉（图 3-5，图 3-6）。

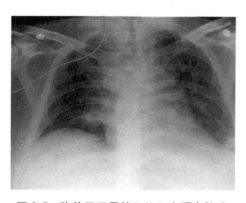
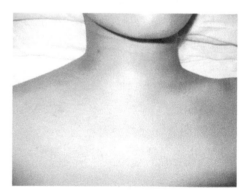

图 3-5　胸片显示导管异位入右颈内静脉　　图 3-6　导管异位入右颈内静脉后右颈部肿胀明显

【处理方法】

（1）半卧位,颈部热敷,用 20ml 注射器抽生理盐水 20ml 后连续脉冲冲管。

（2）边下床活动边反复做用力吸气提升两肩运动。经上述处理后,次日再次拍片提示位置正常。

【分析】

（1）因解剖关系,贵要静脉穿刺置管易进入颈内静脉,导管上行从腋静脉、锁骨下静脉至颈内静脉几乎在一条斜线上,而右侧头臂干相对颈内静脉角度反而小,导管不易进入右侧头臂干。左侧相对进入颈内静脉的概率要比右侧少,因左侧头臂干较平坦。

（2）取半卧位，使头部血液回流增快，加之热敷使血管扩张，加压冲管，采用"喷射"注射技术使导管尖端在血管内回旋，增加返回的可能。

（3）下床可增加血液回心血量，加之地球的吸引力使导管被冲击而顺下，反复做用力吸气提升两肩运动，颈部肌肉收缩挤压颈内静脉更能帮助导管下滑。

【经验与体会】

（1）贵要静脉穿刺置管时手臂应外展，与躯干成 135°角甚至更大，使贵要静脉与颈内静脉夹角缩小，导管不易进入颈内静脉。

（2）置管时助手帮助患者做转头与低头动作比患者自己做此配合动作要到位，效果要好。

（3）有超声条件者，置管术中用超声探头按压颈内静脉，置管深度到位后探查颈内静脉内有无导管影是预防导管入颈内静脉的有效方法之一。

（4）送管时应 2 ~ 3cm 一推进，不可过快、过猛、过长送入，遇有阻力时应回撤后慢慢再推进，不可强硬送入。

（5）如经物理的体外方法复位无效时，可考虑通过介入科医生数字减影血管造影（DSA）下复位，如无条件者建议拔管后换一部位重置，不可拔出后再送入。

（6）凡使胸膜腔内压力增大的疾病，导管异位入颈内静脉的比例就随之加大，故在置管中及留置过程中要确认导管有无异位。

（7）当导管内易见回血、体外导管变长或变短，有的患者出现吞咽困难、咽喉部疼痛等症状时，应立即拍片以确定导管尖端位置。

（8）此例患者出现右颈部明显肿胀，遵医嘱用生理盐水 20ml 加地塞米松 2.5mg 冲管，以减轻局部的疼痛，有利于消炎消肿。

（9）使用高渗、刺激性、强酸、强碱药物及化疗等药物前必须进行导管尖端定位，防止药物渗出或外渗。

（10）带管期间置管侧手臂要适当运动，但不宜大幅度运动，更不宜高举后突然放下，以免导致继发性导管异位，如图 3-7、图 3-8 所示。

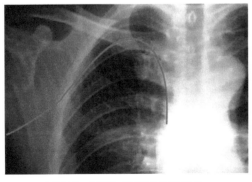

图 3-7　PICC 置管后位置正常

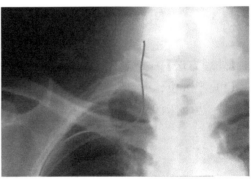

图 3-8　置管后 66 天拍片提示在颈内静脉

第八节　导管反折移位至右胸侧壁静脉的纠正

【病例资料】患者，女，52 岁，结核性脑膜炎，消瘦。评估患者有 PICC 置入指征，遂与患者和家属沟通并签署 PICC 置入同意书。入院后给予超声引导下结合塞丁格技术行 PICC 置入术，充分评估患者血管后，选择从右侧贵要静脉置管，置管顺利。在导丝退出过程中有阻力，稍用力后导丝能退出，最终置入深度为 43cm，患者无不良反应。置管完成后进行输液，发现生理盐水冲管时有阻力，行 X 线摄片，显示 PICC 导管由锁骨下反折，进入右胸侧壁静脉（图 3-9）。

【处理】根据异位长度退出导管，调整手臂位置，穿刺侧上臂外展，与躯干成 90° 角，送管过程中，当导管尖端到达患者肩部时，嘱患者头转向穿刺侧手臂，下颌靠近肩部，一边正压脉冲注射生理盐水一边缓慢送导管，以便导管顺利进入上腔静脉，送管顺利达到目标长度。超声观察颈静脉未见导管尖端，予以固定并加强观察，再次行 X 线摄片，显示导管尖端到达第 6 胸椎，复位成功（图 3-10）。

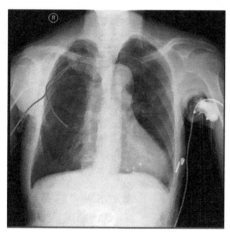

图 3-9　PICC 导管由锁骨下反折而进入右胸侧壁静脉

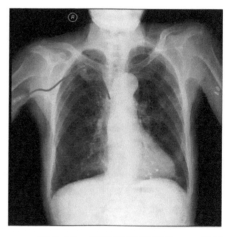

图 3-10　复位后 X 线摄片显示导管尖端到达第 6 胸椎

【分析】PICC 导管异位至同侧锁骨下静脉的常见原因是置入过浅或尖端反折，占异位比例的 19%。此例患者发生的导管异位，分析其原因：一方面与患者局部血管的解剖变异有关；另一方面可能与穿刺过程中导管固定不牢有关。因此在临床工作中，规范外测量手法、坐位穿刺、避免患者过度紧张等，可能会减少该类异位的发生。护士在为患者置管时要充分评估患者的血管情况，送管过程中如遇到阻力一定不能强行送管，此举不仅会导致导管位置改变，而且易造成血管内膜的机械性损伤，而产生新的并发症，最终将导致不良后果。PICC 置管后应尽早行 X 线拍片定位，并要求放射科在定位时务必将整根 PICC 导管完整摄片，排除导管尾端异常的情况。注意若尖端打折，应先缓慢退管（退管长度应超过打折或打圈部分的导管长度），然后将导管拉直后再尝试重新送管。

【经验与体会】

（1）置管者一定是经过培训的专业人员，操作前应充分评估血管情况且严格按程序进行，如遇到阻力应退回部分管道，切记不能强行送管。

（2）置管后拍 X 线片，以确定导管是否在上腔静脉内。

（3）倾听患者的主诉，并观察置管部位肢体情况，是否有肿胀、疼痛，经过处理后肿胀、疼痛是否缓解。同时查找原因，给予恰当的护理。

（4）对带管回家的患者要做好宣教工作，如置管肢体不能用力，不能提重物，定期更换敷贴及正压接头，定期进行冲管以免造成感染及管腔堵塞等。

第九节　导管异位至右心房导致心律失常的处理

导管异位是 PICC 置管中常见的问题，心律失常是导管异位最严重的并发症之一，PICC 导管插入过深，以致导管尖端进入心房或心室，可诱发心律失常。我们想通过以下病例的处理方法给予您一定的启示。

【病例资料 1】患者，李某，男，72 岁，突发呼之不应 3 小时，呕吐 4 次，呈喷射状，急诊以"脑出血"收入 NICU，CT：右侧基底节区脑出血。给予 20% 甘露醇脱水降压、保护胃黏膜、抗感染等对症治疗。护士与医生一起评估后，有中心静脉置管的适应证，经家属知情同意后，在超声引导下结合塞丁格技术行 PICC 置管，置管过程顺利。因患者病情危重，不便外出行 X 线摄片，遂给予正常使用。患者第二天输液结束后主诉心前区不适、心悸，未出现呼吸困难。查体：血压 123/75mmHg，心率 96 次 / 分，律不齐，未闻及病理性杂音，双下肢无水肿，急查心电图提示心房颤动。患者否认既往有心脏病史，遂行心脏超声检查，显示"右心房内置管回声"。

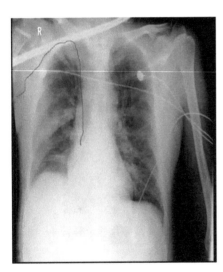

图 3-11　导管尖端位于 T_9

【处理】在 X 线片上测量导管尖端位置到 T_9 长度（图 3-11），通过标准影像尺进行计算得出实际应退导管长度为 5cm，在无菌条件下，在影像指导下退出多置入导管的长度，导管尖端在右侧上腔静脉下段，再次复查心电图提示"窦性心律，大致正常心电图"。X 线摄片，显示导管尖端位置为 $T_6 \sim T_7$ 水平，复位成功。

【分析】PICC 导管异位于右心房，PICC 导管留置期间异位的原因与患者的局部血管解剖变异有关，同时导管固定不牢、患者肢体活动过度均可引发导管的漂移，从而引起异位的发生。此患者发生心前区不适的原因我们首先考虑：①自身有无心脏病；②是否为药物不良反应；③ PICC 导管的异位。在这里我们进行病史询问，排除药物的作用，最终考虑为 PICC 导管异位，因此，只要将导管退回合适的位置后，患者的不良反应会消失。导管置管期间异位至右心房，其原因多为外部测量血管长度不准确导致置管过深。传统的测量方法是从穿刺点沿静脉走向至右侧胸锁关节，再向下测量至第 3 肋间。此种方法容易发生导管插入过深，特别是肥胖患者，皮下脂肪厚度与血管实际走行的长度易造成 2 ～ 4cm 的误差。目前我们采用从穿刺点至右胸锁关节上缘再向下反折至第 3 肋间的外测量法，有效地避免了测量误差，减少了导管异位于右心房的发生率。

【经验与体会】

（1）导管留置期间为患者做好健康宣教，告知患者导管留在体外的长度，妥善保管 PICC 导管留置期间换药本，置管上肢避免活动过度、不要提过重物体或做托举哑铃等持重锻炼。

（2）留置导管后要掌握导管固定的方法，及时更换敷料，出现流血或过敏时，可选用棉质敷料，48 小时后更换。

（3）留置导管期间要注意患者的病情观察，有无全身或局部的不适状况，如发现应及时查明原因，迅速作出判断，确定导管异位的最佳方法是早期进行 X 线定位，必要时利用心电图等其他仪器进行辅助判断。

（4）置管期间若发生导管异位，很多情况与外测量方法有关，目前常用的外测量方法为术侧上肢外展与躯体成直角，测量从穿刺点沿手臂到右侧胸锁关节再向下至第 3 肋间的长度。

【病例资料 2】患者，赵某，男，39 岁，身高 168cm，体重 98kg，诊断为直肠癌，于 2008 年 2 月 26 日术后行化疗，因冬天未脱去内衣及毛衣，常规测量置管长度，从穿刺点至右侧胸锁关节再向下至第 3 肋间为 51cm，从左贵要静脉置入 PICC 导管一根，操作顺利，置管中患者感"心慌了几下"后无类似症状出现，随后固定导管，给予拍片定位，提示导管尖端位于后第 8 肋间隙（图 3-12）。

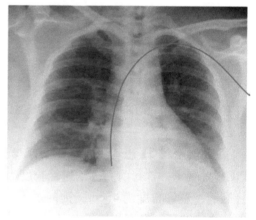

图 3-12　导管尖端位于后第 8 肋间隙

【处理方法】

（1）在医学影像管理系统（PACS）上测量导管尖端至后第 7 肋下缘之间的距离，其为 3cm。

（2）打开贴膜，常规消毒，铺无菌巾，戴无菌手套。

（3）确认导管刻度，外拔 3cm 后抽回血，冲管、固定。

【分析】

（1）穿着衣服较厚及不平整是影响测量长度的主要因素。

（2）肥胖体型患者的静脉走行可能与体表存在一定误差，测量时胸锁关节、第 3 肋骨骨性标志模糊，易造成一定误差。

（3）置管中患者感觉"心慌了几下"，可能是由于导管进入右心房入口刺激窦房结发出异常冲动。

【经验与体会】

（1）测量导管预计长度时一定要脱去衣服。

（2）对于肥胖者胸锁关节、第 3 肋骨骨性标志模糊，可采取：摸胸骨上凹，把皮尺从穿刺点拉到操作者手指的左侧边缘（患者的右胸锁关节侧）记下长度，如左侧穿刺再加 5cm，右侧穿刺再加 4cm。此法在临床应用中较为准确。

（3）置管过程中如有异常，必须停止操作，再次检查以寻找原因，确认后才能继续置管。

（4）有时出现置管深度过浅，可能与患者过瘦、手臂弯曲外展、手臂不能外展而仍然直线距离测量至胸锁关节等因素有关。

（5）置管后要固定导管，防止因导管滑脱或回缩而出现导管异位（图 3-13，图 3-14），继而导致静脉炎、导管血栓等发生。

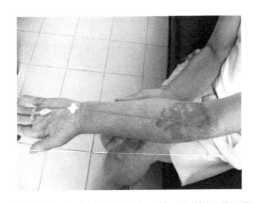 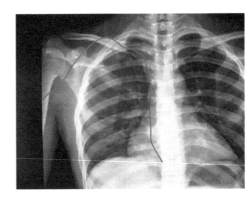

图 3-13　贴膜过敏而固定不佳致导管滑脱异位　　图 3-14　导管回缩 7cm，异位至第 10 后肋水平

【病例资料 3】 患者，闫某，女，72 岁，诊断为肝癌，2014 年 4 月 14 日行超声引导下 PICC 置管术，置管前测量预送管长度为 45cm，在患者左侧贵要静脉，一针穿刺成功，送管顺利，置管长度为 45cm，询问患者，患者主诉感觉有点心悸，查看多参数心电监护仪上的心律波形，发现与置管前的波形相比有变化，心率次数稍快，考虑导管置入过深，引起心律失常。

【处理方法】 考虑心律失常后，立即缓慢拔管，拔出 1cm，询问患者的感觉，患者主诉症状没有缓解，同时查看多参数心电监护仪上的心律波形无变化，拔出第 2 个 1cm 后，同前。拔出 3cm 后，患者主诉心悸症状缓解，心电图显示波形同置管前波形。试探性进入 1cm，发现波形又有变化，但患者未诉不适，再次拔出 1cm，之后跟踪了解，患者未再出现心悸症状。

【病例资料 4】 患者，李某，女，48 岁，诊断为复发性小脑转移瘤，于 2014 年 12 月 1 日下午行超声引导下 PICC 置管术，置管过程顺利。在患者左侧贵要静脉，一针穿刺成功，送管顺利，置管长度为 42cm，外露导管为 6cm。置管过程中患者未诉特殊不适，当日未拍胸片。晚上 12:20 患者主诉心悸，医生查体发现患者心率为 100 次 / 分以上，考虑心绞痛，抽血查心肌酶，未发现异常。

【处理方法】 2014 年 12 月 2 日即置管第 2 天拍胸片，结果显示患者导管进入右心房，平第 10 肋间。与医生沟通，患者之前未发生过心悸情况，可能是导管刺激引起患者心悸。通过胸片测量拔出长度，拔出 4cm 可到达第 7 及第 8 肋间。立即消毒铺巾，拔出 4cm 后，询问患者，主诉心悸症状改善。之后跟踪了解，患者未再出现心悸症状。

【分析】发生心律失常的原因是预测量 PICC 导管长度过长，患者体内解剖结构异常，导致患者导管尖端异位于右心房所致。当导管漂浮于右心房内时，导管随房室关闭的动作，血流不断挤压而反复、直接地冲击右心房内膜，使分布在心内膜的心脏自主神经受到刺激，释放神经递质，产生微折返，通过心房神经网络传递，从而触发心律失常，拔出导管少量长度，使导管进入上腔静脉，避免进入右心房，则不会发生心律失常情况。

【经验与体会】

（1）利用此病例教育操作护士，测量长度需准确。预测量长度是从穿刺点至右胸锁关节，再向下至第 3 肋间，测量时紧贴皮肤。

（2）PICC 穿刺时进行心电监护，观察穿刺前后心电图波形变化，如有波形改变，调节长度，观察是否有变化，必要时做心电图或心脏彩超检查。

（3）胸片确定位置，PICC 导管尖端位于上腔静脉与右心房交界处为宜，一般位于上腔静脉的 1/3 ～ 2/3 处最佳。做好 PICC 导管固定，防止由于患者活动，使导管进入右心房，发生心律失常。

第十节　PICC 导管在锁骨下静脉反折的处理

【病例资料】患者，武某，女，53 岁，诊断为多发性硬化，2015 年 1 月 12 日行超声引导下 PICC 置管术。首选左侧贵要静脉，因血管痉挛导致送导丝困难，故改头静脉，当导管送达预定位置 40cm 后，探查颈静脉和腋静脉：均未发现管腔内有强回声。随即抽回血、予生理盐水冲管，但无法抽出回血，且冲管有阻力。不得不退出导管至 34cm，此时，可抽出回血，冲管无阻力。术后胸片：导管在锁骨下静脉，出现部分反折。

【处理方法】

（1）让患者右侧卧位，左臂抬高，以生理盐水 20ml 脉冲式冲管。

（2）嘱患者右侧卧位，左臂抬高，晚间睡觉也尽量如此。

（3）次日复查胸片：导管前端位于第 1 肋上缘，进入无名静脉。术后调整成功。

【分析】可用超声在术中探查颈静脉及腋静脉，术者可及时根据情况调整导管位置。但有些异位超声探测不到，必须术后拍胸片以确定导管位置，如锁骨下静脉异位等。

【经验与体会】

（1）术中使用超声探查颈静脉、腋静脉，未发现异位，并不能完全排除导管异位。

（2）置管过程中出现异常情况，如冲管有阻力、无法抽回血等，均提示有异位的可能。

（3）不能省略术后拍胸片。

（4）导管反折的处理：让患者对侧卧位，插管侧手臂抬高，以生理盐水冲管，晚间睡觉也尽量如此。目的是依靠生理盐水、回心血液的引导及重力作用，使导管进入上腔静脉。

第十一节　PICC 导管异位并打结的处理

【病例资料】患者因"胃癌，化疗"而在超声引导下经右上肢贵要静脉置入 PICC 导管，胸部 X 线片：PICC 导管尖端在右锁骨下盘绕异位（图 3-15）。反复多次外撤导管，再送入后，发现导管撤出困难，外撤时有很大的阻力，胸部 X 线片：在右肩部导管处有一结节样影（图 3-16）。用力缓慢外撤 PICC 导管，发现 PICC 导管尖端约 2cm 处有一死结（图 3-17）。

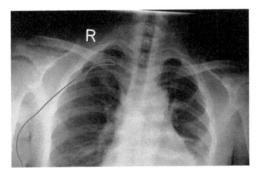
图 3-15　PICC 导管尖端在右锁骨下盘绕异位

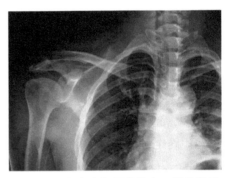
图 3-16　在右肩部导管处有一结节样影

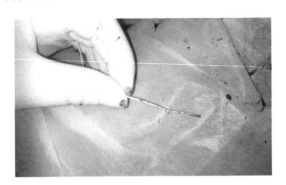
图 3-17　PICC 导管打结

【处理方法】用力缓慢外撤 PICC 导管，在患者左上肢贵要静脉处重新置入一根新的 PICC 导管，密切观察患者右上肢是否有机械性静脉炎及血栓性静脉炎。

【分析】PICC 导管异位是常见的，但是导管打结罕见，导管打结后，在外撤到管径较小的静脉时，就会阻挡导管的外撤，并慢慢形成死结。

【经验与体会】

（1）PICC 导管异位时，应缓慢轻柔地外撤导管或一边静脉推注生理盐水一边外撤导管，以免造成导管打结。

（2）PICC 导管异位与静脉选择、置管长度的外测量方法、患者局部血管解剖变异、穿刺时患者体位、操作者送管技巧等因素有关。多数 PICC 导管异位可以通过各种方法纠正。送管 25～35cm 时遇阻力，通常有导管异位的可能。操作者应熟悉上臂静脉的解剖位置，能根据送管长度粗略估计导管所到位置。送管时可根据送入长度调整肢体体位，而达到调整送管方向的目的。

（3）打结的导管外撤时，会摩擦血管内膜，造成血管内膜的损伤，建议在另外一侧肢体重新置入 PICC 导管。

第十二节　导管异位于奇静脉的处理

PICC 导管异位于奇静脉的情况很少，奇静脉起自右腰升静脉，穿膈肌沿脊柱右侧上行至第 3 ~ 5 胸椎高度，弓形绕右肺根上方，注入上腔静脉。如果 PICC 导管误入奇静脉没有识别出来，就在这种导管异位的情况下化疗，就会引起化疗药物外渗而造成局部组织化学性损伤的风险，后果不堪设想。笔者想通过以下一位导管异位于奇静脉病例的处理方法给予您一定的启示。

【病例资料】患者，男，54 岁，诊断为贲门癌术后 2 月余，患者 2008 年初无明显诱因出现上腹部持续性胀痛，伴有反酸，后症状加重，于 2009 年 6 月 3 日查胃镜，显示贲门腺癌。于 2009 年 6 月 22 日行贲门癌根治术，2009 年 7 月 21 日予紫杉醇＋替加氟（方克）＋顺铂方案化疗，2009 年 7 月 20 日予以超声引导下 PICC 置管术，选择左侧贵要静脉肘上穿刺，助手协助患者摆放体位，一针穿刺成功，送管至预留长度时，导管有回弹现象，当时置管长度为 45cm，外露导管为 5cm，置管后 X 线定位显示，导管在第 5 胸椎跨过右肺门朝后、朝左、朝下行进，导管尖端位于中线第 6 胸椎水平，导管误入奇静脉（图 3-18）。及时调整导管位置，最后 X 线定位证实导管尖端在上腔静脉第 6 胸椎水平，符合 PICC 导管尖端位置的要求（图 3-19）。在患者 6 个疗程化疗结束后于 2010 年 2 月拔除 PICC 导管。在整个置管期间无 PICC 相关并发症发生，PICC 导管充分发挥作用，保证所用药物及时输注，使患者的治疗能顺利进行，达到良好效果。

【处理方法】按照标准流程进行置管，置管后常规拍摄胸片，针对异位情况做了如下处理。

（1）由于置管过程中导管有回弹现象，因此该例患者我们采取的是保留导丝，未修剪导管，无菌贴膜直接覆盖，先利用 X 线定位。

（2）定位发现导管异位于奇静脉时，带患者来到导管室，患者平卧于检查床上，按照

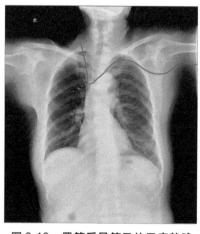 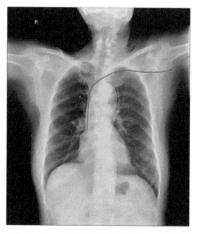

图 3-18　置管后导管异位于奇静脉　　　图 3-19　复位后导管位于上腔静脉

PICC 的操作规范重新消毒皮肤，建立无菌区。

（3）在 DSA 下缓慢退出导管，约 10cm，在 DSA 下重新轻轻送管，送管过程中无阻力，送管至 45cm 处，导管 DSA 显影显示导管尖端位于上腔静脉第 6 胸椎水平，抽回血通畅。

（4）按标准流程修剪导管，妥善固定。

（5）予以水胶体透明贴外敷于穿刺点上方的血管走行方向，预防机械性静脉炎的发生。

（6）加强观察，班班交接。

【分析】奇静脉多数注入上腔静脉的后壁，占 66.6%，少数注入上腔静脉的右后壁，占 33.3%；奇静脉的长度为 (20.48±0.20)cm，奇静脉汇入上腔静脉处的口径为 (10.00±0.27)mm。患者常用的 PICC 导管型号是 4F（外径为 1.34mm）。正常 PICC 的路径是从上肢浅静脉→腋静脉→锁骨下静脉→头臂静脉达上腔静脉。在上腔静脉壁上存在着奇静脉开口，当奇静脉的开口与左头臂静脉汇入上腔静脉的角度合适时，PICC 导管可能进入奇静脉。张建军等报道，在 2000～2003 年的 3 年中遇到 4 例起搏导线进入奇静脉，4 例永久心脏起搏器置入患者的血管入路均为左侧胸部。本病例也是左侧贵要静脉置管，可能左侧途径置管较右侧容易导致导管奇静脉异位。

【经验与体会】

（1）该例患者导管送至 45cm 时，导管出现回弹现象，可能与奇静脉的口径较小，导线及导管在其内推送时有阻力有关。因此在置管过程中导管出现回弹现象时应引起置管者的关注。

（2）奇静脉回收血液的分支血管较多，如 PICC 导管在奇静脉内操作不当，强行送管，则有刺破血管的可能，会导致大出血的发生，危及患者生命。因此，操作者应该重视患者的主诉，送管遇到阻力时应寻找原因，切不可暴力送管。

（3）奇静脉沿途接受食管静脉、支气管静脉、右肋间后静脉及半奇静脉的血液，因此置管成功后推注生理盐水时除了需要关注患者心脏有无不适、耳后有无流水声外，还应关注患者背部有无不适。

（4）由于奇静脉异位较少见，且导管尖端的位置也大致在上腔静脉走行，因此当对导管尖端位置有疑问时，一定要请求其他医疗团队的帮助，最好的鉴别和寻找原因的方法是行 DSA，从 PICC 导管注入造影剂以观察导管尖端位置。

第十三节　导管在上腔静脉入口处反折的处理

【病例资料】患者，朱某，女，55 岁，身高 154cm，右乳腺癌改良根治术后。2015 年 1 月 19 日在 PICC 门诊留置 PICC 导管。置管术前患者签署知情同意书，评估患者血管情况后在超声引导下结合改良型塞丁格技术行 PICC 置管术，患者选择 4F Power 单腔导管，术中穿刺部位为左手上臂贵要静脉，血管直径为 0.3cm，血管深度为 1.5cm，导管插入体内长度为 36cm，外露 0cm，穿刺 1 次成功，送管无阻力，抽回血通畅，过程顺利。予胸片定位，显示导管尖端位于上腔静脉入口处反折。

【处理方法】

（1）再次消毒手臂及导管，拔出导管 15cm，导管尖端位置大约在腋静脉处后重新送管，送管顺利，予再次拍片，显示导管尖端位置仍在上腔静脉入口处反折（图 3-20）。

（2）在动态数字化平板胃肠机透视辅助下进行 PICC 导管原发性异位的复位，清晰可见导管尖端位置送入上腔静脉中下段，但是脉冲式静脉注射生理盐水时发现导管尖端突然向上反折到大约上腔静脉入口的位置，再次调整导管，确认导管尖端位置在上腔静脉中下段后，静脉注射生理盐水时仍出现此种导管反折的情况，反复数次未果（图 3-21，图 3-22）。

（3）请介入科医生会诊，按医嘱注射造影剂，确定导管未折返时导管尖端位于上腔静脉，考虑到患者为右侧乳腺癌，PICC 导管只允许留置于健侧；如置入静脉输液港，也有可能出现类似情况，因此，在征询患者同意的情况下，最终将 PICC 导管尖端位置放于上腔静脉入口处，作为中长期导管使用（图 3-23）。

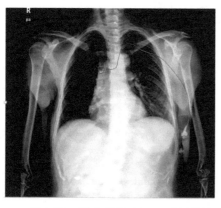

图 3-20 拔出导管 15cm，重新送管，再次拍片，显示导管尖端位置仍在上腔静脉入口处反折

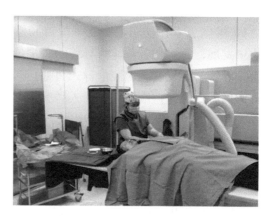

图 3-21 动态数字化平板胃肠机下透视辅助下进行复位

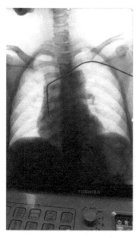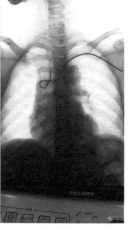

图 3-22 2 次在动态数字化平板胃肠机透视辅助下进行复位成功后，静脉注射生理盐水时导管尖端均反折到上腔静脉入口

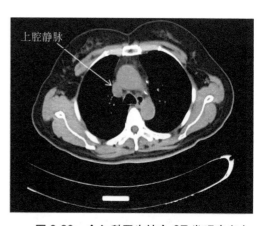

图 3-23 介入科医生结合 CT 发现患者上腔静脉管腔较正常人粗短，导管尖端位置放于上腔静脉入口处，作为中长期导管使用

【分析】

（1）患者在置管后胸片显示导管尖端位于上腔静脉入口处反折，说明置管中发生了原发性导管异位。

1）置管过程中发生导管原发性异位的原因很多，与患者本身的疾病及治疗史也有一定的关系。本例患者第一次拍片，显示导管尖端异位至上腔静脉入口处反折，回顾患者病史，排除了因疾病引起导管异位的可能。

2）置管中发生导管原发性异位的处理：患者一旦发生 PICC 导管异位，应该给予及时调整。操作时严格遵守无菌操作，嘱患者放松，边冲管或输注生理盐水边送管，导管保持一定的硬度，一般情况下可使管道顺着血流到达预定置管部位。

3）如一次复位不成功，则建议在动态数字化平板胃肠机透视辅助下进行 PICC 导管原发性异位的复位。因其能可视血管的走向及送管的整个过程，及时正确发现导管异位的原因，是一种准确、直观、简单、省时、安全的复位方法，并且辐射剂量低。

4）本例患者在动态数字化平板胃肠机透视辅助下进行 PICC 导管原发性异位的多次复位中发现，每次送管都能将导管的尖端位置送入患者的上腔静脉中下段，但只要脉冲式冲管，导管就会反折至上腔静脉入口处，因此怀疑患者局部血管解剖有变异。在怀疑置管血管解剖有变异时，应及时请介入科医生会诊，并从导管内注射造影剂，明确导管的位置和置管血管的走向及血流方向。

（2）本病例只要脉冲式冲管，其尖端位置就会改变，考虑与患者上腔静脉的特殊性有一定关系。最终介入科医生根据造影结果并结合患者置管前 CT，认为此患者上腔静脉长度约为 2cm，但管腔较宽大，直径同样约为 2cm，而正常人上腔静脉的长度大约为 (60.84 ± 12.14)mm，由于 PICC 导管轻、柔、软，在血中漂浮不定，因此本例患者在脉冲式冲管时，生理盐水的反作用力促使导管尖端特别容易从上腔静脉的中下段反折至上腔静脉入口。

【经验与体会】

（1）PICC 置管后应及时拍 X 线片，确认导管的位置。

（2）X 线片示导管未进入上腔静脉，应及时调整，调整过程中注意无菌原则，并再次给予 X 线检查定位。

（3）如果一次盲目复位不成功，应尽量在动态数字化平板胃肠机透视辅助下进行，因其能可视血管的走向及送管的整个过程，及时正确发现导管异位的原因，减少导管反复暴露的概率。

（4）如 PICC 导管尖端位置不在上腔静脉内，应作为中长期导管使用。

（5）在后期维护中，护理人员应密切观察导管的使用情况，一旦患者有任何不适主诉，应及时拔管。

第十四节　导管在第 4 胸椎水平处反折的处理

【病例资料】患儿，孙某，女，7 岁，诊断为急性淋巴细胞白血病，2015 年 3 月 9 日行 PICC 置管术，导管经右侧肘关节贵要静脉进入，置管长度为 27cm，外露为 0cm，穿刺过程顺利，术毕 X 线显示导管在第 4 胸椎右侧水平尖端折返（图 3-24），未到达上腔静脉。

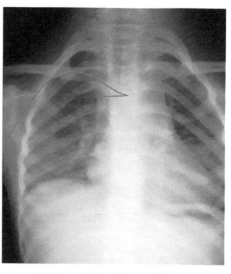

图 3-24　导管在第 4 胸椎右侧水平尖端折返

【处理方法】

（1）第一种方法：①建立无菌区域，拔出导管 5cm；②再拔出所有导丝；③继续送管 5cm，到达所测量刻度；④ X 线显示导管位于上腔静脉中下段。

（2）第二种方法：①拔出所有导丝；② X 线显示导管位于上腔静脉中下段。

【分析】 本病例使用的 PICC 导管尖端有 1cm 无导丝支撑，导管正好到达右心房入口处，由于上腔静脉管径粗，血流速度快，无导丝的尖端随着血流漂浮折返，有导丝部分支撑在管腔内。

【经验与体会】 导管测量长度应准确，测量自穿刺点起至右胸锁关节，然后向下至第 3 肋间止，尖端应位于上腔静脉下 1/3 处，如导管太短则留置过程中容易异位，导管太长，至入口处则容易发生尖端漂浮折返。最简单的办法就是拔出导丝，导管则会自动向下，折返自然消失。

第十五节　导管异位于锁骨下静脉的处理

【病例资料 1】 患儿，季某，男，10 岁，诊断为急性淋巴细胞白血病，2014 年 1 月 7 日行 PICC 穿刺置管术，导管经右侧肘关节贵要静脉进入，置管长度为 29cm，外露为 0cm，穿刺过程顺利，术毕 X 线显示导管尖端进入左侧锁骨下静脉，未到达上腔静脉（图 3-25）。

【处理方法】 患者导管异位于锁骨下静脉的处理方法：建立无菌区，拔出导管 14cm，导丝向外拔出 1cm，匀速送导管至测量长度，再次检查。重新调整导管后，X 线显示导管尖端位于上腔静脉中下段（图 3-26）。

【分析】 由于穿刺过程中患儿体位摆放不当或血管走行异常等原因而易发生导管异位。

【经验与体会】 PICC 置管发生导管异位不可避免，术前谈话非常重要，要跟患者和家属讲清置管时易发生各种异位，取得患者的理解和配合。护士在置管时应正确评估长度，仔细选择静脉，摆放正确体位，创造舒适的环境。娴熟的穿刺技术和丰富的经验能减少异位的发生，发生异位后及时查找原因，根据异位的部位不同给予相应处理。

【病例资料 2】 患者，姜某，男，69 岁，因胰腺癌晚期、十二指肠梗阻，给予留置胃管、静脉高营养支持治疗。于 2014 年 7 月 17 日与家属谈话后主管医生在局部麻醉下行右侧颈内静脉置入中心静脉导管术，经反复穿刺置管失败。遂请护士给予行 PICC 置管术，PICC 专业护士评估患者血管，查看血常规、出凝血时间、D－二聚体、纤维蛋白原等，均在正

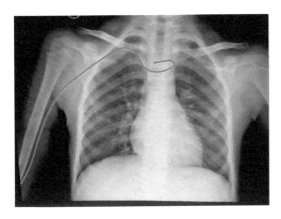

图 3-25　导管尖端进入左侧锁骨下静脉

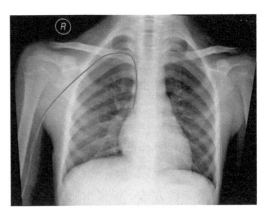

图 3-26　重新调整导管后，X 线显示导管
尖端位于上腔静脉中下段

常范围，与家属谈话签署知情同意书，予右侧贵要静脉置入 PICC 导管，穿刺顺利，导管置入 36cm 时有阻力，勉强插入 45cm 予以固定，X 线显示导管迂回反折（图 3-27）。置管 3 小时后患者出现烦躁症状，主诉四肢麻木，立即在无菌操作下进行调整，退出导管 8cm，X 线显示导管尖端位于锁骨下静脉（图 3-28）。此时患者表现为持续烦躁不安，主诉四肢麻木加重，汇报医生后立即行头颅 CT，提示为腔隙性脑梗死、癫痫。

【处理方法】

（1）经与医生商量，立即给予拔除 PICC 导管。

（2）医疗上请神经内科、脑血管外科会诊。

（3）护理上请 PICC 高级专业护士会诊。

【分析】

（1）由于反复颈内静脉穿刺，置管未成，一方面增加了颈内静脉血栓发生概率，另一方面患者情绪紧张诱发癫痫发生。

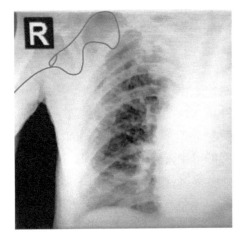

图 3-27　PICC 导管迂回反折于腋静脉

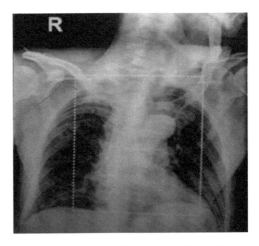

图 3-28　PICC 导管尖端位于锁骨下静脉

（2）患者既往有轻度的腔隙性脑梗死病史，但临床无症状，因在颈部操作加之时间较长而影响呼吸，可能出现缺氧而导致脑细胞受刺激后出现癫痫症状。

（3）PICC 导管尖端异位至腋静脉，可能与颈内静脉反复穿刺后血管受损造成局部血肿，压迫锁骨下静脉导致送管不畅，也有可能血管本身变异而致颈内静脉、锁骨下静脉置管失败。

【经验与体会】

（1）此类患者不宜选择在颈内静脉置管的同一侧置入 PICC 导管。

（2）侵入性操作在同一天短时间内重复进行，增加了患者的恐惧心理。

（3）专业护士要全面评估，排除脑梗死及其他相关性病史，根据每一位患者的具体情况进行个体化的术前谈话。

（4）操作前对患者进行有效的心理护理，待情绪平稳后再置管。

（5）健康教育要面向患者与家属，使家属与专业护士达成共识，共同做好患者的护理。

第十六节　PICC 导管异位腋静脉的处理

【病例资料】患者，王某，男，56 岁，诊断为胃癌，因胃癌行全胃切除术后发生肠梗阻，准备行静脉营养治疗，于 2008 年 4 月 21 日行 PICC 置管术，患者右侧正中静脉较粗且易固定，一针穿刺成功，导管从头静脉上行，送管至 35cm 时有阻力，经回撤导管后再送仍有阻力，但稍用力继续送即能顺利通过后到达预测长度，X 线片如图 3-29 所示，给予立即调整导管，第二次摄片，X 线片如图 3-30 所示，后请 PICC 高级专业护士会诊置管，第三次摄片导管尖端位置平第 7 胸椎（图 3-31）。

【处理方法】

（1）改变穿刺时手臂的位置，变手臂与躯干成 90° 角为 45° 角。

（2）退出导管至 20cm 后撤出导丝 5cm 左右。

（3）用手或超声探头压迫腋静脉再送管：体表位置在肩关节与锁骨交接处的下方凹陷处（图 3-32），再送管直至到达预测长度（图 3-33），此处腋静脉内有导管的成像（图 3-34）。

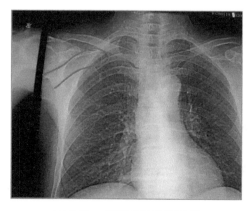

图 3-29　导管尖端在腋静脉

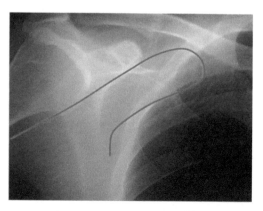

图 3-30　导管尖端在胸壁静脉

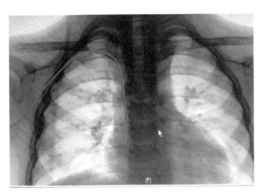

图 3-31　导管尖端在第 7 胸椎水平

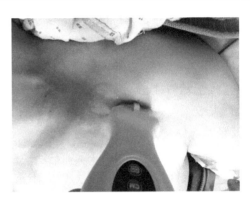

图 3-32　压迫腋静脉

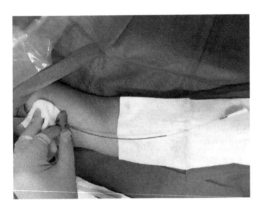

图 3-33　撤出导丝 5cm，再送管

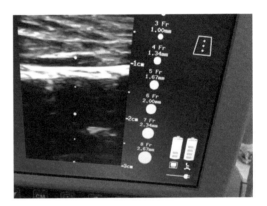

图 3-34　腋静脉内有导管成像

【分析】

（1）正中静脉上行可从头静脉上也可从贵要静脉上，本病例从正中静脉穿刺后入头静脉上行与腋静脉汇合入锁骨下静脉，由于手臂与躯干成 90°角，从而使头静脉与腋静脉之间的锐角变大，易使导管从头静脉反折入腋静脉；如果手臂与躯干成 45°角，头静脉与腋静脉之间的锐角变得更小，导管就不易从头静脉反折入腋静脉。

（2）导管置入血管后，抽出 5cm 左右导丝使导管尖端失去支撑后漂浮，易随血流漂入锁骨下静脉至上腔静脉，避免导管有支撑而在血管交叉处遇阻力后出现方向性错误。

（3）头静脉与腋静脉汇合点的体表位置就在肩关节与锁骨交接处的下方，用手或超声探头按压腋静脉及向下走行而使之塌瘪，阻止了导管进入腋静脉，迫使导管前行进入锁骨下静脉。

【经验与体会】

（1）穿刺血管的选择：优选贵要静脉，如果选择头静脉，手臂的位置在穿刺时就摆放成与躯干成 45°角，不要等送管有阻力或异位了再摆位。

（2）用手或超声探头压迫肩关节与锁骨交接处的下方凹陷处，当导管送入时有顶触手感，消瘦的患者尤为明显。有条件的在此部位采用可视技术，在超声下找到并按压腋静脉，效果直接、确定。

（3）当送管有阻力且回血容易从导管末端溢出时，表明很有可能存在原发性导管异位（图 3-35），拍片证实导管异位（图 3-36）；在导管留置过程中经常出现回血堵管现象，很有可能存在继发性导管异位。

（4）如上述措施反复调整无效，可采用 DSA 下调整（图 3-37）。

（5）当导管送入有困难时，往往提示有异位可能。从肘下穿刺，在 30 ～ 35cm 处导管送入有阻力，则可能异位入腋静脉；在 35 ～ 40cm 处导管送入有阻力，则可能异位入内乳静脉（图 3-38）；在 45 ～ 50cm 处导管送入有阻力，则可能异位入颈内静脉（图 3-39）。

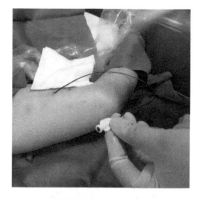

图 3-35　导管有回血，末端有溢出

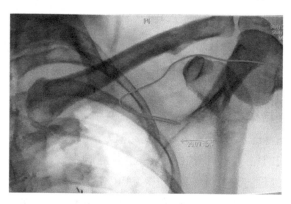

图 3-36　导管末端回血且有溢出，拍片显示异位

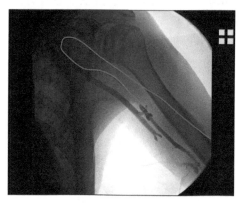

图 3-37　DSA 下调整腋静脉异位

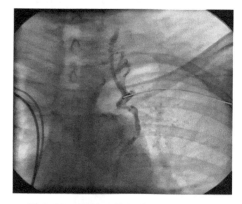

图 3-38　导管异位入内乳静脉入口处

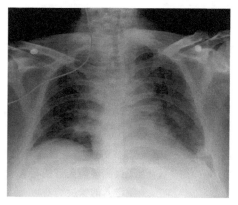

图 3-39　导管异位入颈内静脉

第十七节 机械通气患者 PICC 导管异位的处理

机械通气是利用机械装置来代替、控制或改变自主呼吸运动的一种通气方式，是给予呼吸衰竭和危重病患者呼吸支持的最为有效的手段。机械通气的患者因病情危重，且大多需要较长时间使用静脉高营养、呼吸兴奋剂、血管活性药物等，PICC 则成为建立血管通路的重要手段。但是，机械通气患者由于胸膜腔压力增高，使得 PICC 置管及使用过程中出现导管异位的风险增加。PICC 导管异位最多见异位于颈内静脉，本例患者异位于对侧锁骨下静脉，特介绍如下。

【病例资料】患者，朱某，女，53 岁，诊断为蛛网膜下腔出血，2015 年 10 月 20 日因"突发意识障碍伴抽搐 3 小时"入笔者所在医院 ICU，因病情需要，给予气管插管，呼吸机械通气机辅助呼吸。2015 年 11 月 2 日，在超声引导下行 PICC 置管术，置入耐高压双腔 5F 导管，选择右侧贵要静脉，一针穿刺成功，送管顺利，置管长度为 42cm，外露为 3cm。置管后床旁胸片显示导管尖端异位于左侧锁骨下静脉，立即予以调整，再次行胸片定位，导管尖端位于第 6 胸椎水平，上腔静脉中段，可以正常使用。

【处理方法】机械通气患者 PICC 导管异位的处理方法如图 3-40 ～图 3-47 所示。

【分析】患者为中年女性，体型偏胖，意识丧失，无自主呼吸，使用机械通气，呼吸机辅助呼吸，呼吸机模式为同步间歇指令通气（SIMV）。因患者不能自主配合置管及送管，在导管置入 15cm 时助手帮助按压颈内静脉，导管顺利下行，入右侧锁骨下静脉，继续下行过程中，可能由于呼吸机处于呼气状态，胸膜腔压力增加，同时气流冲击，导致导管漂移，异位于左侧锁骨下静脉。置管后 B 超探测，未在颈内静脉发现导管，抽吸回血好，认为置管成功，遂予以固定。

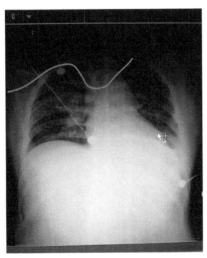

图 3-40 置管后胸片显示 PICC 导管尖端异位于左侧锁骨下静脉

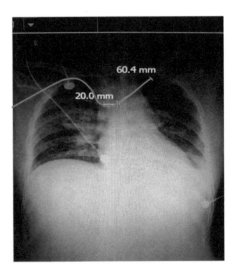

图 3-41 调整导管前首先利用科学工具测量需要撤出导管长度，测量需要重新送入的长度约 4cm

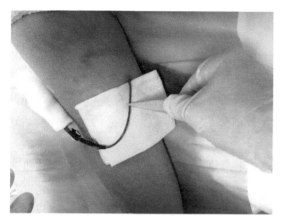

图 3-42　按照维护规范消毒穿刺点周围, 拔出测量长度, 注意导管下方垫无菌纱布或无菌治疗洞巾, 不能接触皮肤

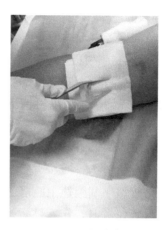

图 3-43　导管上方覆盖无菌纱布

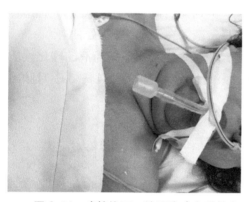

图 3-44　病情许可, 请医生或专科护士协助, 纯氧吸入 1 分钟, 分离气管插管与呼吸机, 同时送管

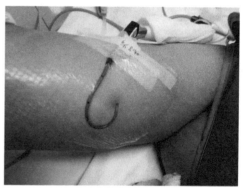

图 3-45　妥善固定后再次行胸片定位

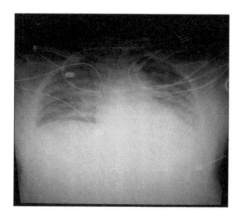

图 3-46　胸片定位提示导管调整成功

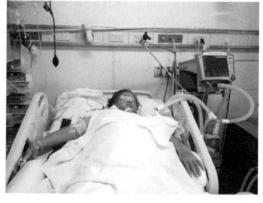

图 3-47　按常规做好管路维护, 冲管到位, 以防堵管。置管后半个月随访, 管路通畅, 无并发症

【经验与体会】

（1）机械通气患者由于体位受限,配合困难,在导管置入 15cm 时由助手帮助调整姿势,尽量侧头曲颈,或直接按压颈内静脉入口处,减少导管异位于颈内静脉的发生。

（2）机械通气患者由于呼吸机的影响,可能由于气流冲击导致导管异位,与医生联系,如果病情许可,可以请医生或专科护士协助,纯氧吸入 1 分钟后,分离气管插管与呼吸机,分离前用无菌治疗巾覆盖裸露导管,达到无菌屏障最大化,以防气流污染,分离后送入导管,时间不能超过 15 秒,以免影响患者呼吸。

（3）为增加导管重力,减少异位,也可以连接抽吸好生理盐水的注射器,边推生理盐水边送管,保证管路顺利到达上腔静脉。

（4）调整导管位置时,一定注意严格无菌操作,撤出体外的导管不能接触皮肤,以防感染;如果戴有尘无菌手套未用生理盐水进行冲洗,严禁接触导管。

（5）调整导管过程中,如果出现导管反复抽送的情况,容易导致穿刺点的出血及增加静脉炎发生的概率,可以加压止血并提前使用静脉炎贴预防。

（6）机械通气的患者由于胸膜腔内压力增高,同时患者躁动等情况多见,管路容易因血液回流而堵塞,必须脉冲式冲管,正压封管,尽量减少在 PICC 导管处抽血。

（7）机械通气的患者往往病情较重,用药种类较多,应根据各种药液的理化性质合理安排输液顺序,避免药物配伍禁忌;如使用微量泵缓慢泵入药物时,4 ~ 6 小时脉冲式冲管一次,防止堵塞。

第十八节 PICC 导管移位和异位的区别及处理

导管异位和移位概念容易被混淆,导管异位(catheter dystopy)是指在 PICC 置管时,导管尖端未能放置到上腔静脉下 1/3 段,而是处于其他部位,如心房内、颈内静脉或锁骨下静脉,也可能位于置管的对侧静脉内;而导管移位(catheter displacement)则是指在 PICC 留置期间,导管尖端离开了置管时的上腔静脉,移行到其他部位如颈内静脉或锁骨下静脉等处。同时导管移位可引起其他相关并发症,如导管堵塞、静脉血栓、心律失常、心包积液,导管扭曲、折断、破裂或拔管困难等,导致严重后果。PICC 留置期间的导管移位率为 4.55% ~ 17.5%。导管移位应以预防为主,日常的密切观察和评估,准确的判断,及时合理的处理,则可降低移位后相关并发症的发生风险,进而避免给患者带来一定程度的痛苦及经济负担甚至能减少医疗纠纷的发生。一旦发生了导管的移位,若能及时发现并实施正确的纠正方法,大多数患者的 PICC 导管都可以得以保留。

一、采取半卧位并且脉冲式静脉注射生理盐水纠正导管移位

【病例资料】患者,宋某,女,67 岁,于 2011 年 9 月 20 日体检行胸部 CT 检查,发现右下肺阴影,为进一步检查治疗于 2011 年 10 月 7 日入院。入院后行 CT 引导下肺穿刺活检,示中分化腺癌,PET/CT 检查结果:诊断为肺恶性肿瘤并多发淋巴结及脑转移。

处理：头部 γ- 刀治疗和 PC 方案化疗，于 10 月 14 日行左上肢 PICC 置管，置管后 X 线检查示导管尖端在脊柱右侧第 7 胸椎下缘（图 3-48）。11 月 21 日发现导管内凝血并报告护士。11 月 21 日胸部 X 线示导管尖端移位于锁骨下静脉并反折（图 3-49）。

【处理方法】2011 年 11 月 21 日立即以尿激酶 5000U/ml 进行导管再通后让患者采取右侧半卧位，并反复以生理盐水 20ml 脉冲式推注，借助重力作用使导管回到上腔静脉内，行胸部 X 线检查，显示导管移位纠正成功（图 3-50）。

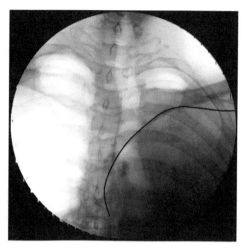

图 3-48　10 月 14 日 PICC 置管后 X 线检查示导管尖端位于第 7 胸椎下缘

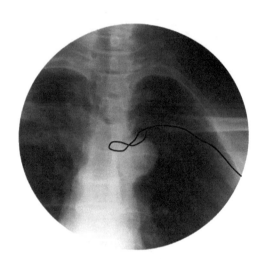

图 3-49　11 月 21 日胸部 X 线示导管尖端移位于锁骨下静脉并反折

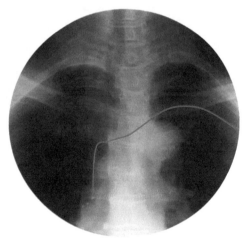

图 3-50　11 月 21 日导管移位纠正成功

二、将移位导管撤至锁骨下静脉纠正导管移位

【病例】患者，张某，男，63 岁。2013 年 7 月 29 日行右上肢 PICC 置管，置管后 X 线检查示导管尖端位于第 6 胸椎水平（图 3-51）。2013 年 9 月 27 日行颈部淋巴结超声检查发现导管移位于右侧颈内静脉，经 X 线检查得到证实（图 3-52，图 3-53）。

【处理方法】2013 年 9 月 29 日按 PICC 置管无菌操作要求将导管后撤至腋下静脉，不得再将导管送入体内，将其当作中长期导管使用，中长期导管不可以使用刺激性及腐蚀性药物，最长使用期限不超过 1 个月。

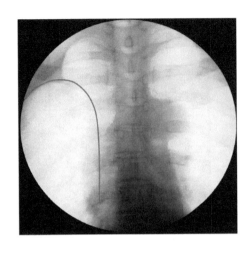

图 3-51　7 月 29 日 X 线检查显示导
管尖端位于第 6 胸椎水平

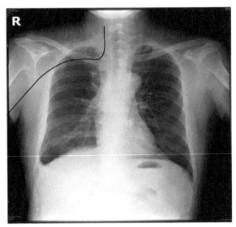

图 3-52　X 线检查显示导管位于右侧颈部

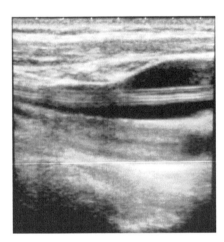

图 3-53　超声检查

三、将移位导管撤至锁骨下静脉放入导丝缓慢送入导管纠正导管移位

【病例资料】患者，姜某，男，41 岁，2012 年 3 月因肝内多发占位，曾行局部放射治疗，2012 年 8 月 20 日因腹痛、腹胀、腹水，为求进一步治疗入院。入院后为行 FOLFOX4 治疗方案于 8 月 29 日在左上肢置入 PICC 导管，置管后胸部 X 线检查显示导管尖端位于第 6 胸椎水平，位置良好（图 3-54）。2012 年 11 月 12 日在输液结束冲管时患者自觉左耳后有流水声，立即进行胸部 X 检查显示导管移位至颈内静脉（图 3-55）。

【处理方法】按 PICC 置管无菌操作要求纠正导管位置，首先将导管后撤至左锁骨下静脉，缓慢将同型号导丝放入导管 10cm，继续送入导管至少于原体内导管 1cm 处，撤除导丝，固定导管后立即行胸部 X 线检查，确定导管位置正常（图 3-56）。

【分析】对上述 3 个病例进行分析：导管移位又称继发性导管异位，可以发生于 PICC 导管留置的任何时间，因胸膜腔或腹腔压力的突然急骤升高，导致血液逆流，使得导管尖端随血液逆流方向离开了置管时的上腔静脉，最容易移行到颈内静脉、锁骨下静脉、无名静脉内，因改变了导管的瓣膜结构而引起导管内的凝血，或因输注了刺激性药物很容易引

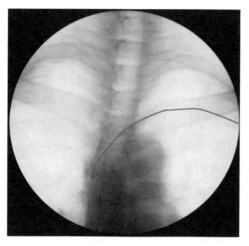

图 3-54   2012 年 8 月 29 日置管后 X 线片导管尖端位于第 6 胸椎水平

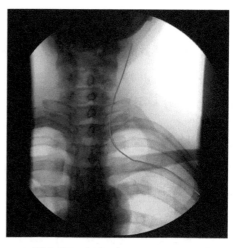

图 3-55   2012 年 11 月 12 日导管移位于颈内静脉

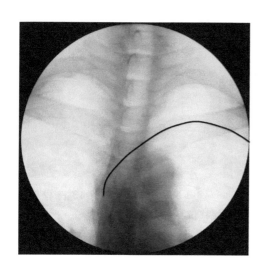

图 3-56   2012 年 11 月 12 日纠正后的导管位置

发静脉血栓，影响导管的正常使用。

【经验与体会】PICC 导管在留置期间，由于患者自身的原因可能会发生导管移位的情况。因此，要教育患者尽量避免人为因素增加胸膜腔及腹腔压力，如剧烈咳嗽、用力排便、仰卧起坐等，以减少导管移位的发生。还要尽早发现导管移位，从上述 3 个病例中可以看出，如导管内出现凝血、护士进行冲管时患者感觉耳后有流水样声音，都应引起高度重视，需立即进行 X 线及超声波检查确定导管位置。若病情需要则进行胸部 X 线或颈部超声检查时要关注导管情况，以便及时发现、正确处理，多数患者的导管仍可以保留。正位的方法视具体情况而定，对导管移位者反复用生理盐水脉冲式注入。对移位在锁骨下静脉并折返者，可采取侧卧于穿刺对侧的体位，利用重力作用，将导管送入上腔静脉。若正位失败再放入导丝正位；如导管移位并伴有导管堵塞的，先通管后正位；对伴有置管静脉血栓者，要充分抗凝治疗，在静脉血栓消失后方可正位。抗凝 1 个月无效者，需在放置中心静脉滤网后撤出导管，以避免栓子脱落流向其他组织而危及生命。

四、跳跃式走动并快速推注生理盐水纠正导管移位

【病例资料】患者，李某，男，79 岁，诊断为右下肺癌术后，2014 年 12 月 9 日在笔者所在医院放疗科 B 超引导下行经右贵要静脉置入 PICC 导管，一针穿刺成功，送管顺利，置管长度为 42cm，外露为 5cm，胸部正位片提示导管尖端位于上腔静脉下段（图 3-57）。置管后于 12 月 10 日予力扑素 180mg+ 奈达铂 100mg 静脉化疗一周期，置管期间定期门诊维护，主诉咳嗽、咳痰剧烈。2015 年 1 月 13 日为行第二周期静脉化疗收住入院。入院当天封管时，未抽到回血，行胸部正位片提示导管尖端移位至右侧颈内静脉（图 3-58）。

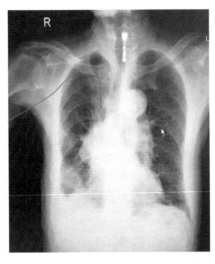
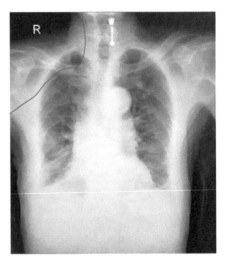

图 3-57　2014 年 12 月 9 日置管后 X 线片显示导管尖端位于上腔静脉下段　　图 3-58　2015 年 1 月 13 日导管尖端移位至右侧颈内静脉

【处理方法】

（1）指导患者经跳跃式走动使导管依靠自身在血液中的重力漂浮作用自然下降而自行复位。

（2）用生理盐水快速冲洗导管，使之可以达到正确的位置。

（3）请介入科会诊，在 DSA 下将导管尖端调至正确位置。

【分析】导管异位是 PICC 置管成功后的常见问题。有人认为导管异位的原因尚不清楚，但可能与肢体频繁活动、剧烈咳嗽、穿刺部位等有关。该病例发生导管异位的主要原因是置入导管尖端位置过浅及置管期间剧烈咳嗽导致胸膜腔内压力增加有关。一旦回抽未能抽到回血，应行胸片检查以明确导管尖端位置，在病情允许的情况下，利用重力作用或借助 DSA 将导管尖端调至正确位置，避免不良后果的发生。

【经验与体会】

（1）置管时尖端定位应在上腔静脉中下 1/3 或靠近右心房的上腔静脉下段。

（2）置管期间一定要强化导管固定。

（3）尽量减少可能导致胸膜腔及腹腔内压力增加的活动。

（4）经 PICC 导管用药，必须抽回血，以确定导管功能。

五、置管侧手臂 360°大甩臂同时推注生理盐水纠正导管移位

【病例资料】患者，陈某，女，62 岁，诊断为宫颈癌，2013 年 11 月检查发现宫颈占位，病灶累及左右宫旁，病理活检示宫颈鳞癌，2013 年 12 月至 2014 年 1 月行宫颈癌放疗，同期化疗，2014 年 2 月至 2014 年 7 月全身化疗 6 个疗程。患者于 2013 年 12 月 12 日右上肢顺利置管，PICC 导管选择 4F 三向瓣膜导管，经右上肢贵要静脉置入，置管顺利，术后行 X 线摄片，显示导管尖端在第 7 及第 8 后肋，气管隆嵴下 4.5cm。2014 年 1 月 17 日 PICC 门诊维护时，发现外露导管有回血，怀疑导管发生移位，予 X 线摄片，显示导管尖端位于右侧颈内静脉（图 3-59，图 3-60）。

【处理方法】置管侧手臂 360°大甩臂同时推注生理盐水纠正导管移位的处理方法如图 3-61～图 3-63 所示。

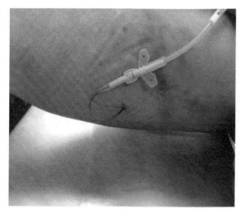

图 3-59　PICC 门诊维护时，发现外露导管有回血，怀疑导管发生继发性移位

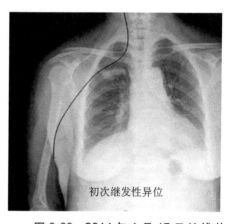

图 3-60　2014 年 1 月 17 日 X 线片示导管尖端位于同侧颈内静脉，为该患者初次导管异位

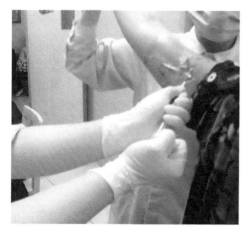

图 3-61　一名护士动作轻柔且快速地协助患者进行置管侧手臂 360°大甩臂

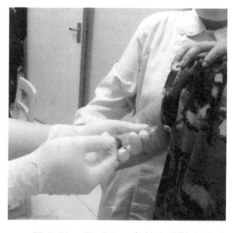

图 3-62　同时另一名护士边抽回血边推注生理盐水，同时询问患者有无不适，整个复位过程持续 5～10 分钟

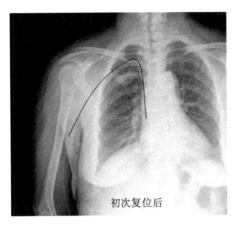

图 3-63　初次复位后，X 线片示导管尖端在第 7 及第 8 后肋，初次复位成功

与患者沟通，予以复位，因患者当日不化疗未再予拍片。2014 年 1 月 24 日再次摄 X 线片，显示导管尖端位于上腔静脉，在第 7 及第 8 后肋，复位成功。2014 年 6 月 20 日发现其外露导管再次有回血，在 B 超定位下、X 线片示导管尖端异位于同侧颈内静脉。这是该患者第二次导管移位至同侧颈内静脉（图 3-64）。因当日化疗，故予同样的方法进行复位，然后 X 线片示导管尖端在第 7 及第 8 后肋（图 3-65）。再次复位成功，当日继续化疗。2014 年 7 月 25 日化疗结束，顺利拔管。

【分析】导管维护时，发现患者三向瓣膜导管反复出现回血，怀疑导管发生继发性异位，嘱其进行

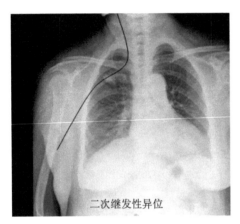

图 3-64　2014 年 6 月 20 日再次发现外露导管有回血，X 线片示导管异位于同侧颈内静脉，为该患者第二次导管异位

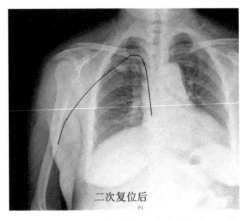

图 3-65　同样方法二次复位后，X 线片示导管尖端在第 7 及第 8 后肋，再次复位成功

PICC 定位拍片，胸片结果显示导管尖端异位至同侧颈内静脉。再次询问患者，主诉其在化疗期间，有比较严重的恶心、呕吐及便秘史，会引发胸膜腔压力增加，同时患者日常肢体活动范围非常大，增加了导管继发性异位的风险。

PICC 继发性导管异位的复位采用两名护理人员同时进行，一名护士协助患者进行置管侧手臂 360° 大甩臂，另一名护士快速脉冲式推注生理盐水，这样导管在外力的作用下，更容易随着血流及自然重力重新回到上腔静脉。

【经验与体会】

（1）日常维护时，护士需严格评估导管功能和倾听患者主诉，当导管不明原因的反复出现回血，患者感觉有神经功能症状（如听到气过水声、耳鸣头晕等）及心前区不适等时，要评估判断是否发生了继发性导管异位，尤其对于发生过继发性导管异位的患者。

（2）需加强护士的培训，提高识别导管继发性异位的能力及做好早期预防，同时应对患者做好相应的心理护理，通过良好的沟通，及时向患者及家属讲解继发性导管异位的原因及处理方法，从而减轻或消除紧张、焦虑等负面情绪，使其积极配合并发症的处理。

（3）当遇到导管继发性异位时，首先要熟悉不同个体导管继发性异位的原因和预防方法，从而分析该患者继发性异位的具体原因，必要时开病例讨论会和进行会诊，避免再次发生导管继发性异位。

（4）明确导管异位后，要先熟悉继发性导管异位的识别和处理方法，建议更换或拔出导管，或在新的位置置入导管。关于导管位置的调整和复位，需与患者沟通并取得同意后，在未出现并发症时可以尝试使用。

（5）本病例中复位方法需两名护理人员在无菌条件下同时进行操作，一名护士动作轻柔地协助患者进行置管侧手臂360°大甩臂，同时另一名护士抽回血，脉冲式推注生理盐水，利用导管随着血流及自然重力进入上腔静脉，这对导管继发性异位的复位有一定好处，工作中可以借鉴。

六、拔出移位导管重新置管纠正导管移位

【病例资料】患者，赵某，男，33 岁，诊断为结肠癌，2013 年 4 月 2 日收入院，带入右上肢上段 PICC 导管，留置已 2 个月，长 45cm，外露 4cm，维护手册提示导管尖端位置正确。维护过程中冲管有轻度阻力，回抽血困难，重力滴速实验示 60 滴 / 分，考虑到当天需要静脉化疗，予 X 线摄片，其显示导管移位，导管尖端进入颈内静脉（图 3-66），与患者交谈得知，患者近10 天每天进行肩部的康复治疗（外展运动），导致导管移位的可能性最大。

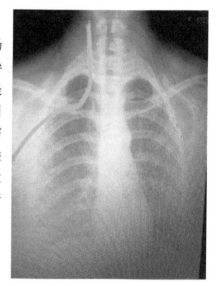

图 3-66　导管留置 2 个月后发生导管移位至颈内静脉

【处理方法】

（1）重力滴速试验。

（2）X 线摄片。

（3）了解患者的前期活动史。

（4）拔管。

（5）换肢重新置管。

【分析】导管移位在 PICC 导管留置过程的发生，主要原因还是与患者的过度运动、活动情况相关，若导管尖端位置本身就比较浅，处于上腔静脉 1/3 处，局部压力大，角度较大的外展运动就会诱发导管滑出上腔静脉，进入侧支循环，最简单的判断方法是行 X 线检查。

【经验与体会】

（1）PICC 置管后，相关自护方法、并发症的预防等宣传力度要加强，其方法要通俗易懂，了解患者的生活习惯，突出重点，让其牢记于心。

（2）输液前对导管的评估非常重要，必须谨慎、细致，了解 PICC 导管的可用性。

（3）"重力滴速试验"在冲封管前后的评估过程中是一个重要的环节，与 PICC 并发症中的堵管、异位等息息相关，护士相关意识要加强。

七、边退导管边抽回血法纠正导管移位

【病例资料】患者，束某，女，40 岁，诊断为子宫肉瘤肝肺转移。2014 年 7 月 23 日行超声引导下 PICC 置管术，过程顺利。患者右侧上臂已有一次置管史，故选择左侧贵要静脉，一针穿刺成功，送管顺利，置管长度为 36cm，外露导管为 0cm，导管为耐高压单腔导管，导管尖端位置在第 8 及第 9 后肋间、气管隆嵴下 4cm，位于上腔静脉下段（图 3-67）。患者每周常规维护。2015 年 3 月 3 日维护时发现导管抽不出回血，推注有阻力，导管完全堵塞。常规予以 5000U/ml 尿激酶进行封管，30 分钟后仍抽不出回血，推注仍有阻力，遂予以拍胸片，胸片显示导管在锁骨下静脉的一段中发生山峰样折返，导管尖端在上腔静脉入口处。将导管退出 2cm 后，抽回血通畅，推注也通畅，再次拍胸片，显示导管尖端位于第 8 后肋，气管隆嵴下 2cm。导管继续使用。

【处理方法】利用边退导管边抽回血法纠正导管移位的处理步骤如图 3-68 ～图 3-72 所示。

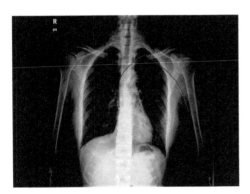

图 3-67 患者 2014 年 7 月 23 日置管当天的胸片示导管尖端位于第 8 及第 9 后肋间，气管隆嵴下 4cm

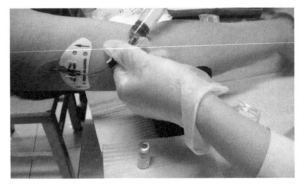

图 3-68 PICC 导管内注入 5000U/ml 尿激酶，保留 30 分钟，仍抽不出回血，推注有阻力，逐予以拍胸片

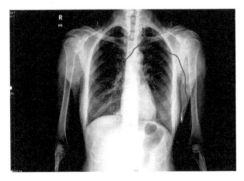

图 3-69 胸片示导管在锁骨下静脉一段发生山峰样打折，导管尖端在上腔静脉入口处

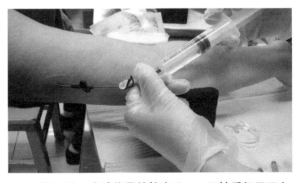

图 3-70 尝试将导管拉出 1cm，回抽后仍无回血，推注不畅

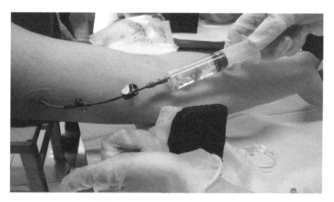

图 3-71　将导管拉出 2cm 时，抽回血通畅，推注顺畅

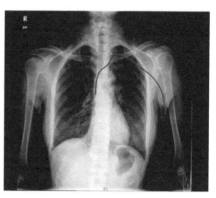

图 3-72　再次拍胸片示导管尖端位于第 8 后肋，气管隆嵴下 2cm

【分析】首先分析导管堵管原因，然后通过找到的原因处理。

（1）先排除血凝性堵管，通过 PICC 导管注入 5000U/ml 尿激酶，目的是溶解堵管内的凝血块和包裹导管的纤维蛋白鞘，使导管通畅。该患者封管 30 分钟后，堵管未通。此时考虑导管有异位可能。

（2）排除导管异位或打折造成的堵管，遂让患者拍胸片。该患者胸片显示导管在锁骨下静脉段发生山峰样反折，但导管尖端仍位于上腔静脉入口处。

（3）尝试使用一边退导管一边抽回血，退出 1cm 时抽回血无，推注有阻力，退出 2cm 后，抽回血顺畅，推注也顺畅，导管功能正常，再拍胸片，显示导管尖端位于第 8 后肋、气管隆嵴下 2cm。

【经验与体会】

（1）PICC 继发性异位可发生在导管留置期间的任何时间。其与胸内压突然变化、充血性心力衰竭的发生、颈部或手臂的运动和正压通气等有关。该患者回血抽不出，推注有阻力，先考虑可能有导管堵塞的情况，但用了尿激酶无效，继而考虑导管有异位可能，行 X 线片而确诊导管异位。询问患者带管期间无剧烈恶心、呕吐，所以不是胸内压变化所致导管异位；患者曾做增强 CT 检查使用过该导管，考虑可能是高压注射引起的导管异位；同时也考虑患者可能肢体过度活动引发导管异位。因此从这个病例中分析，对 PICC 带管患者建立详尽的档案，加强患者肢体活动的指导，避免过度活动；对存在的高危因素加以控制，减少导管异位的发生。

（2）护士应加强继发性导管异位的相关知识和技能培训，掌握 PICC 导管尖端正确的解剖位置和导管尖端位置不正确的临床症状和体征，每次使用导管前应评估导管的功能，认真听取患者主诉，在患者的健康宣教中特别注意肢体活动的指导，执行正确的冲管和封管技术，妥善固定导管并经常监测导管体外部分长度等。

第4章 PICC与静脉炎

第一节 机械性静脉炎和化学性静脉炎

机械性静脉炎是 PICC 置管后早期出现的最常见的并发症之一，据有关文献报道，其发生的概率为 18.0% ~ 26.7%，属于急性无菌性炎症。对于特殊药物的使用，必须选择合理的静脉通路。pH 大于 9 或小于 5，渗透压大于等于 600mmol/L 的药物，对血管内膜的损伤大，特别是腐蚀性药物如长春瑞滨、阿霉素等。在置管过程中置管鞘和导管的操作对血管内膜、静脉瓣的机械摩擦，造成血管的痉挛和血管内膜的物理性损伤，血液黏稠度增加，血液凝固作用增高，再加上患者的体质因素，发生的时间多在置管后 48 ~ 72 小时，发生部位多位于穿刺点上方 8 ~ 10cm，其评估标准采用美国静脉输液护理学会制订的静脉炎程度判断标准进行评估，0 级：没有症状；1 级：穿刺部位发红，伴有或不伴有疼痛；2 级：穿刺部位疼痛，伴有发红和（或）水肿；3 级：穿刺部位疼痛，伴有发红、条索状物形成，可触摸到条索状的静脉；4 级：穿刺部位疼痛，伴有发红、条索状物形成，可触摸到条索状的静脉，其长度 > 1in (2.45cm)，脓液流出。一旦发生机械性静脉炎，不仅引起患者身体上的痛苦和造成心理上的负担，如病情得不到有效控制还有可能会导致非计划性拔管，这样会影响导管的正常使用和患者治疗的顺利进行。同时 PICC 导管价格较高，并且只能一次性使用，如非正常拔管，会对患者造成一定经济上的负担。因此，选择一种安全有效、操作方便、价格低廉的治疗 PICC 置管所引起的机械性静脉炎方法显得尤为重要，其治疗方法有多种，究竟应该如何选择，应结合患者的情况及医院的医疗条件作出合理、恰当的选择，借此，笔者希望通过以下病例的处理给予大家一些启示。

一、京万红药膏外敷治疗机械性静脉炎

【病例资料】患者，吴某，女，36 岁，诊断为右侧乳腺癌，于 2010 年 1 月 10 日以"右侧乳腺肿块"收入院，入院后行麦默通活检术，病理诊断"浸润性导管癌"，需行静脉化疗。患者于 2010 年 1 月 13 日行传统 PICC 置管术（导管为 4F 三向瓣膜导管），穿刺血管为左侧贵要静脉，穿刺点为左肘横纹下 3cm，一针穿刺成功，送管顺利，置管长度为 49cm，外露导管为 7cm，X 线片提示导管尖端位于胸骨前右第 2 ~ 3 肋间隙。置管 68 小时后发生机械性静脉炎，临床表现为穿刺点上方 5cm 沿置管血管走向出现大面积皮肤红、热、硬肿严重，面积约为 20cm×5cm，疼痛感明显。

【处理方法】先采用京万红药膏涂擦患处，其范围大于疼痛红肿范围，涂擦厚度约 2mm，用纱布覆盖，再用保鲜膜包裹，妥善固定，每天换药 1 次，经局部涂擦京万红药膏 10 小时后，皮肤红肿、灼热、疼痛感明显减轻，6 天痊愈，该患者 PICC 导管正常使用至治疗结束。

【分析】中医认为，静脉炎是输液过程中因穿刺损伤局部脉络致瘀血阻滞、血行不畅、凝聚成块，不通则痛；津液输布受阻则局部肿胀；瘀血内蕴，蕴久化热，则局部发热、发红。京万红药膏含有地榆、地黄、当归、桃仁、黄连、血余炭、棕榈、半边莲、穿山甲、黄檗、紫草、金银花、红花、大黄、苦参、五倍子、槐米、木瓜、苍术、白芷、赤芍、黄芪、胡黄连、冰片等成分。地榆、红花、当归、桃仁、赤芍具有凉血活血、祛瘀止痛的作用；半边莲、金银花具有清热解毒之功效；苦参、苍术祛湿镇痛；白芷消肿排脓。诸药配伍具有清热解毒、活血祛瘀、消肿镇痛的作用。

【经验与体会】

（1）机械性静脉炎是 PICC 置管后早期出现的最常见的并发症之一，一旦发生，不仅引起患者身体上的痛苦和造成心理上的负担，如病情得不到有效控制也有可能导致非计划性拔管，这样会影响导管的正常使用和患者治疗的顺利进行，同时 PICC 导管价格较高，并且只能一次性使用，如非正常拔管，会对患者造成一定经济上的负担，因此，置管后对患者需采取必要的预防措施并严密观察，做到早发现、早治疗。

（2）京万红药膏外敷治疗 PICC 置管所致的机械性静脉炎，能使静脉炎的症状在较短时间内得到有效控制，且操作简便、价格低、安全有效，既能帮助患者减轻疼痛、促进红肿消退、有效地缩短治疗时间、降低治疗费用，又能提高护士的工作效率。

二、半导体激光器局部照射治疗机械性静脉炎

【病例资料】患者，周某，女，56 岁，诊断为左侧乳腺癌，于 2010 年 3 月 20 日以"左侧乳腺肿块"收入院，入院后行细针穿刺活检术，病理诊断"浸润性导管癌"，需行静脉化疗。患者于 2010 年 3 月 24 日行 PICC 置管术（导管为 4F 三向瓣膜导管），穿刺血管为右侧贵要静脉，穿刺点为右肘横纹下 2cm，一针穿刺成功，送管顺利，置管长度为 46cm，外露导管为 7cm，X 线片提示导管尖端位于胸骨前右第 3 肋间隙。置管 45 小时后发生机械性静脉炎，临床表现为穿刺点上方 6cm 沿置管血管走向出现硬结，面积约为 15cm×8cm，疼痛明显，皮肤发红。参照美国静脉输液护理学会关于静脉炎的评价的标准，该患者的静脉炎属于 3 级。

【处理方法】采用波长为 810.0nm 的半导体激光器对炎症局部进行外照射，每个部位 10 分钟，功率为 400 ～ 500mW，1 次／天治疗，3 天局部红肿消失，沿静脉走向红线变浅，疼痛消失，硬结明显变软，静脉弹性恢复；6 天痊愈，该患者的 PICC 导管正常使用至治疗结束。

【分析】机械性静脉炎主要是在置管过程中引起，PICC 导管对血管壁的刺激使血管收缩及通过静脉瓣和血管绕行部位的阻力干扰，均可导致血管内膜受损并释放组胺、5 - 羟色胺、缓激肽、前列腺素及前列环素等炎性介质，这些物质能扩张细小血管使血管通透性

增加，血液从血管中渗出，形成局部炎性水肿并产生红肿胀痛，炎症区域的代谢产物可刺激局部组织增生而形成硬结。

半导体激光照射可培养人淋巴细胞，抑制其分裂、增殖，使吞噬细胞功能亢进，具有免疫功能抑制与促进免疫功能正常化的作用，可抑制或降低红肿胀痛等炎性反应；改善局部血液循环，促进致痛物质代谢，抑制疼痛刺激引起的末梢神经冲动、传导速度和强度及冲动频率，激活内啡肽系统及抑制神经系统以缓解疼痛。此外，半导体激光照射还可刺激蛋白的合成，有利于受损血管的修复。

【经验与体会】

（1）PICC 置管引起的静脉炎有机械性静脉炎、化学性静脉炎、感染性静脉炎，而机械性静脉炎最常见，机械性静脉炎是 PICC 穿刺、置管过程中穿刺鞘和导管对静脉血管内膜、静脉瓣膜摩擦和撞击刺激引起的变态反应。其属于急性无菌性反应，置管后机械性静脉炎的发生都有不同程度的红、肿、热、痛、条索状改变，臂围增粗，严重时须拔管，严重影响了患者的治疗并加重护理工作量，因此，置管后对患者需采取必要的预防措施并严密观察，做到早发现、早治疗。

（2）半导体激光治疗 PICC 置管后机械性静脉炎的疗效确切，特别对 PICC 置管后产生硬结的静脉炎疗效独特，值得推广应用。

（3）理疗可以用于治疗 PICC 置管后机械性静脉炎，但必须注意是冷光源，同时应密切关注患者病情的进展。

三、乙醇配合如意金黄散外敷治疗机械性静脉炎

【病例资料】患者，申某，女，61 岁，诊断为右侧乳腺癌，于 2010 年 9 月 20 日以"右侧乳腺肿块"收入院，入院后行常规检查，于 9 月 24 日在全身麻醉下行右侧乳腺癌改良根治术，术后病理诊断"浸润性导管癌 Ⅲ 级"，需行术后辅助静脉化疗。患者于 2010 年 10 月 3 日在笔者所在医院行 PICC 置管术（导管为 4F 三向瓣膜导管），穿刺血管为左侧贵要静脉，穿刺点为右肘横纹下 2cm，一针穿刺成功，送管时发生送管困难，经过相应处理后才得以成功，置管长度为 50cm，外露导管为 7cm，X 线片提示导管尖端位于胸骨前右第 3 肋间隙。置管 26 小时发生机械性静脉炎，临床表现为穿刺点上方 5cm 沿置管血管走向出现硬结，面积约为 16cm×7cm，疼痛明显，皮肤无发红。参照美国静脉输液护理学会关于静脉炎的评价的标准，该患者静脉炎属于 3 级。

【处理方法】先采用 75% 乙醇外敷，以无菌小纱布蘸医用 75% 乙醇外敷于患处，以超出病变范围 2cm 为宜，15 分钟后，再以如意金黄散外敷治疗，根据病变范围取适量如意金黄散加地塞米松 10mg 与蜂蜜充分混匀，调成糊状，外敷于患处，以超出病变范围 2～3cm 为宜，厚度约为 2mm，然后以大小适宜的保鲜膜覆盖包扎，以此保持中药膏的湿度，每 24 小时换药 1 次。治疗 24 小时后患者疼痛明显减轻，第 3 天疼痛消失，硬结范围缩小，明显变软，第 7 天痊愈，该患者 PICC 导管正常使用至治疗结束。

【分析】中医认为，静脉炎之肿痛、静脉管壁硬化、瘀血之症属于局部脉络损伤、血行艰涩、蕴而化热、瘀热内结、不通则痛之范畴。治疗当以活血化瘀、散结镇痛为法。如

意金黄散的主要成分是姜黄、大黄、黄檗、苍术、厚朴、陈皮、甘草、生天南星、白芷、天花粉。姜黄具有破血、行气、镇痛的功能；大黄能蚀脓消肿、推陈致新；天南星可祛风定惊、消肿散结；天花粉有生津止渴、清热润燥、排脓消肿之功效；白芷能祛风燥湿、消肿镇痛；蜂蜜有消热、解毒、润燥、镇痛作用，蜂蜜还具有抗细菌感染、免疫调节、局部高营养、改善局部微循环及保护皮肤促进金黄散吸附黏着皮肤的作用。联合使用地塞米松有抗过敏、促进炎症的吸收及消肿作用，同时可减少静脉炎发生。故用蜂蜜调和的如意金黄散具有非常好的活血化瘀的功效。

乙醇具有消毒防腐作用，兼有局部麻醉及镇痛功效，并可以扩张局部血管，改善血液循环及血管内皮细胞的功能，且乙醇挥发时可带走机体的热量，使局部皮肤温度降低而起到冷敷作用，致使低温状态下血管内皮细胞抗损伤能力增强；同时乙醇经皮肤吸收进入细胞，可降低细菌活力，抑制局部炎症的发生和发展。而且乙醇湿敷后局部血管扩张使药物的吸收效果更佳，从而达到快速有效的治疗目的。

【经验与体会】

（1）机械性静脉炎是 PICC 穿刺、置管过程中，穿刺鞘和导管对静脉内膜、静脉瓣的机械摩擦刺激引发的变态反应。临床常表现为红、肿、疼痛及静脉条索样改变或触及硬结，由于上臂浅静脉管径（6～8mm）较深静脉（19～20mm）细，往往是静脉炎的好发部位。静脉炎与祖国医学文献中记载的"恶脉"病机相似。输液过程中由于药物刺激或穿刺伤致局部脉络血行不畅、血瘀滞阻、不通则痛；气血不畅，津液分布受阻致肿胀；瘀血内蕴，蕴久化热则局部发热；脉络损伤，血溢肌肤或血热内蕴则局部发红。

（2）金黄散出自清代吴谦的《医宗金鉴》，它是一种复方中药粉剂，根据中医辨证论治的原则，机械性静脉炎符合金黄散适用范围，药症合拍。同时金黄散渗透性好、见效迅速、药性温和，皮肤给药除了局部作用显著外，还可以透过皮肤进入全身血液循环，影响体液免疫、细胞免疫的抗感染和抗炎作用。

（3）使用蜂蜜和金黄散加地塞米松调成糊状外敷于局部皮肤，保鲜膜包扎固定，保证了金黄散膏剂的湿度，利于金黄散膏剂的充分吸收。保鲜膜由于柔韧性好，可适度拉伸，无须胶布粘贴，不易脱落，无须限制患者活动，不易污染床单及衣服，但要注意保鲜膜要使用国家质量监督检验检疫总局指定的安全的聚乙烯、聚氯乙烯和聚偏二氯乙烯材料生产的家庭装保鲜膜。

（4）在调配时应注意不宜太稀或太稠。太稀容易造成药物流失；太稠容易干燥，药物吸收较差，且患者会出现不适感。太稀或太稠都会影响药效。外敷时也无须太厚，以1mm 左右为宜，以免造成药物浪费

（5）先用医用 75% 乙醇外敷静脉炎 15 分钟，使局部组织的血管扩张，再用以蜂蜜调和的如意金黄散外敷，使药物的吸收效果更佳，从而达到快速有效的治疗目的，治愈时间显著缩短，效果良好，且操作简单、方便、经济、实用、安全、便于观察，不需要频繁更换敷料，且能提高护理质量，降低护理工作量，既减轻患者痛苦及经济负担，又提高患者满意度，有较好的临床应用价值。

四、拔管治疗化学性静脉炎

【病例资料】患者，张某，女，43 岁，诊断为左侧肺癌，2011 年 6 月 12 日收入院，带入右上肢 PICC 导管一根（外院置管），长 43cm，外露 3cm，维护册子提示已留置 2 个月，导管尖端位：上腔静脉。入院准备第三疗程化疗，6 月 13 日予生理盐水 100ml+ 酒石酸长春瑞滨 40mg 静脉滴注，30 分钟滴完，6 月 14 日晨间主诉右锁骨下胀痛，疼痛数字评分法（NRS）评分：5 分，局部皮肤微红，有触痛，即拍摄 X 线片，提示导管尖端位置过浅，平锁骨下第 1 肋间隙。

【处理方法】

（1）即予拔管，拔管前予回抽血 2ml 弃去，生理盐水 20ml 冲洗后拔管，拔除的导管呈完整状态。

（2）右锁骨下局部外贴水胶体透明贴。

（3）拔管 24 小时后予微波每天 2 次局部治疗。

（4）5 天后患者症状缓解。

【分析】上腔静脉入口处压力大，药物易反流，易引起化学性静脉炎，特别是发泡性药物尤为危险，严重者可引起局部皮肤的溃烂。PICC 置管后行 X 线片检查是最快最直接判断导管尖端位置的方法。对于入院带入 PICC 导管的患者，需对导管的功能性、适用性认真评估，对于置管的患者，维护册子上应正确提示导管尖端的具体位置。

【经验与体会】

（1）培训护士对置管后 X 线片的阅片能力，正确判断导管尖端位置。

（2）当有外院或其他科室带入的 PICC 导管时，不能只参考维护册子，应对患者进行认真评估，做好沟通，必要时进行 X 线检查。

（3）护士熟练掌握静脉炎的分类、判断、处理、规范操作，以减少 PICC 并发症，减轻患者痛苦。

五、运动结合药物疗法治疗静脉炎

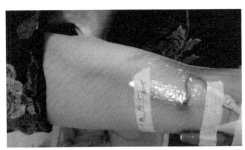

图 4-1　置管静脉处皮肤发红，呈条索状

【病例资料】患者，杨某，女，46 岁，诊断为鼻咽癌，2014 年 7 月 13 日在外院行传统方法在经右贵要静脉置入 PICC 导管，置管过程顺利，一针穿刺成功，送管顺利，置管长度为 36cm，外露为 3cm，胸部正位片提示导管尖端位于上腔静脉内。为行放化疗于 2014 年 7 月 18 日收住入笔者所在医院。入院时查体显示沿 PICC 导管走行的皮肤发红，呈条索状，有触痛，上臂肿胀（图 4-1）。

【处理方法】

（1）抬高患肢，避免剧烈运动，做握拳、松拳运动。

（2）在肿胀部位用 50% 硫酸镁或硼酸持续湿热敷。

（3）肿胀部位涂抹多磺酸黏多糖乳膏、如意金黄散、双氯芬酸、乙胺乳膏剂等。

（4）沿静脉走行的皮肤发红、无肿胀或肿胀消退后出现条索状改变，可用水胶体敷料外贴。

（5）在体温升高和（或）伴有 3 级静脉炎时遵医嘱用药。

【分析】患者发生静脉炎后，应指导其避免过度、剧烈活动，但做握拳、松拳运动可促进血液循环，加快血流速度，反而可能降低机械性静脉炎的发生。湿热敷穿透力强，对深部组织透热的效果好，具有扩张血管、促进血液循环、改善组织细胞缺氧、减少致炎物质产生、减轻导管对血管的刺激的作用。水胶体敷料通过减轻疼痛、加快血管内膜的修复、提供适宜的温度环境和阻止微生物等机制在预防机械性静脉炎中发挥作用。

【经验与体会】首选贵要静脉穿刺置管，穿刺部位选择肘关节上或下 2 横指，有条件的可使用超声引导下 PICC 置管术。

（1）穿刺时送管动作轻柔，尽量匀速送管。

（2）要选择型号合适的导管。

（3）置管后 3 天应放松术侧肢体，避免过度、剧烈运动。

六、微波结合药物疗法治疗静脉炎

【病例资料 1】患者，胡某，女，16 岁，因"发热乏力 1 月余"入院，急性淋巴细胞白血病（B 细胞型）诊断明确，2015 年 3 月 26 日在笔者所在医院血液科 B 超引导下行 PICC 置管术，选左肘上肱静脉置入末端开口单腔导管（医用硅胶）一根，置入长度为 42cm，一针穿刺成功，送管顺利，测患者臂围为 19.5cm，术后摄片导管尖端位置正常。2015 年 4 月 4 日主诉 PICC 置管上方 10cm 处有触痛，NRS 评分为 2 分，查体 PICC 穿刺处无红肿，置管上方 10cm 处呈条索状，肘关节外展困难。

【处理方法】本病例的处理经过如表 4-1 所示。

表 4-1　处理经过

置管天数	症状表现	处理方法
10 天	主诉置管上方 10cm 处触痛，NRS 评分 2 分，穿刺处无红肿，置管上方 10cm 处呈条索状，肘关节外展困难	微波治疗，每天 2 次 抬高手臂，每天做握拳运动
12 天	NRS 评分 1 分，条索状硬结较前好转	同上
15 天	无触痛，NRS 评分 0 分，硬结较前缩小	同上
18 天	无触痛，硬结消失，肘关节收缩自如	停微波治疗

【分析】当遇到置管后 1 周发生穿刺处上方硬结、触痛且伴有条索状改变的患者，首先考虑是迟发的非典型机械性静脉炎，如果肿痛明显而且不伴有条索状，也要考虑是否有血栓的形成，在针对机械性静脉炎采取一系列护理措施后，如果 3 天内患者症状没有改善，立即嘱患者制动 PICC 侧手臂，并马上行血管彩超检查以排除血栓性静脉炎。

【经验与体会】

（1）患者置管后 1 周左右出现的穿刺上方肿痛且触之有条索状改变，首先要按照机械性静脉炎处理。

（2）每天评估护理措施落实后静脉炎的症状是否好转。

（3）静脉炎的发生重在预防，要做到早预防、早发现、早处理，减少患者痛苦。

【病例资料2】患者，鲍某，女，45岁，诊断为急性淋巴细胞白血病，2015年4月2日在笔者所在医院血液科置管室行超声引导下经右肘上贵要静脉耐高压双腔PICC置管术，置管过程中送管时反复进入同侧颈内静脉，予以更换体位后重新送管，于第6次送入上腔静脉，置管长度为39cm，外露为3cm，测臂围为28.5cm，置管后X线片：导管尖端位置置在上腔静脉中下段，平第7胸椎。置管后患者穿刺口有少量渗血，予纱布压迫止血，3M敷贴及自黏绷带固定。由于置管过程中反复送管，患者情绪紧张，置管侧手臂僵硬不动，劝说无效。置管第2天予以换药时发现，针眼处有少量血痂，稍有发红，无触痛。置管第3天，患者主诉置管处肢体胀痛不适，查体：置管处肢体红肿，触痛明显，针眼上方沿静脉走向有条索状硬结，测臂围为29cm。

【处理方法】

（1）抬高患侧肢体（图4-2）。

（2）50%葡萄糖溶液+25%硫酸镁+地塞米松+维生素 B_{12} 湿敷肿胀处肢体（避开穿刺点）20分钟。

（3）1:1无痛碘稀释液湿敷20分钟（图4-3）。

（4）微波照射治疗（图4-4）。

（5）多磺酸黏多糖乳膏局部外涂。

（6）做好置管后宣教。

【分析】PICC置管后机械性静脉炎多发生在置管后48～72小时，是由于导管对血管壁的摩擦、撞击作用，造成血管的痉挛和血管内膜的损伤，激惹静脉壁发生的静脉炎症反应。机械性静脉炎的发生与穿刺部位的选择、穿刺者的技巧、患者的情绪有关，还与导管的选择是否合适及置管后患者手臂是否正确活动有关。该患者由于置管过程不顺利、情绪紧张、肢体僵硬不

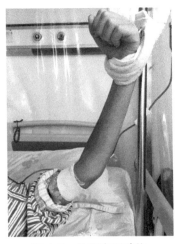

图4-2 抬高患侧肢体

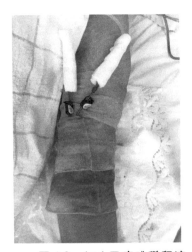

图4-3 1:1无痛碘稀释液
湿敷20分钟

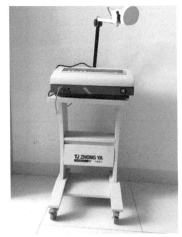

图4-4 微波照射治疗器械

动而引发机械性静脉炎。因此，提高操作者的技术，做好宣教，指导患者正确活动，给予高糖组合（50% 葡萄糖 20ml+25% 硫酸镁 10ml+ 地塞米松 5mg+ 维生素 B_{12} 0.5mg）湿敷消肿，无痛碘稀释液（1 : 1）湿敷消炎止痛，微波治疗，多磺酸黏多糖乳膏局部外涂可以有效地预防和治疗机械性静脉炎，如机械性静脉炎发生后处理 3 ～ 5 天，没有好转甚至症状加重，应该立即拔管。

【经验与体会】

（1）置管前全面评估患者的年龄、身高、体重、诊断及血管情况，选择合适的导管型号。

（2）置管时送管动作轻柔，速度不宜太快，每缓慢送入 1 ～ 2cm 后停顿一下，尽量匀速送管，遇到阻力时，不可强行送管，可向导管内推注生理盐水，或边推生理盐水边送管，以免损伤血管内壁和静脉瓣。

（3）当遇到穿刺和送管困难时，不要反复送管，可考虑更换静脉或手臂重新穿刺。

（4）在置管过程中，遇到送管不顺或反复穿刺送管，置管 4 小时后给予湿热敷及微波照射治疗。

（5）置管后向患者做好宣教，指导正确活动，置管侧手臂勿剧烈活动，也不可僵硬不动，应该进行手指伸曲及握拳锻炼，避免穿刺侧手臂负重、受压。

【病例资料 3】 患者，刘某，男，34 岁，诊断为非霍奇金淋巴瘤，2014 年 11 月 21 日在笔者所在医院血液科行超声引导下 PICC 置管术，置入右贵要静脉末端开口单腔导管一根，置管过程顺利，置入导管长度为 44cm，外露为 0cm。导管尖端平第 8 胸椎，位于上腔静脉中下段。患者 2015 年 3 月 3 日入院时护士评估其 PICC 穿刺点及上方发红、肿胀，可触及非条索状硬结，范围约为 2cm×3cm。主诉 3 月 1 日与别人打架后穿刺点出血，遂在当地医院换药，换药后出现穿刺点发红、疼痛，未予重视。患者就诊后的胸片提示PICC 导管尖端位置正常，血管彩超提示置管侧肢体血管超声正常。

【处理方法】 本病例静脉炎的处理方法如图 4-5 ～图 4-11 所示。

【分析】 PICC 导管置入人体后，会发生各种各样的并发症，其中最常见的是机械性静脉炎，多在置管后 48 ～ 72小时发生。其发生率国外文献报道为 15.15%，国内可达17.6% ～ 32.3%。当发生机械性静脉炎时应分析每个个体发生静脉炎的原因。该患者在置管 3 个月后出现静脉炎，发生时间在院外，与人打架后 PICC 穿刺点出血，当地门诊换药处理，之后未再引起重视。所以最先考虑与其置管手臂剧烈运动有关，同时考虑当地医院换药经验不足，未及时发现症状，换药时，可能衣袖过紧，产生了止血带效应。入院后立即给予抽取导管及外周血培养，排除导管相关性感染，拍胸片定位，排除导管异位，血管超声排除血栓性静脉炎。局部换药后予 2.5% 有效碘湿敷 20 分钟，每天 2 次，微波理疗仪照射患处 20 分钟，每天 2 次，抬高上肢 30°，避免受压，第 3 天症状好转后予康惠尔水胶体敷料局部贴敷。1 周后症状消失，贴 HP 透明敷料固定。

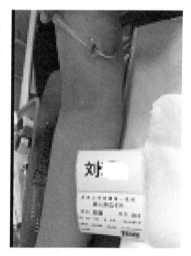

图 4-5　抽取导管及外周血培养，观察穿刺点有无渗血、渗液、分泌物

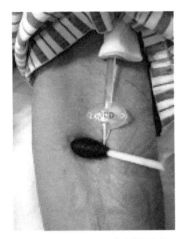

图 4-6　PICC 穿刺处消毒

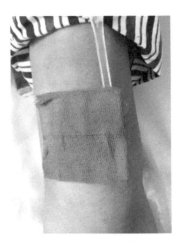

图 4-7　2.5% 有效碘纱布
湿敷患处 20 分钟，每天 2 次

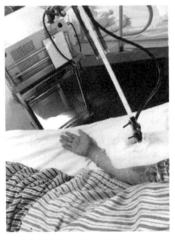

图 4-8　微波理疗仪照射患
处 20 分钟，每天 2 次

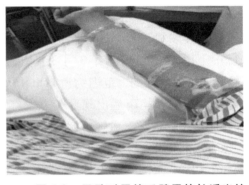

图 4-9　平卧时置管手臂用软枕适当抬
高，做握拳动作

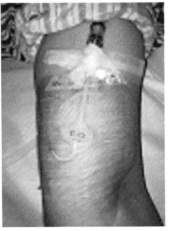

图 4-10　康惠尔水胶体敷
料局部贴敷

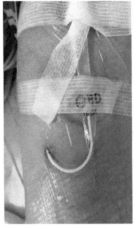

图 4-11　症状完全消失，
予 HP 透明敷料局部贴敷固定

【经验与体会】

（1）加强 PICC 置管患者教育，提高其医从性，使其对自己的导管多加保护，避免置管侧手臂剧烈运动。

（2）出院时告知置管患者应去正规医院换药，严格遵守操作规程，发现问题及时处理。

（3）机械性静脉炎是由于各种机械刺激损伤静脉壁而出现的炎症反应，属于急性无菌性炎症，早期处理是关键。发生机械性静脉炎后，可采取局部 2.5% 无痛碘湿敷加微波照射的措施，促进炎症消散，工作中可以借鉴。

（4）当症状有所改善后可以停止湿敷，使用康惠尔水胶体敷料贴于患处加微波照射，治愈率为 100%。

第二节　血栓性静脉炎

PICC 是经外周静脉穿刺置管后使导管尖端位于上腔静脉等中心静脉的方法，因操作简单、留置时间长等优点而广泛应用于临床，但血栓性静脉炎是 PICC 置管患者较严重的并发症，除了给患者造成上臂肿胀、疼痛等痛苦外，还有并发肺栓塞的风险。

血栓性静脉炎指静脉血管腔内急性非化脓性炎症同时伴有血栓形成，是一种常见的血管血栓性疾病，病变主要累及四肢浅静脉和深静脉。血栓可以引起炎症，炎症也可以引起血栓，两者互为因果。目前普遍认为，血栓性静脉炎可导致 PICC 置管后肿胀。由于静脉壁受到损伤，纤维蛋白形成层状累积而导致血栓形成，产生肿胀、疼痛等临床症状。患者通常主诉置管肢体肿胀感，按压肢体紧绷感，测量臂围增大。PICC 置管后血栓性静脉炎的发生与 PICC 导管的选择、导管尖端位置、患者凝血状态及体质有关。

目前在临床 PICC 带管的患者中发现血栓性静脉炎后，绝大多数医院采取的方法是立即拔除导管，而使患者失去了静脉治疗的通道。因此，对发生血栓性静脉炎的患者我们应该进行全面评估，如果 PICC 导管仍通畅而且临床需要，可以不拔除，现在就让我们通过以下的例子来互相学习、探讨，以预防和解决血栓性静脉炎的发生。

一、尿激酶和低分子肝素钠联合使用治疗血栓性静脉炎

【病例资料 1】患者，邵某，男，42 岁，诊断为鼻咽癌，2014 年 4 月 8 日在笔者所在医院住院部行超声引导下 PICC 置管术，置管过程顺利，在患者左臂贵要静脉，2 针穿刺成功，送管顺利，置管长度为 43cm，外露为 7cm，臂围为 29cm，导管尖端位置平第 6 胸椎，位于上腔静脉中下段。4 月 20 日患者左上肢出现肿胀、疼痛，经左上肢肘上 10cm 周径测量，置管前后对照差 4cm，行血管彩超示左侧锁骨下静脉、腋静脉、部分肱静脉（穿刺点近心端）出现静脉血栓，血流缓慢（图 4-12，图 4-13）。

【处理方法】确诊静脉血栓形成，即请血管外科会诊，协助治疗。按医嘱予尿激酶 25 万 U+ 生理盐水 500ml 静脉滴注，共滴注 3 天，之后应用低分子肝素钠 4000U 皮下注射 2 次 / 天，共 10 天，患者症状消失，予以复查，凝血常规无异常，D - 二聚体：0.4mg/L。2014 年 5 月 4 日复查血管彩色超声检查示两侧上肢深静脉未见异常，继续带管治疗。

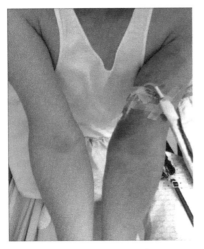
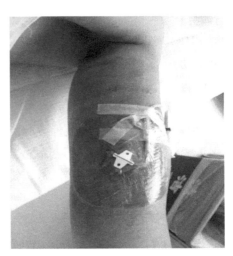

图 4-12　患者置管侧肢体肿胀　　　　　图 4-13　确诊静脉血栓形成

【病例资料 2】患者，虞某，男，77 岁，诊断为食管癌，2014 年 12 月 21 日行超声引导下 PICC 置管术，置管过程顺利，在患者左臂贵要静脉，一针穿刺成功，送管顺利，置管长度为 41cm，外露为 7cm，臂围为 26cm，导管尖端位置平第 5 胸椎，位于上腔静脉中下段。患者入院时查 D - 二聚体：1.84mg/L，2014 年 12 月 30 日突然右上肢 PICC 穿刺部位肿胀、疼痛，上肢周径测量，置管前后对照差 2 ～ 4cm，查血管超声示右侧腋静脉及肱静脉血栓形成（图 4-14），两侧上肢静脉流速偏低，查凝血常规，报告示凝血常规无异常，D - 二聚体为 2.04mg/L。

【处理方法】采用低分子肝素钠 4000U 皮下注射，2 次 / 天，7 天后改为口服华法林 2.5mg/d，静脉滴注低分子右旋糖酐等血管扩张剂，改善微循环。予以复查显示凝血常规无异常、D - 二聚体 0.56mg/L。2015 年 1 月 13 日复查血管彩色超声检查：两侧上肢深静脉未见异常。患者继续带管治疗（图 4-15）。

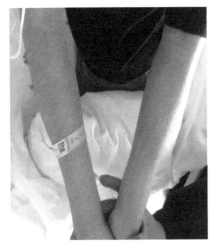
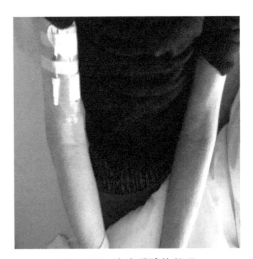

图 4-14　PICC 置管的右上肢肿胀、疼痛，臂围增粗 2 ～ 4cm，血管超声示右侧腋静脉及肱静脉血栓形成　　　　　图 4-15　治疗后肢体状况

【病例资料3】患者，女，67 岁，诊断为晚期卵巢癌，2006 年 5 月经左侧贵要静脉置入 PICC 导管后接受化疗，因患者血管条件差，1 年后评估，拔除导管后重新建立通路有困难，与患者沟通并告知可能存在的风险，但患者决定保留此导管继续治疗，因此，此导管留置时间近 2 年。留置期间发生两次导管接口处破损，予以修剪修复。2008 年 4 月患者在接受化疗后出现置管侧手臂肿胀、疼痛。予以急查血管彩超提示出现静脉血栓（锁骨下静脉、腋静脉），X 线片提示导管在锁骨下静脉处有反折（图 4-16，图 4-17）。

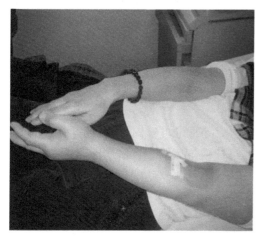

图 4-16　置管侧手臂肿胀、疼痛，血管彩超提示出现静脉血栓

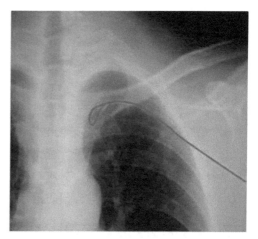

图 4-17　X 线片提示导管在锁骨下静脉处有反折

【处理方法】拔出导管 3cm，并根据医嘱予以尿激酶 25 万 U+ 生理盐水 500ml 静脉滴注，共滴注 3 天，之后应用低分子肝素钠 4000U 皮下注射，2 次 / 天，共 7 天，第 5 天拔除导管。患者手臂肿胀消退，但复查 B 超，血栓未完全消失，遂改为华法林 2.5mg/d 口服，期间监测凝血相关指标，予以调节抗凝药物剂量。3 个月后复查 B 超，显示血管未见明显血栓。

【分析】

（1）病例 1 患者发生血栓可能与护士未一次穿刺成功有关，虽然第二次在同侧穿刺成功，但局部血管内膜肯定有损伤，可诱发血栓形成。

（2）病例 2 患者在治疗期间因胃肠道反应和疲乏无力等原因，大部分时间卧床，自主活动减少，又担心 PICC 导管会滑出，置管侧手臂随意性的自主活动受限，使血液流速迟缓，也易诱发血栓。

（3）病例 3 患者的 PICC 导管在长时间留置期间因两次修剪破损导管，导致导管远离上腔静脉，并发生漂移异位于锁骨下静脉，在化疗的过程中加重静脉内膜损伤，促使血液中凝血因子被释放，加速了血栓的形成。

此外，3 名患者均为恶性肿瘤晚期患者，血液呈高凝状态。这是因为肿瘤细胞可直接活化凝血系统，促进血栓形成，或通过与机体细胞相互作用而产生或表达促凝血因子，肿瘤细胞也可直接侵犯血管或通过分泌血管穿透性因子而损伤血管内皮细胞。

【经验与体会】

（1）护士要充分了解血栓发生的危险因素，置管前要做好详细评估和履行告知义务。

（2）提高护士评估血管和成功穿刺的能力，选择与患者血管内径相适型号的导管，建议在超声引导下穿刺置管，避免反复穿刺造成血管内膜损伤。

（3）确保PICC导管尖端在最为合适的位置。研究发现，若PICC导管尖端异位于腋静脉、锁骨下静脉或无名静脉，静脉血栓的发生率将大大增加，导管尖端靠在静脉壁上会对血管壁产生持续性刺激，从而使血管内皮发生剥蚀，潜在性地促使了血栓的形成。美国血管通路协会（AVA）推荐最佳的PICC导管尖端位置是上腔静脉（SVC）的下1/3处，邻近上腔静脉与右心房的交界处。

（4）不要盲目修剪破损的导管，要通过X线检查来评估修剪导管后血栓发生的风险。

（5）加强健康教育，使患者了解PICC置管后的相关知识。鼓励患者置管后正常活动，增加静脉回流。及时补充水分，改善血液黏稠度。

（6）做好导管的维护，正确冲封管和有效地固定导管也可减少血栓发生。

（7）发生血栓不要盲目拔管，配合医生做好溶栓或抗凝治疗，密切监测生命体征，注意出血倾向，监测患者血常规、凝血常规、D-二聚体。加强导管护理，预防感染。

（8）不建议使用抗凝剂进行预防治疗。

二、德湿舒外贴配合速碧林注射治疗血栓性静脉炎

【病例资料】患者，高某，女，45岁，系本院医生，右侧乳腺恶性肿瘤（浸润性导管癌）术后，因化疗需要于2014年5月30日在笔者所在医院PICC专科门诊行超声引导下PICC置管术，置管选择左贵要静脉，2针穿刺成功，但送管困难。通过与患者聊天、听轻松舒缓的音乐来分散其注意力以缓解其不安心理，但效果不佳，经多次反复送管最终将导管送入。置管长度为39cm，外露导管为2cm，胸片显示锁骨下静脉迂回曲折，类似"驼峰"（图4-18），导管尖端相当于第4胸椎椎体水平。置管3天患者诉PICC置管处稍感疼痛，检查见PICC置管处轻度红肿、胀痛。第12天再次诉PICC置管处疼痛、红肿。检查见PICC置管处红、肿、胀，并出现湿疹。

【处理方法】

（1）置管3天患者诉PICC置管处稍感疼痛，查体见PICC置管处轻度红肿、胀痛，以碘伏消毒待干，20%高渗盐水凝胶外涂，德湿舒外贴，疼痛较前缓解。口服塞来昔布（西乐葆）1片，每天1次。第4天开始疼痛较前缓解。

（2）第12天再次诉PICC置管处疼痛、红肿（图4-19）。查体见PICC置管处红、肿、胀、湿疹。立即再次给予德湿舒外贴换药，冰敷，2次/天，每20分钟1次，连续3天后症状有所缓解。

（3）怀疑血栓形成时，请血管外科医生会诊，血管彩超检查显示在贵要静脉、腋静脉、锁骨下静脉3个部位可疑血栓形成（图4-20）。予低分子肝素钙（速碧林）0.3ml皮下注射，每12小时1次。密切观察生命体征，注意有无出血倾向，每天抽血检查凝血时间，抬高左手臂并制动。治疗后，患者自觉疼痛较前减轻，红肿明显减轻，6月20日开始化疗，

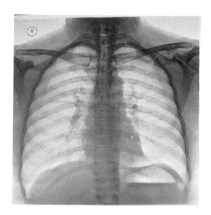

图 4-18　胸片显示锁骨下静脉迂回曲折，类似"驼峰"

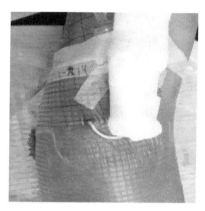

图 4-19　置管第 12 天 PICC 置管处出现明显疼痛、红肿

于 2014 年 6 月 25 日化疗结束，同时患者化疗疗程结束，予拔除 PICC 导管。

（4）拔管后继续进行抗凝、抗过敏等处理，满 2 周后复查血管超声检查，提示仍然有血栓。

（5）门诊继续口服抗凝药物（利伐沙班）治疗，定期复查血管彩超。血管彩超：上肢静脉、左侧锁骨下静脉、腋静脉管腔结构清晰，腔内无回声，未探及明显异常回声。静脉血流充盈好，频谱大致正常。2 个月后贵要静脉、腋静脉、锁骨下静脉 3 个部位血栓全部融化，静脉复通，血流通畅（图 4-21）。

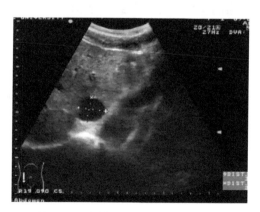

图 4-20　血管彩超检查显示在贵要静脉、腋静脉、锁骨下静脉 3 个部位可疑血栓形成

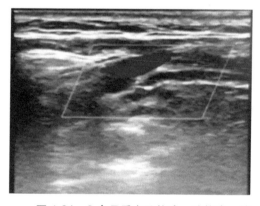

图 4-21　2 个月后贵要静脉、腋静脉、锁骨下静脉 3 个部位血栓全部融化

【分析】

（1）当患者 PICC 置管处出现红肿胀痛等不适时，首先应该分析出现这些现象的原因，密切观察和积极处理静脉炎、湿疹等并发症。本例患者为笔者所在医院医生，置管选左侧贵要静脉，穿刺成功，送管困难。又从左侧头静脉置管，左侧头静脉置管不仅容易导致导管反折入腋静脉或颈外静脉，而且送管过程中也容易损伤静脉内膜，导致静脉

炎。左侧径路血管相对右侧而言长且弯曲，插管难度加大，容易损伤血管内膜。置管过程中患者紧张不安也导致送管困难，通过与患者聊天来分散其注意力，多次反复送管最终顺利将导管送入。

（2）置管第 3 天开始出现机械性静脉炎，分析原因有两个。

1）血管因素：该患者血管产生变异，锁骨下静脉迂回曲折、夹角过大或闭锁，患者的先天血管畸形使送管过程不顺，反复送管刺激引起血管内膜损伤。而导管尖端最终只能放置在第 4 胸椎水平，使导管尖端达不到上腔静脉中下 1/3 处的最佳位置，导管尖端过浅，容易导致静脉炎发生。谌永毅等报道，经左侧头静脉置管发生静脉炎的危险度是贵要静脉的 154 倍，因头静脉血管走向前粗后细、高低起伏、分支多、静脉瓣多。乳腺癌术后的患者因术侧手臂不能置管，故影响置管血管可选择的机会。该患者静脉特别细，而导管相对粗大，和血管不匹配，导管容易与血管摩擦使血管内膜受损，产生静脉炎，易导致血栓形成。导管送入及导管长期留置于血管中对血管内皮细胞的机械损伤更易形成静脉血栓。并且患者是乳腺癌术后化疗，癌症本身即为血栓形成的潜在危险因素。

2）抗肿瘤治疗所致的促凝因素：手术造成的应激状态，限制活动造成的血液淤滞，化疗和内分泌治疗药物尤其是细胞毒药物对血管内皮损伤及影响相关凝血因子水平，以上因素促使并发血栓性疾病。

（3）积极预防和治疗机械性静脉炎是预防进一步发展为血栓性静脉炎的关键，患者置管处碘伏消毒待干，20% 高渗盐水凝胶外抹，湿性敷料外贴是为了减少伤口处的细菌，起到消毒作用，预防和减少感染的发生，20% 高渗盐水凝胶和湿性敷料都能起到消炎、减轻红肿胀痛的作用。及时换药除了可以减少再次感染的发生，也可起到清洁消毒的作用，保持患处清洁干燥，促进湿疹的好转。而湿热敷可起到消炎止痛、促进血液循环的作用。当血管彩超示考虑血栓时，抗凝可减少血液凝固附着在导管外壁或血管内壁上，形成更大的血栓，最终脱落堵塞血管或形成偏瘫或肺栓塞，制动也是为了防止血栓的脱落。而在拔除 PICC 导管后继续口服抗凝、抗过敏、保肝等药物，是为了充分溶栓。使用彩色多普勒超声诊断仪每周 2 次检测血栓发生部位、大小、血流情况，一旦血栓溶解、血管再通，即可停止抗凝、活血治疗。每周 2 次抽血监测凝血指标情况。如出现异常，则调整剂量或停止抗凝。严密观察患者的出血情况，注意观察大便颜色、尿液颜色，有无皮肤黏膜、牙龈及皮下注射部位出血等，该患者抗凝期间凝血指标无大变化，抗凝过程中无出血情况。

【经验与体会】

（1）应由专职护士进行 PICC 置管操作，提高一次穿刺成功率及置管成功率，减少对血管壁和血管内皮的损伤，以减少静脉炎的发生。

（2）心理支持很重要，患者为医生，因对疼痛非常敏感，一针穿刺不成功后就非常紧张，导致静脉塌陷。所以应加强 PICC 置管患者置管前、置管中、带管时的心理支持，可减轻心理负担。术中患者的配合对穿刺成功是至关重要的，给予真诚的安抚、有益的暗示以缓解焦虑、恐惧心理。

（3）PICC 置管前，操作者应根据患者的血管条件、经济条件选择器材，尽量使用材质柔软、细小型号的导管，有条件的尽量选择心电图定位技术，使导管的尖端到达血流丰富粗大的上腔静脉下 1/3，则不易形成血栓。

（4）恶性肿瘤患者血液呈高凝状态和化疗药物（如顺铂、环磷酰胺、长春新碱等）对局部血管的刺激作用均可引起血管纤维化和血管内皮损伤，从而并发血栓性疾病。因此输入刺激性药物时，尽量稀释药物，用药结束时快速推注生理盐水 20ml 冲管。

（5）PICC 专科护士应具有评判性思维能力，当患者 PICC 置管处出现红肿胀痛等不适时，首先应该分析出现这些现象的原因，密切观察和积极干预、处理并发症，及时请专科医生会诊，正确治疗，防止病情进展，而且该患者自己是本院医生，总认为自己会处理，依从性比普通患者更差。护士也误认为本院医生接受能力比普通患者强，降低关注度。

（6）保持置管处皮肤清洁、干燥，避免感染，预防和治疗静脉炎、湿疹可以减少血栓发生。

（7）口服新型抗凝药物治疗血栓的效果肯定，出血等不良反应少。但是价格较贵，目前还未纳入医保，患者经济负担重。

（8）乳腺癌 PICC 置管的患者出现腋静脉周围疼痛、局部肿胀、凹陷性水肿时，应怀疑腋静脉血栓形成。血管多普勒超声是诊断上肢深静脉血栓的金标准。

三、药物联合治疗血栓性静脉炎

【病例资料】患者，张某，女，44 岁，诊断为右侧乳腺浸润性小叶癌，于 2013 年 10 月 29 日以"右侧乳腺肿块"收入院，无既往病史，入院后行术前常规检查，结果均正常，于 2013 年 11 月 1 日在全身麻醉下行右侧乳腺癌改良根治术，术后病理检查结果为右侧乳腺浸润性小叶癌，ER（+），PR（+++），HER-2（-），拟行 6 个周期的 TE 方案化疗，评估患者无 PICC 置管禁忌证，2013 年 11 月 13 日在笔者所在医院置管室行超声引导下 PICC 置管术（导管为 4F 三向瓣膜单腔导管），穿刺血管为左侧贵要静脉，穿刺点为左肘横纹上 7cm，一针穿刺成功，送管顺利，置管长度为 41cm，外露导管为 5cm，臂围为 25cm，X 线片提示导管尖端位于胸骨前右第 3 肋间隙。11 月 14 日给予表柔比星 145mg、多西他赛 140mg 化疗，患者化疗后胃肠道不良反应较重，恶心、呕吐较频繁，进食少，

辅以补液、营养支持治疗。于 2011 年 11 月 18 日在病区走廊散步时突发置管侧手臂疼痛、肿胀、青紫，立即让患者将手臂上举，卧床后皮肤青紫消失，其他症状减轻，查体：臂围为 26cm，穿刺点下方并发浅静脉炎（图 4-22），生命体征正常，左及右腋动脉、肱动脉、桡动脉搏动均未见明显异常，左及右臂皮温正常，皮肤感觉无迟钝。行左上肢血管彩超：左侧腋下腋静脉内栓子形成，血液分析检查，D-二聚体值为 0.4mg/L（正常值＜0.3mg/L），凝血酶原时间为 18.3 秒（正常范围为 11 ～ 14.3 秒），血浆纤维蛋白原为 4.01g/L（正常范围为 2 ～ 4g/L），国际标准化比值为 1.52INR（正常范围为 0.8 ～ 1.2INR）。

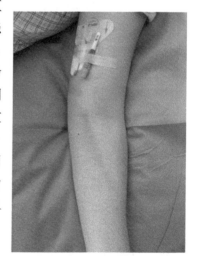

图 4-22　治疗前

【处理方法】

（1）遵医嘱给予抗凝、降纤、补液治疗，即前列地尔

注射液 10μg 加 0.9% NaCl 注射液 100ml，静脉滴注，每天 1 次 ×4 天，注射用纤溶酶 100U 加 0.9% NaCl 注射液 250ml 以每分钟 40～50 滴的速度进行静脉滴注，每天 1 次 ×4 天，低分子肝素钠注射液 4250U（0.4ml）皮下注射，每天 2 次 ×4 天（图 4-23），第 5 天改为每天 1 次 ×3 天，华法林钠片 2.5mg×2 片，口服，每天 1 次 ×3 天，第 4 天开始 2.5mg 口服，每天 1 次至化疗结束，导管拔除后 3 个月。并且用含有一定浓度的肝素钠生理盐水封管。

（2）患侧上肢制动并抬高至高于心脏水平 20～30cm，禁止按摩，以免造成栓子脱落。可指导患者做握拳动作，以促进血液回流，减轻患者肢体肿胀不适感。指导多饮水。

（3）穿刺点下方并发浅静脉炎的处理：用 50% 硫酸镁湿敷 15 分钟后，予以如意金黄散加地塞米松和蜂蜜调和外敷，1 次 / 天，5 天痊愈。

（4）每天询问患者的情况，测量患肢上臂臂围，密切观察并记录患肢温度、皮肤颜色、动脉搏动情况，以利于判断疗效。经治疗、护理 10 天（图 4-24），患者静脉炎完全恢复，测上臂围为 25cm。

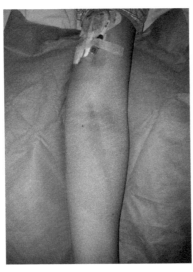
图 4-23 治疗后第 4 天

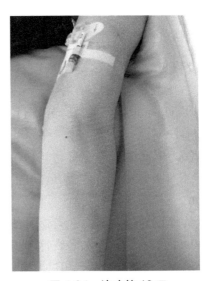
图 4-24 治疗第 10 天

【分析】

（1）中心静脉置管导致血管损伤的机制：血管内膜损伤被认为是导管相关性血栓形成的始动因素。置管时静脉穿刺和导管置入可以直接剥离内皮细胞导致内皮损伤；在呼吸和肢体运动时，导管与血管内皮直接接触而持续刺激血管内皮，造成促发凝血的内膜下细胞外基质裸露，促使血栓形成而发生静脉炎。

（2）化疗药物：研究结果表明，与普通的人群相比接受化疗的恶性肿瘤患者其静脉血栓的发生危险性会增加 6.5 倍。该患者置管后第 1 天，接受了 TE 方案的化疗。抗癌药物多为化学制剂或生物碱制剂，作用于细胞代谢周期的各个阶段，影响 DNA 和蛋白的合成，使血管内皮上皮细胞坏死，导致血栓形成。长期输入刺激强、高浓度的药物，会刺激血管内膜和血管内皮细胞，增加血管的通透性，出现白细胞浸润的炎性改变，同时释放组胺，使静脉收缩、管腔变窄、血流缓慢，影响输注药液的稀释，促进炎症进展，进而造成化学性静脉炎或血栓性静脉炎。

（3）肿瘤患者血液呈高凝状态：血栓的形成主要与血液的高凝状态密切相关。肿瘤细胞直接激活凝血系统促进静脉血栓形成，或通过与机体细胞相互作用而产生或表达促凝血因子，也可直接侵犯血管或通过分泌血管穿透性因子而损伤内皮细胞。

（4）血液淤滞：当导管直径超过所在血管直径的一半（50%）时，就会显著地影响血流动力学，并导致该区域血液淤滞。化学药物的毒副作用，包括恶心、呕吐、疲乏无力、食欲缺乏、进食进水量不足、代谢高、出汗多、体液流失大等因素，进一步加重血液黏稠淤滞，另外因患者化疗期间卧床时间较多，自主活动减少，导致血流缓慢，血液淤滞，引发血栓形成。血液淤滞可引起局部凝血因子积聚和抑制因子消耗，增加血栓形成的危险性。有研究报道，长期卧床患者静脉血栓发生率比动脉血栓高 4 倍。

（5）导管因素：导管作为血管内的异物随着肢体的改变、血液流速及压力改变可引起局部血管内膜反应性炎症。相关研究分析显示，导管管径越大，其静脉炎、血栓、送管困难等并发症的发生率越高。导管尖端应位于上腔静脉下 1/3 处。研究发现，若导管尖端不在上腔静脉下 1/3 处，或异位于腋静脉、锁骨下静脉、无名静脉，静脉血栓发生率将大大增加。

【经验与体会】

（1）心理护理：该患者对疾病存在焦虑、紧张心理，加之 PICC 导管又出现异常情况，使患者及家属的心理负担更为突出，护士应关心患者的感受，积极安慰患者和家属，及时将相关检查结果告知患者及其家属，消除紧张情绪，鼓励患者树立信心，积极配合。

（2）规范维护：指导患者适度活动置管侧肢体，避免负重及导管随肢体过度屈伸、外展、旋转等增加对血管内壁的机械性刺激，在输液及休息时避免长时间压迫穿刺侧肢体。采用脉冲式冲管及肝素稀释液正压封管，研究报道，小剂量肝素稀释液冲管和封管可有效预防 PICC 置管期间血栓性静脉炎的发生。

（3）密切观察、及早干预：置管后密切观察穿刺侧肢体有无肿胀、疼痛、皮温增高及皮肤颜色变化。如患者感觉置管侧肢体、腋窝、肩臂部酸胀疼痛时，警惕血栓形成，早期进行彩色多普勒超声检查以帮助确诊。文献报道，彩色多普勒超声检查诊断血栓性静脉炎的敏感性为 92%～95%。

（4）溶栓护理：确诊血栓形成后，及时准确执行医嘱，进行溶栓治疗，溶栓期间要监测患者出凝血及血小板情况，监测患者的生命体征、意识、瞳孔等变化，密切观察有无出血及栓塞情况的发生。目前多数学者均主张溶栓时可不用拔除导管，大部分患者血栓都可溶解再通，症状消失。该患者没有给予拔管，而是采用了带管治疗，症状缓解后导管仍正常使用，直至治疗结束，均未发生异常情况。

（5）对发生血栓性静脉炎的患者应该进行全面评估，如果 PICC 仍通畅而且临床需要，可以不拔除。

第三节　化疗药物外渗合并 PICC 置管后静脉炎

PICC 为患者提供了一条长期无痛的静脉输液通路，我国三级甲等医院已广泛开展。此操作简便、安全，特别适宜肿瘤患者的化疗和营养支持，减少了化疗药物外渗引起的组织坏死和高浓度的营养液对血管的损伤，提高了肿瘤患者的生活质量和对治疗的信心。避免反复静脉穿刺给患者带来的痛苦，减轻了护理工作量，提高了工作效率。可是这项技术还未惠及基层医院的患者，在基层医院化疗时，化疗药物几乎都是经外周静脉给药。从外周静脉给化疗药物导致药物外渗的现象非常普遍，等病情加重转到三级甲等医院时，患者的静脉几乎被严重破坏了。在静脉严重破坏基础上再置入 PICC 导管，静脉炎发生率更是难以避免，静脉炎又是 PICC 置管后最早及最常见的并发症之一，发生率为 32.3%。静脉炎一旦发生，不但增加患者的痛苦甚至还可能导致拔管，所以做好 PICC 置管后静脉炎的预防和治疗工作至关重要。笔者应用湿性敷料治疗化疗药物外渗及 PICC 置管后静脉炎，取得较好效果，现分享如下。

【病例资料】患者，陈某，女，41 岁，诊断为乳腺癌。于 2013 年 5 月 26 日行 PICC 置管术。主诉：乳腺癌术后 5 年，发现骨转移 3 个月。查体时发现，患者健侧手臂前臂内侧沿静脉走向有一 26cm×4cm 药物外渗引起的静脉炎及伤口，手背可见 8cm×7cm 药物外渗引发的坏死损伤区、颈部、胸部存在放疗后皮炎，皮下组织僵硬，彩超检查发现贵要静脉、颈外静脉强回声，未见血流，考虑是静脉炎硬化实变，肱静脉可见血流但管径非常狭小。当天在彩超引导下行 PICC 置管术，置管位置在右上臂肱静脉，一针成功穿刺，置管过程不顺利，送管困难，经体位、手臂调整后顺利送到预置管长度，所选导管为单腔 4F 一体式。胸部 X 线提示导管尖端位于第 6 胸椎水平。置管 3 天后患者诉上臂穿刺处疼痛，检查见置管位置肱静脉走向出现红、肿、压痛，皮温较高，根据 2011 年 INS 指南的标准进行分级，为 3 级静脉炎，经积极处理后治愈，PICC 导管成功留置，完成所有疗程。

【处理方法】本病例静脉炎的处理方法如图 4-25 ～图 4-34 所示。

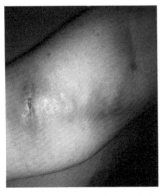

图 4-25　患者 PICC 置管前静脉多处损伤

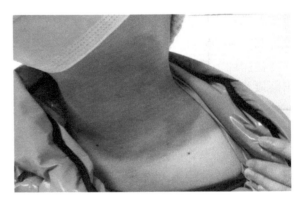

图 4-26　患者颈部、胸部存在放疗后皮炎，皮下组织僵硬，彩超检查发现贵要静脉、颈外静脉强回声，未见血流

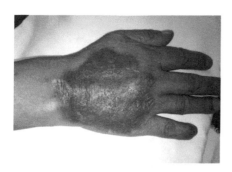

图 4-27 患者手臂已经出现化疗药物外渗。置管前认真评估选择置管部位

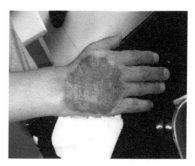

图 4-28 对化疗外渗创面及静脉炎处，予碘伏消毒，待干后沿结痂创面及静脉炎走向均匀涂 20% 高渗盐水凝胶（美清佳），外贴超薄型自黏性软聚硅酮泡沫敷料，每天换药 2 次

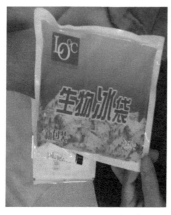

图 4-29 对化疗外渗创面及静脉炎处冰敷，每天 2 次，每次 20 分钟

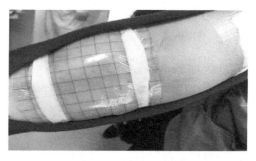

图 4-30 急性期过后即外渗 1 周后，每天用红外线照射 2 次，每次 30 分钟，间歇期用水凝胶伤口敷料外贴以促进静脉软化和瘢痕吸收。注意水凝胶伤口敷料外层透明贴膜不要拿掉，以方便胶布固定在透明外膜不会损伤水凝胶伤口敷料，保证水凝胶伤口敷料用 3 ~ 5 天，减轻患者经济负担

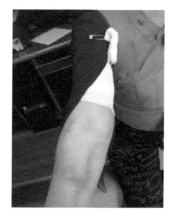

图 4-31 由于患者血管极差，在 PICC 穿刺点上沿静脉走向用水凝胶伤口敷料外贴，胶布固定后外加自黏性低张力绷带固定。预防 PICC 置管后静脉炎的发生

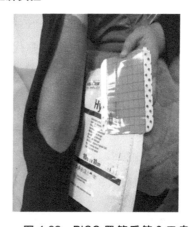

图 4-32 PICC 置管后第 3 天患者出现静脉炎，于穿刺点上 0.5cm 沿静脉炎走向均匀涂 20% 高渗出盐水凝胶，外贴超薄自黏性软聚硅酮泡沫敷料。每天换药 2 次

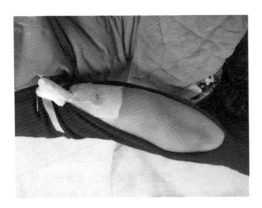

图 4-33　经过 3 周治疗，患者化疗药物外渗引起的手臂坏死伤口及手背坏死损伤治愈，静脉炎损伤得到修复，瘢痕几乎消失

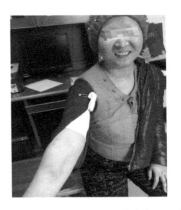

图 4-34　经积极处理后治愈，PICC 导管成功留置，完成所有疗程

【分析】

(1) 乳腺癌患者多数为女性，上肢血管条件较差，患侧上肢禁忌穿刺置管，加上该患者就诊时发现健侧手臂因化疗药物外渗，出现严重的静脉炎和损伤时，且彩超示贵要静脉、头静脉无血流信号，压之不扁，疑纤维化样改变，肱静脉内径小。患者颈部、双侧肩部、纵隔共进行了 30 天的放疗，双侧颈静脉、锁骨下静脉均有不同程度的破坏。在超声引导下发现健侧肱静脉管腔非常狭小，给置管带来了困难。尽管穿刺一针成功，但置管过程不顺利，送管困难，经反复调整导管送至预定位置。置管后预防性应用湿性敷料，置管后第 3 天出现静脉炎。分析原因，该患者在置管前，因为一系列的原因导致静脉的严重破坏，由于 PICC 导管对血管壁的刺激使血管收缩及通过静脉瓣和血管绕行部位的阻力干扰，均可导致血管内膜受损并释放组胺、5－羟色胺、缓激肽、前列腺素及前列环素等炎性介质，这些物质能扩张细小血管使血管通透性增加，血液从血管中渗出，形成局部炎性水肿并产生红、肿、胀、痛的症状，炎症区域的代谢产物可刺激局部组织增生形成硬结。

(2) 化疗后置管：本例患者在置管前 5 年曾行 18 个周期化疗。其均从外周血管给药。由于化疗药物直接通过血管作用于细胞代谢周期的各个阶段，影响 DNA 和蛋白质的合成，使血管内上皮细胞坏死、管壁变薄、弹性下降、脆性增加、静脉萎缩变细。化疗后置管更易引起血管壁机械性损伤而导致静脉炎。

(3) 化疗药物刺激也是诱发静脉炎的高危因素，本例患者在化疗后 3 天置管的手臂出现肿胀、疼痛。因为使用是奥沙利铂，刺激性较强，易引起血管痉挛、周围组织水肿、变性甚至硬结。因而，患者往往在化疗后感到手臂疼痛、肿胀。所以在输入刺激性强的药物时，尽量稀释药物，减少药物浓度，用药结束时快速推注 0.9% 氯化钠注射液 20ml，以减少药物对血管的刺激。

【经验与体会】

(1) 分享案例以强化临床医生和护士主动治疗的理念，根据病情、药物的性质、治疗疗程尽早为患者选择合适的血管通道器材，实现"一次置管，轻松完成所有治疗"，以保证患者用药安全,减轻患者痛苦和经济负担。同时也保证医务人员的安全,减少护理工作量。

（2）作为 PICC 专科护士,当遇到患侧不能置管,健侧手臂因化疗药物外渗,出现严重的静脉炎和损伤的乳腺癌患者时,颈部、胸部因放疗导致严重的皮肤及皮下组织损伤,专科护士可利用彩超评估患者双侧手臂静脉,检查颈部及腋静脉通畅情况,是否有血栓形成或淋巴回流受阻情况,必要时开病例讨论会和进行会诊,再决定置管部位和静脉。

（3）应用湿性敷料治疗化疗药物外渗损伤。PICC 专科护士接诊化疗药物外渗患者,首先做好外渗及静脉炎评估,选择最有效治疗方法,降低化疗药物外渗给患者造成进一步伤害。该患者就诊时静脉炎及创面是第 5 天,所以没有做局部封闭。应用碘伏消毒,待干后沿结痂创面及静脉炎走向均匀涂 20% 高渗盐水凝胶（美清佳）,外贴超薄自黏性软聚硅酮泡沫敷料。冰敷 20 分钟、每天换药 2 次。利用 20% 高渗盐水凝胶含有的高浓度盐成分,达到消肿止痛的目的,另外其成分之一黄源胶,对创面修复、促进静脉及组织软化有很好的作用。自黏性软聚硅酮泡沫敷料是采用聚氨酯和硅凝胶材料制成的吸水性敷料,它的外层与一个可以透过蒸汽的聚氨酯膜相连,这层膜可以防止液体和微生物的进入。自黏性软聚硅酮泡沫敷料具有吸收渗液、防止表面皮肤再损伤、阻止外源性污染的可能及发挥屏障作用等优点。其能够保持创面的湿润环境,创面在湿润环境下可减少组织脱水及细胞死亡,加快血管再生,加快表层细胞迁移速度,从而缩短静脉炎治疗和创面愈合时间,同时利用自黏性软聚硅酮泡沫敷料防水保湿作用能够保持美清佳有效成分持续发挥作用。当创面基本愈合,改用的水凝胶伤口敷料,具有修复瘢痕作用。治疗 3 周后患者瘢痕基本消失。

（4）应用湿性敷料预防和治疗 PICC 置管机械性静脉炎。该患者为乳腺癌患者,患侧不能置管,就诊时发现健侧手臂因化疗药物外渗,出现严重的静脉炎和损伤时,贵要静脉、头静脉均纤维化,在彩超引导下置入 PICC 导管,置管过程送管困难,所以发生机械性静脉炎是难免的。置管后应用水凝胶伤口敷料外敷以预防静脉炎发生。置管第 3 天出现3 级静脉炎,沿置管静脉穿刺点上 1cm 均匀涂美清佳,外贴超薄自黏性软聚硅酮泡沫敷料。冰敷 20 分钟,每天换药 2 次。保持超薄自黏性软聚硅酮泡沫敷料不污染且可以使用 5 天,减轻患者经济负担。

第四节　PICC 拔管所致静脉炎

PICC 导管完成了治疗需求,留置时间已达 1 年或出现不能解决的堵管、血栓性静脉炎等并发症时需要拔管。PICC 导管留置后,血栓性静脉炎是最严重的并发症,可以诱发脑栓塞或肺栓塞,危及患者生命。因此,在 PICC 留置过程中,密切观察是否有血栓性静脉炎的症状,特别是隐匿性血栓。患者留置 PICC 导管时间越长,拔管风险就会越大。PICC 拔管前应行置管侧上肢静脉彩色多普勒检查,判断是否有血栓以降低拔管风险。当导管堵塞合并无症状血栓性静脉炎时,应做好拔管困难的准备。笔者想通过以下病例的处理方法给予您一定的启示。

【病例资料】患者,冯某,男,82 岁,诊断为肠瘘、糖尿病,2013 年 11 月 27 日在笔者所在医院门诊行 PICC 盲穿术，置管过程顺利。在患者左侧肘下贵要静脉，一针穿刺成功，送管顺利，置管长度为 50cm，外露导管为 7cm，导管尖端位置平第 6 胸椎，位于上腔静脉中下段。患者长期在普外科住院治疗。因堵管于 2014 年 8 月 13 日受邀会诊。患者穿刺处周围皮肤正常，无不适。带管时间为 260 天，家属要求更换 PICC 导管。给予置管侧肢体血管超声检查，显示左上肢贵要静脉管腔内可见低回声，探头加压管腔不能完全压瘪，腋静脉、肱静脉、桡静脉未见异常。请血管外科医生会诊，考虑左上肢贵要静脉血栓形成，建议拔管。交代拔管风险后进行拔管，导管还剩 10cm 时拔管困难。为预防导管折断，用支撑导丝引导来增加导管柔韧度，成功拔除导管。24 小时后随访，PICC 拔管处出现红肿，面积为 5cm × 5cm，触痛，局部皮温增高，测体温为 36.3℃。

【处理方法】

（1）第一天：遵医嘱 25% 硫酸镁 4 层纱布湿敷 30 分钟。

（2）第二天：0.5% 碘伏 4 层纱布湿敷 10 分钟；待干 10 分钟，75% 乙醇 4 层纱布湿敷 30 分钟，外用无菌治疗巾包裹防挥发；待干 20 分钟，用 1cm × 1cm 小纺纱覆盖穿刺点，康惠尔水贴膜敷盖穿刺点为中心的肿胀处。

（3）第三天和第四天：0.5% 碘伏 4 层纱布湿敷 10 分钟；待干 10 分钟，75% 乙醇 4 层纱布湿敷 30 分钟，外用无菌治疗巾包裹防挥发；待干 20 分钟，康惠尔水贴膜敷盖穿刺点为中心的肿胀处。

（4）第七天：75% 乙醇 4 层纱布湿敷 30 分钟，外用无菌治疗巾包裹防挥发；待干 20 分钟，康惠尔水贴膜敷盖穿刺点为中心的肿胀处。

（5）第十天：75% 乙醇消毒 2 遍；待干 10 分钟，让皮肤受压部位得到恢复，康惠尔水贴膜敷盖穿刺点为中心的肿胀处。

（6）第十四天：去除康惠尔水贴膜，进行血管彩超检查，未见异常。

【分析】 当遇到 PICC 导管完全堵塞需要拔管时，首先分析可能发生的拔管风险。该患者既往有糖尿病史，长期卧床 5 年，静脉条件差，PICC 的穿刺点位于肘关节下两横指处。由于肘关节的活动，导管容易在穿刺点处进行移动，频繁对血管内膜产生摩擦刺激，易发生血栓。另外患者留置 PICC 导管 260 天，导管作为体内异物不利于血液回流，容易在管壁周围形成纤维蛋白隧道，继而形成血栓，并可导致血栓性静脉炎的发生。因血栓和导管、静脉壁粘连在一起，会出现拔管困难。加之硅胶导管弹性较大，当拔管困难时导管会拉长变细，易断裂，因此，用无菌导丝支撑来增加导管韧度，使导管安全拔除。虽然导丝使压瘪的导管膨起，却刺激了局部血管及周围皮下组织。

【经验与体会】

（1）分享案例以教育所有 PICC 置管患者，拔管前行置管侧上肢静脉多普勒超声检查以发现无症状的导管相关性上肢血栓是否形成是必要的。

（2）如拔管前彩超检查出无症状静脉血栓则应先给予抗凝，治疗后再拔管。

（3）病情复杂的患者应在置管前与患者或家属充分沟通，尽可能在上臂行 B 超引导下 PICC 置管术，减少术后并发症。

第5章 PICC相关性静脉血栓的处理

PICC 置管术作为一种成熟的静脉输液技术已广泛应用于长期静脉输液、肠外营养等，尤其是对于需要多次化疗的肿瘤患者，避免了因反复穿刺而引起的化学性静脉炎、化疗药物外渗等并发症，但 PICC 导管对于静脉血管毕竟是一种异物，如风险评估不足、使用和维护不当，不可避免会出现一系列并发症，其中静脉血栓形成是最严重的并发症甚至出现肺栓塞危及生命。Ong 等研究报道，PICC 相关血栓发生平均时间为 15 天。国内报道，PICC 置管引起的静脉血栓有临床症状者为 1% ~ 25.7%，国外报道为 2% ~ 42%。PICC 相关性静脉血栓常见部位有头静脉、贵要静脉、肱静脉、腋静脉、锁骨下静脉等。PICC 导致静脉血栓发生率中，头静脉占 57%，贵要静脉占 14%，肿瘤患者静脉血栓形成率可高达 50%。

导管相关性血栓指导管外壁或血管内壁血凝块的形成，部分文献指出，纤维蛋白鞘也是导管相关性血栓的一种，此类血栓不是附壁血栓，而是附着于导管外壁。PICC 导管作为血管内异物，会直接引起血管内膜损伤，从而诱发血栓形成。德国的 Rudolf Virchow 提出了著名的静脉血栓形成的"三联理论"：血流淤滞、高凝状态、血管内皮损伤。其症状表现为患者自觉置管侧上肢肿胀、疼痛、皮肤温度增高、浅静脉扩张，健侧和患侧上肢周径相差 2 ~ 4cm，出现红、肿、热、痛。

PICC 置管后并发静脉血栓的情况困扰着很多医护人员和患者，一旦出现静脉血栓，如何治疗？是否必须拔管？导管能否继续使用？会不会有血栓脱落的风险？如何降低导管相关性血栓形成，以及血栓形成后如何处理及护理，是护理人员最为关注的问题，下面几个特殊病例或许能给予您一定的启示。

第一节 保留 PICC 导管皮下注射低分子肝素和口服抗凝药物治疗血栓

【病例资料】患者，朱某，男，86 岁，诊断：①老年痴呆并脑血管病；②帕金森综合征；③腔隙性脑梗死；④冠状动脉粥样硬化性心脏病，稳定型心绞痛，心功能Ⅱ级；⑤高血压；⑥ 2 型糖尿病。患者于 2014 年 12 月 2 日在某院行超声引导下 PICC 置管术，患者既往有 3 次 PICC 置管史，穿刺肢体为右侧头静脉，置管过程顺利。一针穿刺成功，送管顺利，置管长度为 42cm，外露导管为 4cm，臂围为 25cm，导管尖端位置平气管隆嵴，位于上腔静脉中段。患者于 2015 年 2 月 11 日出现置管侧上肢肿胀明显,臂围为 27cm(图 5-1)。停止输液后予上肢静脉血管多普勒检查,显示右侧头静脉内血栓形成。

【处理方法】保留 PICC 导管,右侧上肢抬高、制动。遵医嘱予睡前服用利伐沙班 10mg,每天 8:00 皮下注射低分子肝素钙 4000U(速碧林)。指导患者做握拳和松拳的抓握动作(图 5-2)。1 个月后上肢血管多普勒检查显示血栓消失。

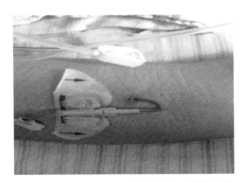

图 5-1　PICC 置管侧肢体肿胀,导管回缩

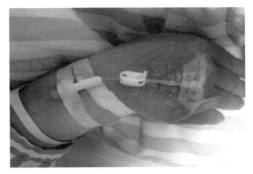

图 5-2　帮助和鼓励患者做握拳和松拳的抓握动作

【分析】当遇到 PICC 相关性血栓时不应该立即拔除导管,对该患者来说导管是维持生命的通道,且患者有多次置管史,重新置管的难度较大,所以首先做血管超声来检查受累血管的情况,通过皮下注射 4000U/ml 的低分子肝素 2ml,配合口服利伐沙班使患者血液黏滞度下降,如血栓仅发生在上臂浅表静脉且 PICC 通畅的情况下,溶栓治疗有效且无出血倾向,则可在严密监测下继续保留导管,上述病例中患者确诊血栓后在给予抗凝、大关节制动、小关节运动的同时继续使用 PICC 导管进行治疗,未出现不良反应。

【经验与体会】

(1)PICC 置管患者头静脉不作为首选静脉,操作者不要抱以侥幸心理。

(2)当遇到肢体肿胀时首先分析原因,然后进行血管多普勒检查明确有无静脉血栓。

(3)当出现血栓时,根据血栓存在位置遵医嘱拔除或保留导管。制动并抬高患肢,与医生一起协作,采用适合患者的抗凝方法。

(4)对于留置 PICC 导管的高龄患者,D-二聚体也应作为重要观察指标,当发现异常时应及早排查血栓。

(5)指导患者运动上肢以有效预防静脉血栓的发生。

第二节　保留 PICC 导管皮下注射低分子肝素和静脉输注苦碟子治疗血栓

静脉血栓是 PICC 常见且最严重的并发症,尤其肿瘤患者发生率可高达 25.7%,置管后一旦出现静脉血栓,将会给患者和医疗护理工作带来很大麻烦甚至影响患者的治疗,严重的还可能出现肺梗死而危及生命。因此,如何预防和处理静脉血栓,需医护人员共同协作完成。下面通过病例介绍静脉血栓的处理方法。

【病例资料】患者，吴某，女，65 岁，因"间断腰背部疼痛并逐渐加重 3 个月"于
2012 年 3 月 12 日来院就诊，经检查确诊：①右
乳腺浸润性小叶癌Ⅳ期；②骨继发性恶性肿瘤；
③淋巴结继发性恶性肿瘤。患者于 2012 年 4 月 16
日入院，给予 EC 方案化疗（表柔比星 75mg/m^2
第 1 天、第 2 天，环磷酰胺 600mg/m^2 第 1 天，
21 天 1 个周期）。入院后凝血四项正常，D- 二聚
体定量为 806ng/ml（0 ～ 255ng/ml）；颈部淋巴
结超声未见异常，右腋下多发低回声结节——考
虑淋巴结异常。于 4 月 18 日行左肘上贵要静脉穿
刺置入三向瓣膜式 PICC 导管，胸部 X 线片显示
导管尖端位于脊柱右侧第 6 胸椎上缘水平，其位
置良好（图 5-3）。5 月 10 日患者左下肢肿胀，超
声检查显示无血栓形成，D- 二聚体为 606ng/ml。
给予低分子肝素钙 4100U 皮下注射，每 12 小时

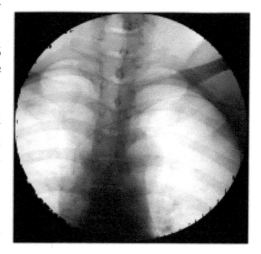

图 5-3　4 月 18 日置管后胸部 X 线片示
位置正常

1 次，5 月 12 日左下肢肿胀缓解，于 5 月 25 日凝血四项及 D- 二聚体均正常，停用低分
子肝素钙。患者于 6 月 21 日为行第 4 周期化疗再次入院，入院后凝血四项及 D- 二聚体
均正常。6 月 26 日输液时发现左上肢发胀，测臂围较前增加 1.5cm，立即报告医生行双上
肢静脉超声检查，结果显示左侧腋静脉及肱静脉血栓形成（图 5-4）。

【处理方法】遵医嘱给予生理盐水 250ml+ 苦碟子注射液 30ml，静脉点滴，每天 1 次，
低分子肝素钙 4100U，皮下注射，每 12 小时 1 次。7 月 17 日彩超结果：左侧腋静脉、肱
静脉血流通畅，充盈良好，探头加压后管腔消失（图 5-5）。导管继续保留以完成原方案化
疗，于 7 月 27 日再次超声检查无血栓存在，拔除 PICC 导管，停用抗凝和活血药物。出
院继续口服肠溶阿司匹林 100mg，每天 1 次，行内分泌治疗（口服依西美坦）。

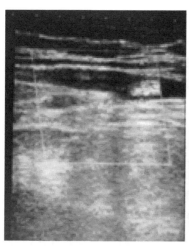
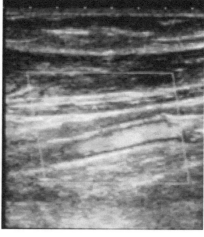

图 5-4　6 月 26 日静脉超声示左侧腋静脉、肱静脉血栓形成

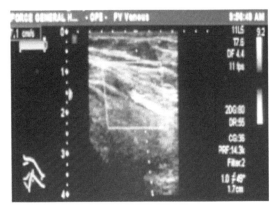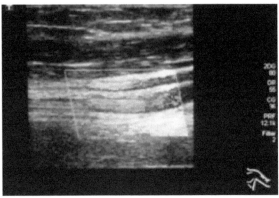

图 5-5　7 月 17 日彩超结果示左侧腋静脉、肱静脉血流通畅，充盈良好，探头加压后管腔消失

第三节　抗凝治疗同时行锁骨下静脉
球囊扩张支架置入术

【病例资料】患者，刘某，男，58 岁，诊断为右肺癌Ⅳ期（脑转移），2015 年 4 月 9 日入院，间断头痛，给予头颅放射治疗和甘露醇脱水治疗。4 月 13 日在笔者所在科室行超声引导下 PICC（4F 三向瓣膜式 PICC 导管）置管术，选择右侧贵要静脉，一针穿刺成功，送管顺畅，置管长度为 37.5cm，外露导管为 5cm，整个置管过程顺利，置管前后臂围为 28cm。行 X 线胸片检查后确认导管尖端位于上腔静脉的中下段。4 月 23 日行 CE 方案化疗，化疗用药：依托泊苷 100mg，第 1 ～ 3 天，卡铂 100mg，第 1 ～ 3 天。化疗期间患者仍间断头痛、食欲稍下降、乏力，无其他症状。4 月 26 日患者右上肢出现水肿，诉右上肢肿胀感。测右上肢臂围为 29cm。查血凝结果：部分凝血活酶时间 32.3 秒，D-二聚体 1.052mg/L，纤维蛋白原含量 2.93g/L，凝血酶原时间活动度 110%；凝血酶原时间 10.5 秒；国际标准化比值（INR）0.95；凝血酶时间 13.3 秒。双上肢静脉彩超示右上肢贵要静脉、肱静脉、腋静脉、锁骨下静脉血栓形成（图 5-6）。

【处理方法】立即给予右上肢浅静脉置管，生理盐水 30ml 加尿激酶 25 万 U 微量泵泵入，每天 2 次，注射用低分子量肝素钙 5000U 皮下注射，每天 1 次。4 月 29 日患者右上肢水肿加重，皮温升高，压痛明显，质硬，右肩部活动受限，右上肢臂围为 30cm。给予醋酸泼尼松片 30mg 口服，每天 1 次。4 月 30 日行右上肢深静脉造影，显示右上肢贵要静脉、肱静脉、腋静脉可见大量充盈缺损，造影剂至锁骨下静脉不明显，可见明显侧支循环形成（图 5-7）。诊断为锁骨下静脉狭窄，鉴于造影结果而拔除 PICC 导管，继续给予溶栓、抗凝等治疗。5 月 4 日复查血凝四项：部分凝血活酶时间 29.9 秒；D-二聚体 0.447mg/L；纤维蛋白原含量 2.03g/L；凝血酶原时间活动度 129%；凝血酶原时间 9.9 秒；国际标准化比值（INR）0.89；凝血酶时间 16.3 秒。5 月 5 日行右上肢深静脉造影，显示右上肢贵要静脉、肱静脉、腋静脉充盈缺损较前好转，锁骨下静脉可通过侧支循环浅淡显影，造影排空延迟（图 5-8）。5 月 6 日行右上肢深静脉造影及锁骨下静脉球囊扩张、支架置入术，锁骨下静脉狭窄处置入 10mm×60cm Condis 支架（图 5-9）。再次造影显示右侧锁骨下静脉通畅，造影剂顺利回流。5 月 7 日患者右上肢肿胀减轻，憋胀感也明显减轻，右上肢臂围为 28.5cm。加用华法林片 2.5mg、硫酸氢氯吡格雷片 75mg 口服，每天 1 次。5 月 10 日右上肢无明显肿胀，臂围为 28.2cm。复查血凝结果：部分凝血活酶时间 31.1 秒，D - 二聚体 0.462mg/L，纤维蛋白原含量 2.34g/L；凝血酶原时间活动度 131%；凝血酶原时间 9.8 秒；国际标准化比值（INR）0.88；凝血酶时间 13.6 秒。给予醋酸泼尼松片 20mg 口服，每天 1 次（逐渐减量），华法林钠片 2.5mg 口服，每天 1 次（半年），阿司匹林肠溶片 100mg，每天 1 次（长期），患者于 5 月 10 日出院。

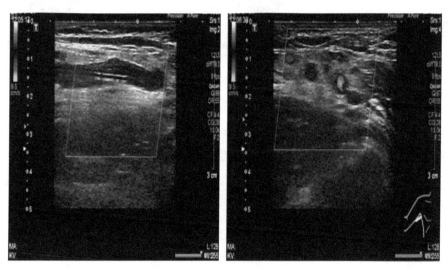

图 5-6　2015 年 4 月 26 日右上肢彩超

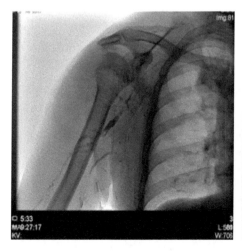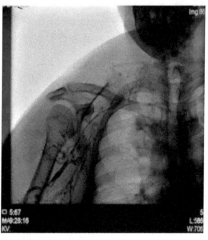

图 5-7　2015 年 4 月 30 日右上肢深静脉造影

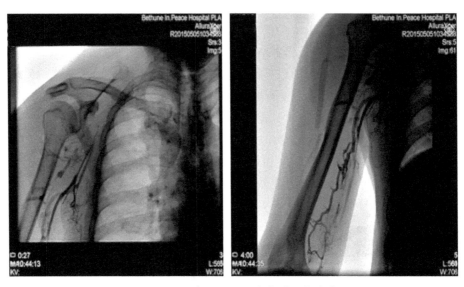

图 5-8 2015 年 5 月 5 日右上肢深静脉造影

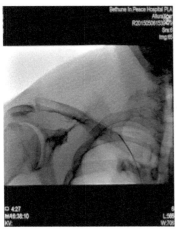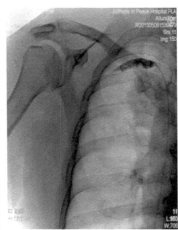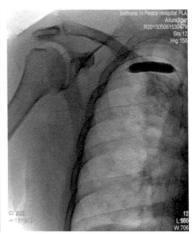

图 5-9 2015 年 5 月 6 日右上肢深静脉造影，锁骨下静脉球囊扩张及支架置入

【分析】静脉血栓形成的三大要素是静脉壁损伤、血流缓慢、血液高凝状态。60% 的恶性肿瘤患者易并发血栓和血液高凝状态。该患者为肺癌Ⅳ期，癌细胞的浸润使得患者血液呈高凝状态；此患者属于肺癌脑转移，应用甘露醇脱水治疗，化疗期间患者食欲缺乏、饮水不足等促进了静脉血栓的形成。该患者 4 月 26 日诊断为深静脉血栓后，积极进行溶栓、抗凝治疗，静脉血栓的症状不但没减轻，反而越来越重。4 月 30 日通过静脉造影发现锁骨下静脉狭窄，因锁骨下静脉狭窄而且又置入了 PICC 导管，则造影时未显示造影剂通过，随即拔除 PICC 导管（造影未显示导管外壁上有附壁血栓），解除了锁骨下静脉狭窄处的堵塞现象，持续的抗凝、溶栓治疗及锁骨下静脉侧支循环的建立，使得患者右上肢肿胀、疼痛逐渐缓解。另外，该患者是从贵要静脉置入 PICC 导管，而贵要静脉、肱静脉均没有

血栓，说明锁骨下静脉狭窄是主要因素。5 月 6 日行右上肢深静脉造影、锁骨下静脉球囊扩张、支架置入而彻底解决了锁骨下静脉狭窄的问题。

超声检查具有无创、安全、快捷、费用低等特点，已被临床广泛应用于诊断静脉血栓，但也有一定的局限性。血管造影是侵入性操作，而且费用高并且易造成造影剂负荷和放射损害，临床应用较少。静脉血管造影是诊断静脉血栓的金标准，因造影剂被注入血管里，且 X 线无法穿透造影剂，故在超声检查无法明确诊断的情况下，可选择静脉血管造影。因为血管造影可以准确地反映血管病变的部位和程度。

【经验与体会】

（1）掌握静脉血栓的高危因素：患者有无高凝状态的慢性疾病，如恶性肿瘤、糖尿病等；有无血栓史；有无凝血指标异常等。

（2）科学评估血管：在超声引导下 PICC 置管前要探查相关血管（包括备用血管），如贵要静脉、肱静脉、腋静脉至锁骨下静脉，必要时行血管的彩色多普勒超声检查。

（3）预防静脉血栓：熟练掌握穿刺技术，提高一针穿刺成功率；选择管径合适、材质优良的 PICC 导管，美国疾病控制与预防中心声明，聚氯乙烯、聚乙烯材料的导管比聚氨酯、硅胶类的导管发生血栓的危险性高，应用聚氯乙烯导管其血栓性静脉炎发生率为 70%，而硅胶导管为 20%。

（4）防止血栓脱落：发生 PICC 相关性静脉血栓后，必要时请血管外科会诊。患者要绝对卧床休息、抬高患肢，避免在患肢上输液（溶栓除外）、注射、测量血压、冷热敷，每天测量臂围，观察皮肤颜色、温度、感觉及桡动脉搏动，观察患者有无突发性心悸、气促、呼吸困难、胸痛、咯血等情况，做好记录，预防肺栓塞的发生。

（5）观察出血倾向：正确使用溶栓、抗凝药物治疗，尽量减少有创操作次数，操作后延长局部按压时间。观察有无皮肤瘀斑、牙龈出血、鼻出血、血尿、黑便等。定时查尿常规、粪便潜血、凝血四项等。

第四节　放置滤网拔除 PICC 导管

【病例资料】患者，刘某，男，74 岁，咳嗽、声音嘶哑、饮水呛咳 5 个月，诊断为左肺中心型肺癌伴肺门淋巴结转移，曾行左肺病灶放疗，2012 年 2 月 6 日为行化疗入院，入院后凝血四项及 D-二聚体正常，双侧颈部及锁骨下淋巴结未见异常。2 月 9 日行左上肢肘上贵要静脉穿刺置入三向瓣膜式 PICC 导管，胸部 X 线片显示导管尖端位于脊柱左侧第 7 胸椎上缘水平，位置良好（图 5-10）。于 2012 年 2 月 13 日开始行吉西他滨＋奈达铂，21 天 1 个疗程的方案化疗。4 月 27 日行颈部淋巴结检查发现左颈内静脉血栓并可见导管（图 5-11）。胸部 X 线片报告：PICC 导管位于左颈部（第

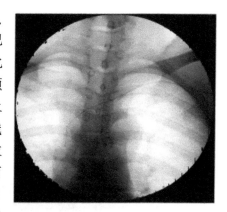

图 5-10　2 月 9 日胸部 X 线片显示导管位置良好

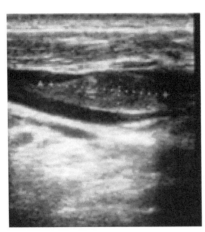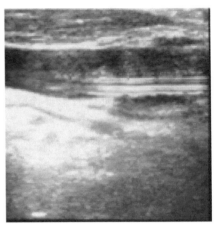

图 5-11　4 月 27 日行颈部淋巴结超声检查，发现左颈内静脉血栓并在左颈内静脉血栓可见导管

3 颈椎及第 4 颈椎椎体水平）（图 5-12）。

【处理方法】B 超发现左颈内静脉血栓和置入导管后，立即进行胸部 X 线检查。抽血查凝血四项和 D-二聚体（为 705ng/ml）。遵医嘱立即给予低分子肝素钙 6000U 皮下注射，每 12 小时 1 次。在此期间多次行超声检查，血栓较前缩小，继续上述的抗凝治疗，停用该导管。利用外周静脉继续原方案化疗。

6 月 1 日超声报告颈内静脉血栓较前增大并腋静脉内可见 2.5cm×0.5cm 血栓（图 5-13）。

6 月 2 日行上腔静脉造影加滤网置入术并 PICC 导管拔除，6 月 7 日超声显示颈内静脉、腋静脉部分再通（图 5-14，图 5-15）。

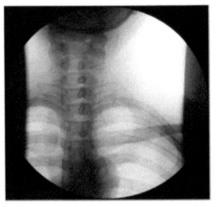

图 5-12　4 月 27 日胸部 X 线片报告 PICC 导管位于左颈部（第 3 颈椎及第 4 颈椎椎体水平）

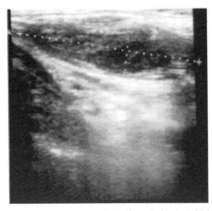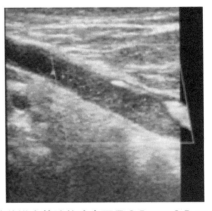

图 5-13　6 月 1 日超声报告颈内静脉血栓较前增大并腋静脉内可见 2.5cm×0.5cm 血栓

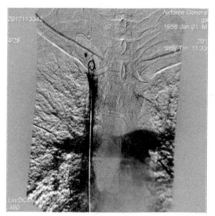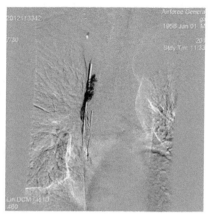

图 5-14　6 月 2 日放置滤网，拔除 PICC 导管

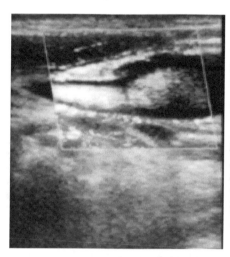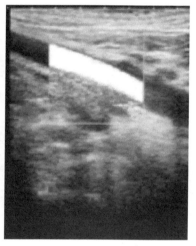

图 5-15　6 月 7 日彩超显示左侧颈内及腋静脉血栓部分再通

第五节　抗凝治疗血栓消失后拔除 PICC 导管

【病例资料 1】患者，马某，男，61 岁，2014 年 10 月因咳嗽、咳痰而行肺部 CT 检查并进行肺穿刺活检，诊断为中分化腺癌，为行化疗于 2014 年 11 月 3 日进行了左上肢 PICC 置管，完成 6 周期 NP 方案化疗后，2015 年 3 月 30 日准备拔除 PICC 导管，患者上肢无肿胀，臂围无变化，拔管前行常规血管超声检查，发现左侧腋静脉、锁骨下静脉血栓形成（图 5-16）。

【处理方法】查血 D - 二聚体定量为 663ng/ml。立即给予低分子肝素钙 4100U，皮下注射，每 12 小时 1 次，给予华法林 3mg 口服，每天 1 次，4 月 3 日超声示左侧腋静脉血栓消失，锁骨下静脉血栓较前减小。4 月 4 日停用低分子肝素钙，继续口服华法林，每天 1 次，遵医嘱抽血查凝血四项，并根据检验结果调整用量，于 4 月 8 日停华法林。4 月 9 日超声示左侧锁骨下静脉及腋静脉血栓消失，于 4 月 10 日顺利拔除 PICC 导管（图 5-17，图 5-18）。

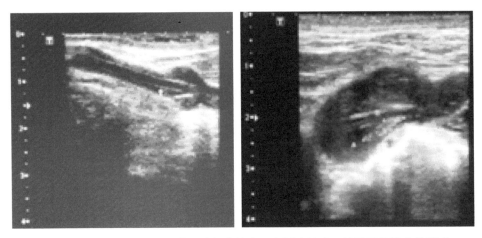

图 5-16　3 月 30 日置管上肢血管超声检查示左侧腋静脉、锁骨下静脉血栓形成

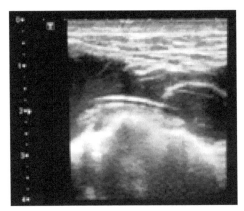

图 5-17　4 月 9 日超声示左侧锁骨下静脉血栓消失

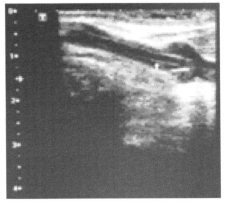

图 5-18　4 月 9 日超声示左侧腋静脉血栓消失，于 4 月 10 日顺利拔除 PICC 导管

【病例资料 2】患者，宋某，女，72 岁，胰腺癌，2014 年 4 月 25 日患者在门诊拔管前行超声检查，其显示腋静脉处局部血栓附壁。

【处理方法】抗凝治疗：给予低分子肝素 6400U 皮下注射，每天 1 次。2014 年 5 月 4 日（抗凝 6 天后）患者置管静脉超声示血栓消失。拔除 PICC 导管。

【病例资料 3】患者，陈某，男，31 岁，因睾丸癌收入泌尿外科行化疗，患者置管后自感肢体肿胀，查体检查臂围略增粗，B 超检查显示无血栓形成。嘱其加强锻炼，尽量勿压置管侧上臂。1 周后患者再次请会诊诉置管肢体肿胀疼痛，查体可见置管侧胸壁出现明显浅静脉曲张，5 月 27 日 B 超检显示血栓形成（图 5-19，图 5-20）。

【处理方法】患者体重为 91.5kg，遵医嘱抗凝治疗方案：低分子肝素钙注射液 4100U 皮下注射，每 12 小时 1 次。抗凝第 3 天复查 B 超，置管静脉内可见中低回声分布，B 超显示其内未见血流信号。抗凝第 7 天复查 B 超，置管静脉血栓消失。顺利拔除 PICC 导管。

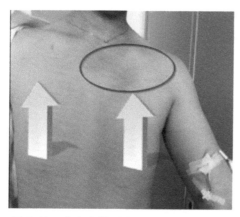

图 5-19　患者置管侧胸壁出现浅静脉曲张

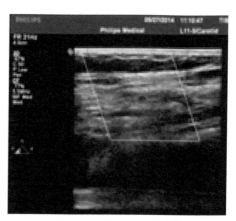

图 5-20　B 超示血栓形成

【病例资料 4】患者，唐某，女，60 岁，因头部外伤入住神经外科，住院期间因病情需要而留置 PICC 导管，导管尖端位置良好，带管期间无并发症发生，带管 1 月余，治疗完成出院前欲拔管。置管静脉血栓排查，B 超示 PICC 导管周边有血栓附着，置管静脉血栓形成诊断明确。患者肢体无红肿热痛症状。

【处理方法】遵医嘱抗凝治疗方案：低分子肝素钙注射液 4100U 皮下注射，每 12 小时 1 次。抗凝第 2 天，B 超显示在上肢头静脉导管周边有血栓附着，较前减少。抗凝第 9 天复查 B 超，置管静脉血栓消失。顺利拔管。

【病例资料 5】患者，男，48 岁，因鼻窦炎手术入院，手术后入住 ICU 观察，置入双腔 Power PICC 导管，3 周后病情好转，要求拔管出院，B 超检查置管静脉扩张，导管周围血栓形成至腋静脉。查体显示患者置管周围皮肤无明显红肿、压痛。

【处理方法】患者体重为 108kg，遵医嘱抗凝治疗方案：低分子肝素钠注射液 5000U 皮下注射，每 12 小时 1 次。抗凝第 5 天复查 B 超，置管静脉血栓较前缩小，继续上述的抗凝治疗。抗凝第 10 天复查 B 超，置管静脉血栓消失。顺利拔管。

【病例资料 6】患者，朱某，男，85 岁，诊断为上消化道出血，2015 年 7 月 23 日由于患者血管条件极差，不能进食，需要静脉高营养液支持治疗，因此行超声引导下上臂 PICC 置管术，置管过程顺利。患者右上肢贵要静脉置管，导管置入长度为 36cm，外露导管为 6cm，送管过程顺利，导管尖端位置平第 7 胸椎下缘，位于上腔静脉下段。2015 年 8 月 5 日带管时间为 14 天，置管侧肢体水肿，年龄大、偏瘫、长期卧床，D-二聚体高。B 超检查置管静脉，结果为置管静脉未见血流信号，血栓形成（图 5-21）。

【处理方法】

（1）抬高患肢，翻身侧卧时避免压迫置管肢体（图 5-22）。

（2）做握拳 8 ~ 10 秒再放松的动作，也可以按摩指端及前臂促进血液回流，缓解水肿造成的不适症状（图 5-23）。

（3）患者为上消化道出血，根据患者病情，遵医嘱给予低分子肝素钙抗凝治疗，并监测凝血指标。

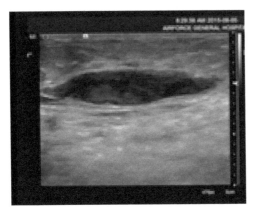

图 5-21　8 月 5 日置管第 14 天出现置管静脉血栓

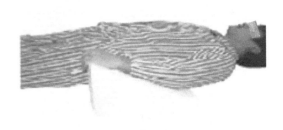

图 5-22　抬高患肢，翻身侧卧时避免压迫置管肢体

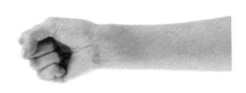

图 5-23　做握拳 8 ～ 10 秒再放松的动作，也可以按摩指端及前臂促进血液回流，缓解水肿造成的不适症状

（4）8 月 7 日开始给予低分子肝素钙 4000U 皮下注射，每天 1 次。8 月 10 日抗凝第 4 天，B 超示血栓较前改善，凝血功能正常，改为低分子肝素钙 4000U 皮下注射，每 12 小时 1 次。8 月 17 日抗凝第 11 天，血栓附壁且较前好转，继续抗凝治疗。8 月 25 日抗凝第 18 天，血栓消失。患者治疗完成后拔除 PICC 导管。

【分析】

（1）形成血栓的原因

1）肿瘤患者静脉血栓形成的发病率：在癌症患者的尸体解剖中常见静脉血栓，其发生率可高达 50%，Ⅱ 期乳腺癌接受化疗者静脉血栓发生率为 5% ～ 13%，年龄大于 50 岁妇女血栓发生率最高。肿瘤患者在疾病进展期血栓风险增加。易并发血栓的肿瘤有胰腺癌、肺癌、胃癌；女性肿瘤中最常见的是妇科癌。

2）病理学：电子显微镜技术已经证实在原发及转移癌病灶内和周围存在纤维蛋白，同样也发现血小板血栓和生长中的肿瘤细胞紧密结合。

3）高凝的发病学：已经证实，50% 的癌症和 90% 的转移瘤患者中存在数个凝血因子升高及 D - 二聚体和血小板的增加，使血液处于高凝状态或称为易栓状态。由于卧床使血流动力学发生改变，有助于凝血系统的激活。肿瘤细胞有多种促凝活性因子，可启动凝血过程的第一步。肿瘤细胞可产生炎性细胞因子，影响内皮细胞的抗凝特性。

4）引起高凝的外来因素：化疗、激素、血液细胞生长因子、中心静脉导管留置等都不可避免的参与血栓形成。由于以上因素可改变凝血因子和自然抗凝物质的水平，降低纤维活性和直接造成内皮细胞损伤，从而启动凝血系统。

5）导管异位：异位的导管尖端离开上腔静脉而移位于较上腔静脉狭窄的静脉内，则导管尖端对所处的静脉内膜反复摩擦刺激；导管异位后所处的静脉管腔截面积相对减少，使得该处血流缓慢，尤其是在输注刺激性药物时造成血管内膜损伤，可形成局部静脉血栓或加重已形成的静脉血栓程度。

（2）血栓的预防

1）对 D - 二聚体增高的患者，及时应用抗凝药物——低分子肝素钙注射液，其药物成分为低分子肝素钙，是由肠系膜获取的氨基葡聚糖（肝素）片段的钙盐，具有很高的抗凝血因子活性，不延长出血时间，不改变活化部分凝血活酶时间（APTT）。预防性用药可使肿瘤患者 PICC 置管后的静脉血栓发生率明显降低。

2）加强置管后的健康宣教，嘱患者适当抬高置管侧上肢，要经常做握拳等活动以加快血液流速；保持大便通畅，避免胸膜腔及腹腔压力的突然增高而致的导管移位诱发血栓的发生。

3）及早发现导管的移位并予以纠正，可以预防血栓的发生。

【经验与体会】PICC 置管患者静脉血栓是临床较常见且严重的并发症，特别是肿瘤患者 PICC 置管后静脉血栓的发病率更高。因此，血栓的预防显得尤为重要。另外及早发现导管的移位，可避免血栓的发生。建议将定期的颈部超声或胸部 X 线检查列入 PICC 置管患者的护理常规，这样可以及时发现血栓的形成和导管的移位并予以有效的处置，从而可有效地防止静脉血栓。

第六节　血栓性静脉炎的治疗

一、爱立敷薄型泡沫敷料外贴治疗血栓性静脉炎

【病例资料】患者，陈某，男，66 岁，诊断为肺癌，2014 年 2 月 25 日行超声引导下 PICC 置管术，置管过程顺利。患者经左上肢肱静脉，一针穿刺成功，送管顺利，置管长度为 48cm，外露导管为 6cm，导管尖端位置平第 6 胸椎，位于上腔静脉中下段。2014 年 3 月 11 日来笔者所在医院门诊就诊，患者化疗后 1 周，带管出院，就诊后检查发现导管穿刺点有脓血样渗出，穿刺点向近心端皮肤出现红肿热痛，肢体肿胀，臂围增粗 3cm（图 5-24），患者主诉发热，测体温为 38.2℃。血常规及凝血功能显示白细胞低、凝血功能异常、D - 二聚体增高。给予置管静脉 B 超检查，结果显示置管静脉未见血流信号，血栓形成。

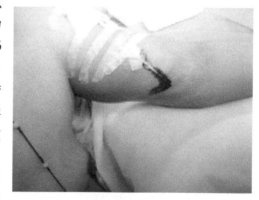

图 5-24　患者置管局部有明显的红肿热痛症状，穿刺点有脓血样渗出

【处理方法】本病例的血栓性静脉炎处理方法如图 5-25 ～图 5-30 所示。治疗完成后，行 B 超声检查示置管静脉血流通畅，拔除 PICC 导管。

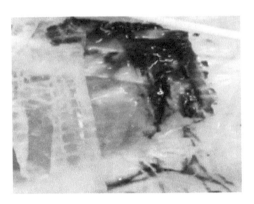

图 5-25　去除固定敷料，观察评估，固定敷料上的脓血样渗出物呈果冻状

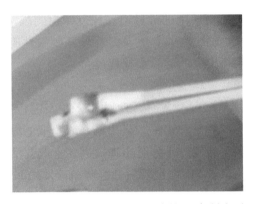

图 5-26　用棉签轻柔地处理穿刺点脓血，不应挤压，以免感染扩散

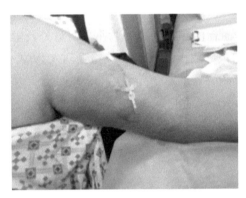

图 5-27　局部消毒，消毒动作要轻柔，避免血栓脱落

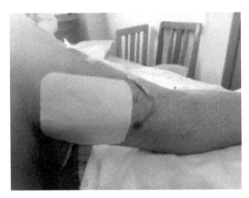

图 5-28　红肿部位贴爱立敷薄型泡沫敷料，穿刺点略红肿，局部涂 2.5% 碘酊，待干

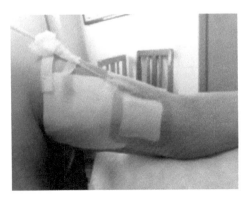

图 5-29　穿刺点贴吸渗液敷料（爱立敷粘性敷料），嘱患者 1 周后再维护

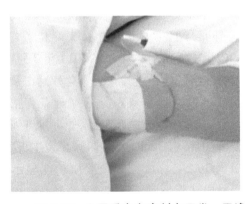

图 5-30　2 周后患者穿刺点正常，无渗液，置管静脉周围无红肿热痛，住院继续完成化疗计划

二、超薄型自黏性软聚硅酮泡沫敷料外贴治疗血栓性静脉炎

【病例资料】患者，林某，男，51 岁，诊断为急性早幼粒细胞白血病，2012 年 2 月 24 日就诊入院，2 月 28 日在笔者所在科室行 PICC 置管术，置管过程顺利。患者血管一般，有紧张情绪，在左侧肘下 2cm 的贵要静脉置管，一针穿刺成功，送管顺利，置管长度为 55cm，外露导管为 0cm，臂围为 31cm，X 线片示 PICC 尖端位于第 7 胸椎下缘。2 月 24 日予视黄酸（又称维甲酸）诱导急性早幼粒白血病细胞分化，碳酸氢钠碱化尿液，别嘌呤醇控制尿酸形成，于 2 月 29 日开始行柔红霉素 60mg/d 第 1 ～ 5 天方案化疗。3 月 16 日患者穿刺处上方 5cm 处皮肤肿痛，范围约为 10cm×8cm，并且肿痛范围逐渐扩大，3 月 19 日行血管彩超，置管侧贵要静脉中段及远心端腔内可探及絮状中等回声，未探及明显血流信号，怀疑血栓形成。

【处理方法】超薄型自黏性软聚硅酮泡沫敷料（美皮康）外贴治疗血栓性静脉炎的处理方法如图 5-31 ～图 5-38 所示。

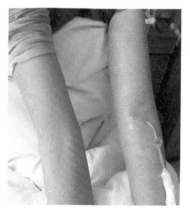

图 5-31　3 月 16 日患者穿刺上方 5cm 处皮肤肿痛，范围约为 10cm×8cm

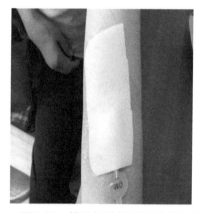

图 5-32　给予红外线照射 30 分钟后，碘伏消毒、20% 高渗盐水凝胶（美清佳）外涂，超薄型美皮康外贴，每天换药

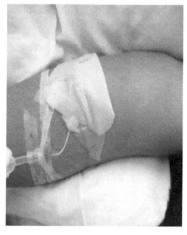

图 5-33　3 月 17 日穿刺处上方肿痛范围较前扩大，约为 15cm×8cm

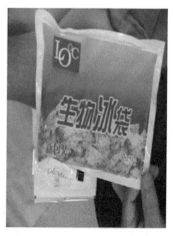

图 5-34　给予冰袋冷敷 30 分钟后碘伏消毒、美清佳外涂，美皮康外贴，每天换药

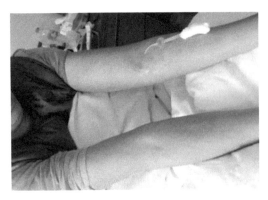

图 5-35　3月 18 日 23：00 穿刺处肿痛范围继续扩大，约为 32cm×8cm，皮温高，微红，加用庆大霉素棉纱压迫穿刺点。指导患者勤做松握拳运动，并予抬高左上肢

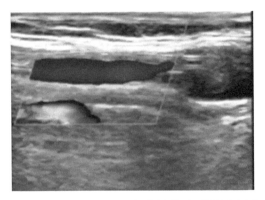

图 5-36　3月 19 日行血管彩超，提示左侧贵要静脉腔内探及平行管状中强回声（置管术后改变？），左侧贵要静脉中段及远心端腔内可探及絮状中等回声，未探及明显血流信号（血栓形成？）

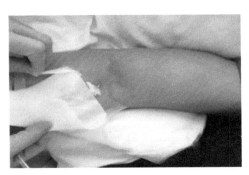

图 5-37　3月 20 日低分子肝素钙抗凝治疗，拔除 PICC 导管

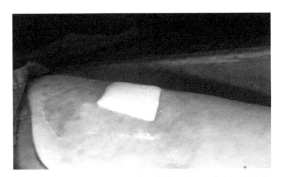

图 5-38　拔管后予红外线照射，美盐＋地塞米松＋利多卡因湿敷，美皮康外贴，抬高左上肢等处理。肿痛逐渐消退。3月 28 日左上肢红肿消退，无再诉疼痛

【分析】白血病（M3 型）初诊时患者的血液呈高凝状态，肿瘤细胞能通过组织因子或其他促凝因子的作用直接激活凝血酶原从而启动外源性凝血途径；也可通过 T 淋巴细胞的介导激活单核细胞，合成和表达各种促凝物质，间接激活凝血系统。

该患者是急性早幼粒细胞白血病初期患者，出现高凝状态，导致血栓形成，当发现血栓形成时应当先进行溶栓，保护穿刺血管及周围组织，不得立即拔出 PICC 导管，应抬高患肢并高于心脏水平，但不得按摩患肢，以免造成血栓脱落，引起肺栓塞。出现血栓性静脉炎的患者，予碘伏消毒、美清佳外涂，超薄型美皮康外贴。并密切观察记录患肢的臂围、穿刺处的情况、皮肤的温度、颜色及动脉搏动情况，以利于判断病情。经过抗凝或溶栓治疗后检查，确认血栓已经溶解或机化附着血管壁，然后才可以拔除导管，拔管时先回抽血液 2ml，目的是抽出导管末端可能有的血栓，防止拔管后栓塞。

患者后期恢复良好，高凝状态较前缓解，分别于 2012 年 4 月 23 日、2013 年 7 月 6 日及 2013 年 10 月 9 日再次置管，期间管道维护良好，无再出现血栓情况。

【经验与体会】

（1）在这个病例中，我们得到了一个结论，急性早幼粒细胞白血病的患者，化疗第一期处于高凝状态，不适合 PICC 置管。

（2）当遇到穿刺处肿痛时，应当及时处理，并进行血管彩超以密切观察血管及导管变化。

（3）当出现血栓时，我们应当及时进行溶栓、抗凝，肿痛时应当予碘伏消毒、美清佳外涂，超薄型美皮康外贴。

（4）拔管时，应确认血栓已经溶解或机化附着血管壁，然后才可以拔除导管，拔管前先回抽导管内血液 2ml，目的是抽出导管末端可能有的血栓，防止拔管后栓塞。

第七节　抗凝治疗无效带栓拔管

【病例资料】患者，蔡某，女，60 岁，诊断：子宫恶性肿瘤；盆腔、膀胱、直肠局部浸润，2014 年 6 月 25 日在笔者所在医院门诊行超声引导下 PICC 置管术，左侧置管侧臂围为 26cm，右侧为 26cm，首选贵要静脉，一针穿刺成功，送管顺利，置管长度为 41cm，外露导管为 6cm，共 47cm；导管尖端位置平第 8 胸椎、位于上腔静脉下段。患者在笔者所在医院泌尿外科行 GC 方案化疗。2014 年 7 月 3 日 PICC 导管留置第 8 天患者主诉置管侧肢体胀痛，穿刺点周围硬结，请笔者所在科室会诊。查体：穿刺点上方沿置管静脉触之发硬，有红肿，皮温不高，触之疼痛，臂围为 29cm，比置管前粗了 3cm（图 5-39）。置管侧肢行超声检查提示左上肢静脉 PICC 置管术后，置管静脉血管腔内径正常，管腔内透声不清晰，可见管样强回声，探头加压不能压瘪，彩色多普勒血流显

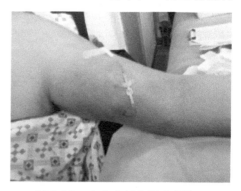

图 5-39　患者左侧上肢穿刺点周围出现红肿、硬结，触之疼痛，臂围为 29cm，比置管前粗了 3cm

像：置管静脉管腔内未见血流信号通过，左上肢置管静脉处见血栓形成。

【处理方法】查 D-二聚体定量数值为 519ng/ml。给予低分子肝素钙注射液 4100U 皮下注射，每 12 小时 1 次。全血细胞分析示白细胞 2.3×10^9/L、血小板 91×10^9/L。给予重组人粒细胞刺激因子 0.3mg 皮下注射，每天 1 次。患者白细胞升至 13.33×10^9/L、血小板降至 26×10^9/L。D-二聚体定量数值 615ng/ml，较前无明显变化，给予血小板治疗量静脉滴注。仍然用低分子肝素钙注射液 4100U 皮下注射，每 12 小时 1 次。7 月 25 日回访，置管侧肢体肿胀消失，臂围为 26.5cm。全血细胞分析示白细胞低至 15.8×10^9/L、血小板升至 105×10^9/L。复查超声，左上肢置管静脉血栓比 7 月 13 日超声检查结果减轻。给予西洛他唑片 50mg 口服，每天 2 次，低分子右旋糖酐注射液 500ml 静脉滴注，每天 1 次。7 月 21 日复查超声，左上肢置管静脉血栓仍然存在，但较前减轻。7 月 28 日患者因出院强烈要求拔管，置管静脉上方血栓部位纱布覆盖，沿纱布上方部位用弹性绷带螺旋式缠绕包扎，在无菌操作下将导管向同一方向边旋转边缓慢拔除，过程顺利，然后给予无菌透明敷

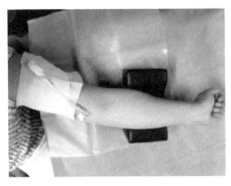

图 5-40   7 月 28 日患者因出院强烈要求拔管。置管静脉上方血栓部位纱布覆盖

料覆盖穿刺处并按压穿刺处 30 分钟（图 5-40 ～图 5-42）。

【分析】当置管侧出现静脉血栓时，应该首先分析每个个体静脉血栓发生的原因，对该患者来说，置管侧肢体肿胀及上臂肌肉酸胀、疼痛、有硬结，考虑置管侧肢体静脉血栓形成。所以首先做血管超声和血管造影来检查和排除，皮下注射低分子肝素钙注射液，静脉滴注低分子右旋糖酐注射液，目的是降低血液的黏稠度，抗凝治疗。该患者置管侧静脉有血栓，就有栓子脱落导致肺栓塞的可能；当给予抗凝治疗时有出血的风险，要注意监测。拔管是在笔者所在医院血管外科医生的指导下进行的，置管侧腋下放置止血带，在血栓部位处用弹性绷带包扎，在无菌操作下将导管向同一方向边旋转边缓慢拔除，这样操作可以预防血栓脱落。

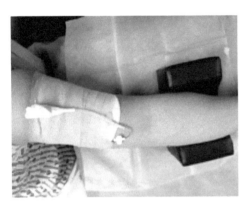

图 5-41   沿纱布上方部位用弹性绷带螺旋式缠绕包扎

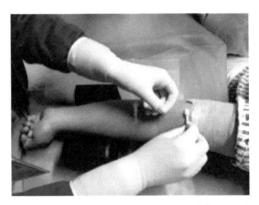

图 5-42   在无菌操作下将导管向同一方向边旋转边缓慢拔除。过程顺利，拔除的导管完整无破损

【经验与体会】

（1）PICC 置管由 PICC 专科护士操作，首选贵要静脉；正确选择导管型号；穿刺时尽量一次成功，避免反复穿刺和暴力送管造成血管内皮细胞损伤。

（2）加强护理干预，预防 PICC 置管后静脉血栓的发生，指导患者正确握拳动作，注重按摩置管侧肢体，多饮水，预防血栓发生。

（3）PICC 置管术后如果出现血栓，不能在血栓急性期拔管，如果强行拔管会导致血栓脱落，严重者可引起肺栓塞甚至死亡。通过抗凝治疗使血栓溶解，血栓减小，或血栓机化后，在医生的监督指导下，通过一些干预措施才能拔管。

（4）患者出现血栓后要在专科医生的指导下抗凝治疗；注意监测凝血情况，防止出血，置管侧肢体抬高制动，防治栓子脱落。

（5）带栓拔管时要在血栓部位用弹性绷带包扎，置管侧腋下放置止血带，在无菌操作下将导管向同一方向边旋转边缓慢拔出，可以防止血栓脱落，此方法工作中可以借鉴。

第6章 PICC导管堵塞的处理

PICC 可为患者提供长期的治疗通道，尤其是在肿瘤患者治疗中，显著降低了因化疗对周围静脉刺激所导致的静脉炎，避免中断患者的治疗。导管堵塞在所有并发症中发生概率最高，高达 21.37%。导管阻塞是长期留置导管最常见的非感染性并发症，中心静脉堵管的原因可以是管腔内的因素，也可能是管腔外的因素。在日常的维护过程中，由于操作者冲封管技术不到位、患者胸膜腔及腹腔压力高或导管异位等，都可能导致血凝性堵管。管腔外堵塞的原因有导管所处部位的解剖结构异常、导管尖端贴在血管壁上、导管顶端血栓或纤维蛋白鞘形成，管腔外堵塞的表现往往是能注入液体，但不能抽出回血。导管堵塞后不能及时找到原因或无法通过有效方法再通，也成为非计划拔管增加的主要原因之一。堵管判断方法：①通畅，抽取有回血、推注液体顺利，液体滴速 ≥ 100 滴 / 分；②轻度堵塞，抽取有回血，液体滴速为 60 ～ 99 滴 / 分；③中度堵塞，抽取有回血，液体滴速为 20 ～ 59 滴 / 分；④完全阻塞，抽取无回血和（或）液体滴速 ≤ 19 滴 / 分。

第一节 尿激酶三通负压溶栓法

【病例资料 1】患者，吕某，女，37 岁，诊断为左侧乳腺癌，2015 年 1 月 16 日在超声引导下行 Power PICC 置管术，置管过程顺利。选择患者右侧肘上贵要静脉，一针穿刺成功，送管顺利，置管长度为 42cm，外露导管为 3cm，导管尖端位置平第 6 胸椎、位于上腔静脉中下段。患者实施的是乳腺癌新辅助治疗，术前接受化疗 3 次，之后行乳腺癌改良根治术。于 2015 年 4 月 8 日来笔者所在医院门诊就诊，门诊换药冲管时发现堵管。患者带管时间为 92 天，院外带管期间每周进行 PICC 局部换药并正压冲管 1 次。就诊后给予拍胸片，PICC 导管尖端位于上腔静脉中下段。

【处理方法】本病例采用尿激酶三通负压溶栓法，处理方法如图 6-1 ～图 6-6 所示。

【分析】应用 PICC 输液时，密切观察滴速，一般液体经 PICC 置管的滴速应在 80 滴 / 分以上，如果发现滴速在 50 滴 / 分以下，则提示出现导管堵塞，要及时处理。首先检查外部因素和患者体位，检查导管的体外部分是否出现扭曲、打折，以排除机械性导管堵塞。血栓性导管堵塞应在 6 小时内处理，此时血栓形成时间短，对溶栓药物反应较敏感，复通机会较大。如通管失败，虽可行原位换管术，但因此对患者造成的心理和经济上损失是显而易见的。

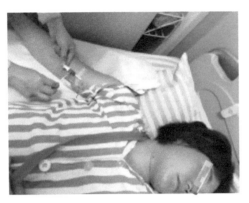

图 6-1　充分消毒输液接头与导管连接处。导管下铺设无菌治疗巾

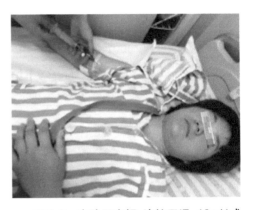

图 6-2　去除肝素帽，连接三通，10ml（或 20ml）空注射器接三通主支，封闭侧支，尝试回抽

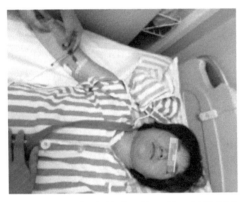

图 6-3　如注射器不能回抽，三通侧支接 1ml 注射器（含配制好尿激酶溶液）

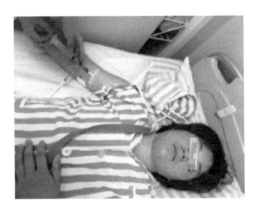

图 6-4　抽吸 10ml 注射器，将 1ml 注射器中尿激酶液自动吸进导管，关闭连接 10ml 注射器三通开关，保留尿激酶液 20 ～ 30 分钟

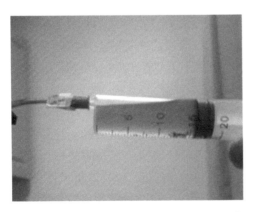

图 6-5　回抽出导管内溶解的血凝块。如此反复，直至导管畅通

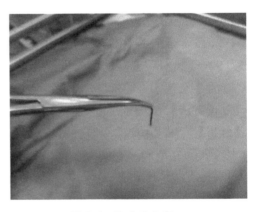

图 6-6　取出的血栓

【经验与体会】

（1）按规范的方法采用脉冲式冲管和封管。每天治疗结束后用生理盐水 20ml 脉冲式冲管，肝素盐水 (125U/ml) 正压封管。未输液时每 1～3 天封管 1 次，保持 PICC 导管的顺畅，避免扭曲、打折。带管出院患者需 1 周冲封管 1 次，并酌情加大肝素钠的浓度 (500U/ml) 来抗凝。输血及输注高黏滞液体时应增加冲管次数 (2～3 小时 1 次)，以防导管堵塞。

（2）当遇到堵管发生时，首先分析不同个体堵管的原因，采用排除法对症处理。必要时请静脉治疗专科护士会诊。

（3）当确认为血栓性堵管时，可首选尿激酶溶栓法，同时积极争取时间，采用有效药物浓度实施处理。

（4）尿激酶溶栓法的核心环节把握四点：①合理运用三通接头，保证三通主干抽吸负压后，及时关闭主干阀门；侧支则借助负压自行吸入尿激酶。②保持尿激酶配置液在导管中持续 20～30 分钟再抽出。③堵管疏通过程中，应绝对保持抽吸为首要步骤。④血栓栓子抽出时，应随即抽出 5ml 左右血液，谨防导管内小栓子残留。

【病例资料2】患者，叶某，女，36 岁，诊断为急性髓细胞白血病，2014 年 2 月 8 日在笔者所在医院血液科病房行常规法 PICC 置管术，置管过程顺利，胸部正位片见导管尖端位于第 7 后肋，输液通畅，按计划每 4 周行化疗 1 次，每次化疗结束生理盐水冲封管后带管回家休息。2014 年 5 月初入院准备行第 4 次化疗，第 1 天输液前冲管时发现导管完全堵塞，无回血且推注阻力大，仔细检查体外部分导管内有血液，导管无脱出，胸片示导管尖端无移位。询问病史，最近 1 次维护间隔 10 天进行的，超过了 7 天常规冲管时间。

【处理方法】在本病例中，尿激酶三通负压溶栓法治疗导管堵塞的处理方法如图 6-7～图 6-12 所示。

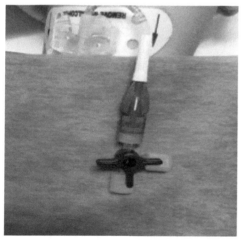

图 6-7　取下 PICC 导管上输液接头，接上三通接头

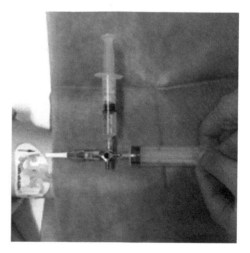

图 6-8　三通一端接抽有 5000U/ml 尿激酶的注射器，另一端接空注射器

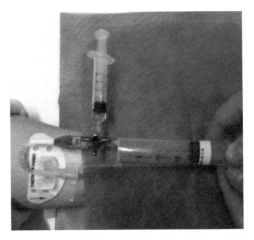

图 6-9　关闭含尿激酶的注射器，打开空注射器并用力回抽，抽空 PICC 导管使形成负压

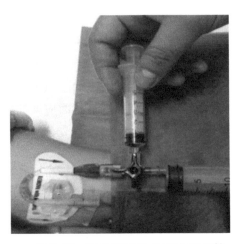

图 6-10　再关闭三通，对其加以旋转，到达空注射器接口的位置，将有尿激酶的注射器接口同时打开，使药液进入 PICC 导管后再将三通关闭

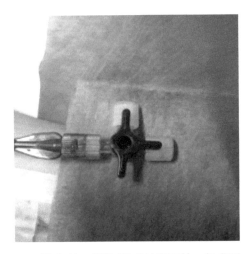

图 6-11　保留 30 分钟后回抽，如有回血出现，则抽取 3～5ml 回血后弃去，再予生理盐水 20ml 行冲管，肝素钠稀释液行正压封管

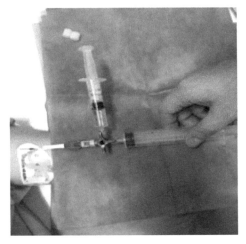

图 6-12　若未通畅，需对以上的操作重复进行，至通畅。同时可对 PICC 导管行挤压以捻碎导管内凝血

【分析】当遇到 PICC 导管在院外休疗期完全堵塞时，首先排除导管脱出与导管移位，了解患者维护情况，该患者本次堵管前一次冲管时导管通畅，按规范维护后带管回家，侥幸认为即将住院维护超过几天不会有事，结果患者在家时承担部分家务，置管侧手臂活动幅度较大，难免发生回血现象，未被发现并冲管不及时导致凝血堵管。

【经验与体会】

（1）利用该病例教育所有带管生活的患者，休疗期严格按维护手册要求安排活动度，并遵照规定的间隔时间冲管，切忌擅自延长维护时间。

（2）当遇到 PICC 导管在院外休疗期完全堵塞时，首先排除导管脱出及导管移位，了解维护情况，该患者属于超期维护。

（3）正确实施溶栓方法，争取在最短时间内将导管溶通，不影响患者治疗。

（4）必要时检测患者出凝血指标，有利于防护肿瘤化疗患者的出血情况，保证患者安全。

【病例资料 3】患者，郭某，女，76 岁，诊断为慢性支气管炎，2014 年 12 月 21 日在笔者所在医院 MICU 住院治疗，于 12 月 26 日在盲穿下行 PICC 置管术，置管过程顺利。在患者左侧贵要静脉，一针穿刺成功，送管顺利，置管长度为 46cm，外露导管为 6cm，导管类型为 MMCVCB1-40-60。导管尖端位置平第 5 胸椎、位于上腔静脉中下段。于 2015 年 1 月 12 日患者导管阻塞。

【处理方法】尿激酶溶栓 3 次未成功，予拔除 PICC 导管，导管尖端完整（图 6-13 ～图 6-16）。

【分析】当遇到拔管堵塞时应该首先分析每个个体导管堵塞的原因，对该患者来说，导

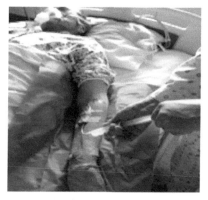

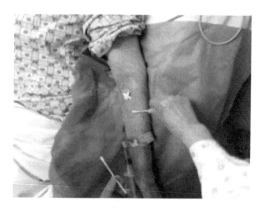

图 6-13　PICC 导管内注入 5000U/ml 的尿激酶 2ml，保留 30 分钟，溶栓 3 次未成功

图 6-14　PICC 穿刺点局部消毒

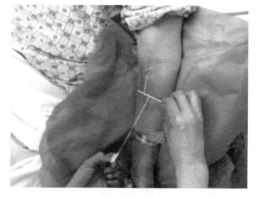

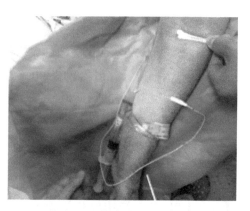

图 6-15　用棉签缠绕法缓慢拔管

图 6-16　拔除的 PICC 导管

管使用 17 天就出现堵塞，考虑还是与封管不正确、冲管不及时或不彻底有关，通过 PICC 导管注入 5000U/ml 的尿激酶 2ml，目的是溶解导管上纤维蛋白鞘，利于导管拔除。导管断裂的风险较大，拔管时腋下放止血带，一旦导管断裂，立即扎紧止血带，防止导管脱落于心脏。

【经验与体会】

（1）通过这个病例教育护理人员掌握正确的冲封管技术，减轻患者的痛苦。

（2）当遇到导管堵塞时首先分析不同个体导管堵塞的原因，必要时开病例讨论会和进行会诊。

（3）当出现导管堵塞时，可先行尿激酶溶栓（5000U/ml），一般导管会再通。如不通可考虑拔管。

（4）用棉签缠绕法拔管，保持棉签在距穿刺点 3cm 处左右，缓慢拔除导管，可以避免硅胶导管过度牵拉而变细，对预防断管有一定好处，工作中可以借鉴。

（5）预防处理方法：每次输液后，必须用生理盐水对导管进行正压脉冲，其用量应当不少于 10ml，这种方式是预防堵管的有效措施。如果应用 PICC 导管进行输注脂肪乳、甘露醇、血液制品及自 PICC 导管采血后应及时冲管，冲管频率应严格保持每 4 小时 1 次，一旦出现疑似导管堵塞现象时，应当首先对患者体位和外部因素进行排除检查，若液体输注速度减缓时，应当用剂量为 20ml 生理盐水对其进行冲洗直至输液通畅；若液体输注完全不通时，应当使用 10 万 U 的尿激酶和 50ml 的生理盐水对其进行推注，在推注的同时对其进行回抽，直至输液通畅；若上述方法均失效则拔除导管。

【病例资料 4】 患者，冯某，男，65 岁，诊断为鼻咽癌，2015 年 1 月 9 日在笔者所在医院放疗科 B 超引导下经左肱静脉置入 PICC 导管，置管过程顺利，一针穿刺成功，送管顺利，置管长度为 44cm，外露为 0cm，胸部正位片提示导管尖端位于上腔静脉内。次日予力扑素 210mg+ 奈达铂 120mg 化疗 1 个周期，1 月 12 日至 3 月 2 日在门诊行鼻咽及颈部淋巴结引流区根治性放疗。带管期间定期门诊维护。为行第 2 周期化疗于 3 月 13 日收住入院。入院后发现 PICC 堵管，排除禁忌证后予尿激酶通管后，导管再通。重力滴速为 140 滴 / 分。

【处理方法】

（1）采用尿激酶溶栓。具体方法：卸下肝素帽，在导管末端接三通接头，三通的一端接 20ml 空针注射器，另一端接抽好尿激酶的注射器，将三通置于关闭抽好尿激酶注射器的方向，用力回抽空针注射器，将 PICC 导管抽空，使导管内形成负压，再将三通口关闭旋转至空注射器接口，同时打开连接尿激酶的注射器接口，保留 30 ~ 60 分钟后回抽，如见回血，抽回血 3 ~ 5ml 弃去，如仍不通畅，再重复以上操作，直至通畅为止。

（2）通管后用 20ml 生理盐水脉冲式冲管，肝素正压封管。

（3）尿激酶浓度为 5000U/ml，配制好的尿激酶稀释液在 25℃室温下 8 小时内使用，冰箱内 2 ~ 5℃可保存 24 小时。

【分析】 PICC 导管堵塞分为血凝性导管堵塞和非血凝性导管堵塞。血凝性导管堵塞使用尿激酶负压技术进行溶栓。它发生的原因主要为未执行正确的导管冲封管操作规程；

患者呈高凝状态、胸膜腔内压力增加等。溶栓前一定要查看患者的血凝指标，排除导管异位及导管内外血栓形成等情况，不可强行推注射器，以免发生血栓脱落等意外。

【经验和体会】

（1）执行正确的导管冲封管操作规程，选择正压接头。

（2）尽量减少可能导致胸膜腔内压力增加的活动，如咳嗽等。

（3）经 PICC 导管用药必须抽回血，以确定导管功能。

第二节　尿激酶注射器负压溶栓法

【病例资料】选择 2009 年 7 月至 2012 年 10 月经笔者 PICC 门诊处理的，并且初步判定为血栓性完全堵塞的 PICC 导管患者为研究对象。导管扭曲打折等机械原因引起的 PICC 导管堵塞，不纳入研究范围；有明确的输注配伍禁忌的药物后引起的导管堵塞；输注脂肪乳、甘露醇、造影剂等一些黏稠度高、易结晶的药物后引起的 PICC 导管堵塞，这些非血栓性堵塞的 PICC 导管也不纳入研究范围。把血液黏稠度较高，各种原因造成的上腔静脉压力增高、胸膜腔压力过大，血液反流，采血或输注血制品后未彻底冲管，导管未按期维护，未用肝素盐水封管，没有采用正压封管技术，血液在 PICC 导管腔内形成血凝块或血栓所致的完全性导管堵塞，纳入研究范围。符合条件的入选病例和导管共 52 例，其中三向瓣膜式 PICC 导管 17 根，硅胶末端开口式 PICC 导管 3 根，双腔耐高压注射型 PICC 导管 32 根。

【处理方法】采用"注射器－负压吸引"的手法用尿激酶间歇溶栓，具体操作方法：取下 PICC 导管的正压接头，导管尾端直接连接 5000U/ml 的尿激酶注射器（10ml 注射器），注射器直立，液面朝下，回抽注射器的活塞约 5ml，迅速回放活塞，注射器内的尿激酶会由于导管内的负压而被吸入少量，反复 10 次，间隔 20 分钟，再重复以上动作，直至导管再通（图 6-17）。如果注射器内有血栓残渣，及时更换注射器和尿激酶溶液。导管的再通率为 96.15%（50/52）。

【分析】采用"三通－负压吸引"间歇溶栓来处理导管堵塞是目前临床上常用的操作方

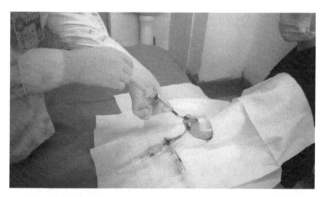

图 6-17　导管尾端直接连接 10ml 注射器，注射器直立，溶液（5000U/ml 尿激酶）的液面朝下，回抽注射器的活塞约 5ml，迅速回放活塞

法，但是在用这种方法溶栓时，往往一根导管再通后护士手上会起泡、受伤和疼痛。在带教过程中发现，由于操作相对复杂，带教困难，进修生往往会发生操作错误，最常见的是三通阀转向错误，溶栓效果差，一系列操作会造成负压的损失和递减，采用"注射器 - 负压吸引"的手法同样抽吸 5ml 所产生的负压，由于快速回放活塞，负压没有任何损失，直接作用于导管，把尿激酶直接吸入导管，溶栓的效果要好，并且耗材少、操作简单、节约时间。

第三节　肝素盐水回抽再通法

【病例资料】患者，男性，72 岁，诊断为非霍奇金淋巴瘤，于 2014 年 9 月 30 日，于左侧贵要静脉行 PICC 置管术，置入 4F 导管，穿刺、送管均顺利，置入长度为 42cm，体外露为 6cm，术后 X 线透视显示导管尖端已入上腔静脉。患者生化检查，血钾低至 2.0mmol/L，给予氯化钾溶液，以 4ml/h 用便携式输液泵持续输入，输入 10 小时后输液泵报警提示管路堵塞，发现 PICC 导管外露处有回血，护士用 10ml 注射器回抽无回血，阻力很大，判断导管不完全堵塞。

【处理方法】将导管贴膜取下，同时取下输液接头，用含 2 ～ 5ml 肝素盐水 10ml 注射器直接连接导管末端，尽量回抽血凝块，回抽的过程中会有部分肝素盐水进入管腔，反复 3 次后，血凝块被抽出，抽出回血，将导管内肝素及溶解掉的血液回抽 4ml 后弃掉，再用生理盐水 10ml 脉冲式冲洗导管。

【分析】肝素钠是一种黏多糖类物质，分子中含 40% 硫酸根，分子中带有强大的阴电荷，在多个凝血环节发挥抗凝作用，在体内体外均有抗凝作用。它能抑制导管内血栓继续形成，阻止血栓深入发展，阻止血小板聚集及纤维蛋白的形成。

【经验与体会】

（1）血凝块堵塞可先用注射器轻轻地回抽，尽可能将血凝块从导管中抽出，反复回抽时切忌将空气注入体内。

（2）避免用力过大将导管带出体外。

（3）注意禁止暴力冲管来清除血凝块，以免使导管损伤、破裂、栓塞。

（4）使用微量泵缓慢泵入液体时必须每 8 小时脉冲式冲管 1 次。

第四节　肝素盐水和尿激酶联合再通法

【病例资料】患者，解某，女，72 岁，诊断为冠心病，2014 年 12 月 15 日在笔者所在医院病房行超声引导下 PICC 置管术，置管过程顺利。在患者左侧贵要静脉，一针穿刺成功，送管顺利，置管长度为 43cm，外露导管为 6cm，导管尖端位置平第 5 胸椎、位于上腔静脉中下段。2015 年 12 月 19 日患者 7：30 准备去门诊做检查，断开输液后，未冲管，10：00 返回病房，护士为患者再次冲管输液，冲管时发现注射器无法推动，回抽无回血，使用负压三通法进行堵管处理，通过 6 小时冲管，成功通开。带管至患者出院。

【处理方法】用三通接头连接导管，10ml 注射器抽 50U/ml 肝素盐水 10ml 接三通阀侧臂，50ml 无菌空注射器接三通阀直臂，侧壁处于关闭状态。将 50ml 注射器用力抽成负压状态，同时开三通侧壁开关，见少量肝素盐水进入导管，等待 5 分钟。重复以上步骤 6 次，30 分钟后再通未成功，使用浓度为 125U/ml 的肝素盐水冲管，30 分钟后再通还未成功，使用肝素钠注射液冲管，30 分钟后未成功，保留肝素钠注射液在导管内 2 小时。2 小时后注射器仍然无法抽动，未见回血，使用 2000U/ml 尿激酶 10ml 冲管，每次等待 30 分钟，重复上述方法，1.5 小时后再通成功。

【分析】尿激酶是一种丝氨酸蛋白酶类溶栓药，可直接作用于内源性纤维蛋白溶解系统，催化裂解纤溶酶原转变成纤溶酶，而纤溶酶不但可降解纤维蛋白凝块，也可以降解血液循环中的纤维蛋白原、凝血因子 V 及 VIII 等，而发挥溶栓的作用；另外尿激酶还可抑制血小板聚集，从而抑制血栓的形成。因此，利用肝素和尿激酶的特性使堵塞的导管再通。本病例停止输液后未冲管，检查时肢体活动过度，胸膜腔及腹腔压力增加，使血液回流到导管，引起导管堵塞。

【经验与体会】

（1）利用这个病例教育护士，严格按照操作流程进行各项操作，不能疏忽。

（2）停止输液后按照要求立即冲封管。

（3）回抽血液后不管是否见到回血都及时冲管。

（4）做好患者评估，对于做无肝素血液透析的患者，根据患者病情，给予肝素盐水冲封管或微量肝素盐水持续泵入维持。

（5）当遇到导管堵塞时首先分析导管堵塞的原因，对于血凝性导管堵塞，可以采用溶栓法，对于药物性堵塞，建议开病例讨论会和进行会诊以确定是否保留。

第五节　指腹揉搓配合尿激酶再通法

【病例资料】患者，女，38 岁，诊断为非霍奇金淋巴瘤，于 2014 年 6 月 11 日，于左侧贵要静脉行 PICC 置管术，置入 4F 导管，穿刺、送管均顺利，置入长度为 42cm，体外露为 6cm，术后 X 线透视显示导管尖端已入上腔静脉。行 R-CHOP 方法化疗，具体药物：利妥昔单抗注射液 600mg 静脉滴注，环磷酰胺 300mg 静脉滴注，表柔比星 3000mg，长春地辛 4mg，泼尼松 30mg 每 1～5 天。两个疗程后，治疗效果不好，第 3 及第 4 疗程采用 R-ICE 方案，病情进展，于是改为 ESHAP 方案，具体用药：顺铂 40mg，依托泊苷 0.1g，甲泼尼松龙 500mg，阿糖胞苷 3g。化疗间歇期患者带管出院，患者在 2015 年 1 月 28 日再次入院进行导管维护，发现 PICC 导管外露部分充满黑色血凝块，抽吸无回血，判断导管堵塞。

【处理方法】消毒皮肤、导管，移除输液接头，用 10ml 注射器抽取 2ml 尿激酶，直接与导管紧密连接，戴无菌手套，回抽注射器 5～6ml，使导管内产生负压，然后轻轻回放注射器，如此反复，利用导管内负压进行药品交换，在回放的同时，将导管放于拇指和示指之间，从导管接口轻轻揉搓至穿刺点 1cm 处，重复回抽、回放、指腹揉搓，30 分钟未通，再按上述步骤重复回抽、回放、指腹揉搓 30 分钟后仍未通，保留 30 分钟后，抽出回

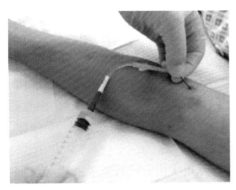

图 6-18　用尿激酶注射器溶栓法，同时用指腹揉搓

血，将导管内药物及溶解掉的血液回抽 4ml 后弃掉，再用生理盐水 10ml 脉冲式冲洗导管（图 6-18）。

【分析】指腹揉搓配合尿激酶处理堵塞比较严重的 PICC 导管，本病例用此方法溶解 1 小时才将其溶解开，配合指腹揉搓使体外堵塞血凝块变松、变软易脱落，使尿激酶与血栓接触多，增加溶栓效果。

【经验与体会】

（1）此方法用于比较严重的导管堵塞，要求严格无菌操作，彻底洗手、戴手套，达到要求的消毒范围，揉搓的范围为导管穿刺点 1cm 之外到导管接口处。禁止将血凝块推入体内。

（2）揉搓时动作轻柔，切勿将导管带出体外。

第六节　导管堵塞伴导管破损的处理

【病例资料】患者，男，75 岁，诊断为非霍奇金淋巴瘤，于 2014 年 8 月 30 日，于左侧贵要静脉行 PICC 置管术，置入 4F 导管，穿刺、送管均顺利，置入长度为 39cm，体外露为 6cm，术后 X 线透视显示导管尖端已入上腔静脉。行 R-CHOP 化疗，具体药物：利妥昔单抗注射液 600mg 静脉滴注，环磷酰胺 300mg 静脉滴注，表柔比星 3000mg，长春地辛 4mg，泼尼松 30mg 口服第 1 ～ 5 天。化疗间歇期患者带管出院，患者在 9 月 21 日再次入院进行导管维护，发现 PICC 导管外露部分充满黑色血凝块，检查发现体外露部分破损，抽吸不能回血，判断导管堵塞（图 6-19）。

【处理方法】

（1）物品：无菌换药 B 包（含无菌剪刀），无菌贴膜，正压接头，10ml 注射器 2 个，2ml 注射器 1 个，尿激酶 1 万 U 1 支，三通 1 个，连接器，生理盐水，无菌手套。

（2）用 10ml 生理盐水推注以确定导管破损的位置，推注缓慢，勿强行推注。

（3）消毒皮肤、导管，用无菌剪刀修剪破损导管，连接新的连接管（图 6-20，图 6-21）。

（4）取 1 万 U 的尿激酶加入生理盐水 2ml，稀释成 5000U/ml，用 10ml 注射器抽吸 2ml 5000U/ml 的尿激酶，通过三通管将导管和注射器连接紧密，一边接尿激酶注射器，一边接 10ml 空注射器，先将导管与空注射器相通，回抽注射器 5 ～ 6ml，使导管内产生负压，再使导管与尿激酶相通，利用负压使尿激酶注入 PICC 导管内，保留 15 分钟，如此方法重复 2 次后，导管通畅（图 6-22）。将导管内药物及溶解掉的血液回抽 4ml 后弃掉，再用生理盐水 10ml 脉冲式冲洗导管。

【分析】

（1）本例导管破损及导管堵塞原因：导管维护过程中操作不当，使导管打折造成破损，

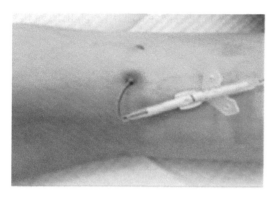

图 6-19　PICC 导管外露部分充满黑色血凝块，外露部分破损

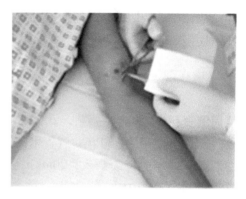

图 6-20　修剪导管

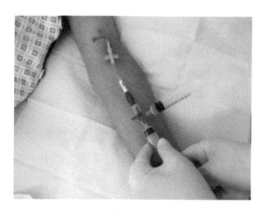

图 6-21　更换新的连接器，连接三通

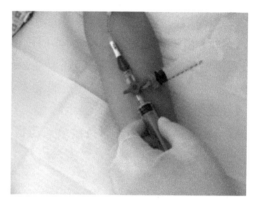

图 6-22　用三通负压的方式进行溶栓

破损后未及时修剪，时间过长，导管破损后与外界形成负压，导致导管三向瓣膜的平衡环境被破坏，使血液回流在导管内凝固。

（2）尿激酶溶栓是临床最常见的用于疏通 PICC 导管堵塞的方法，导管堵塞时间在 24 小时内溶栓效果最理想，尿激酶具有抗栓、溶栓作用，不仅能溶解纤维蛋白凝块，也能降解血液循环中的纤维蛋白原、凝血因子等，它是一种高效的血栓溶解剂，又是人体内存在的蛋白质，不良反应小，对于静脉导管堵塞是比较安全、理想、有效的方法。

【经验与体会】

（1）通过这个病例可以看出，临床上 PICC 导管堵塞的病例多为带管回家后返院治疗的患者，因为患者住院期间 PICC 导管维护均由 PICC 维护认证的护士操作，所以做好 PICC 带管出院患者的健康教育至关重要。及时正确地脉冲式冲管加正压封管能有效地预防堵管的发生。

（2）出院带管期间，如果发现导管破损应到正规单位及时修剪，以免堵塞。

（3）当发生堵管时可以立即采用肝素或尿激酶三通负压通管，以避免不必要的拔管。

（4）修剪后进行 X 线透视以确保导管的安全性。

（5）尿激酶注射液注入导管，待血栓溶解后，应将注射液全部抽出，防止血栓和药物进入体内。

第七节 导管不完全堵塞的处理

【病例资料 1】患者，蔡某，女，78 岁，诊断为恶性淋巴瘤。2014 年 12 月 30 日在医院所在科室行超声引导下 PICC 置管术。2015 年 1 月 19 日再次入院化疗，方案为 R-EPOCH。该化疗药需 24 小时持续泵入，20ml/h。化疗结束后，发现 PICC 不完全堵塞，滴速为 50 滴 / 分，且冲管有阻力。

【处理方法】

（1）用尿激酶进行堵管再通，1 天后，发现回血好，但冲管有阻力。又继续溶栓 1 天，仍然是回血好、冲管有阻力。

（2）更换连接器：之后冲管阻力消失，接输液，滴速为 124 滴 / 分。

【分析】由于化疗药需持续 24 小时输注，20ml/h，速度很慢，药物容易在导管内沉积，连接器金属柄的内径比导管内径还要细，药物更容易沉积在此。用尿激酶后，回血好，说明导管是通畅的，极有可能是连接器发生了堵塞。

【经验与体会】

（1）预防堵管：24 小时持续泵入药物，特别是输注速度慢的，需增加冲管频率，每 6 小时冲管 1 次，白班冲管 2 次，大夜班及小夜班各冲 1 次，24 小时冲管 4 次，输注结束时，要彻底冲洗导管。

（2）发生堵管：可能是导管堵塞，也可能是连接器堵塞。在试用尿激酶无效时，可考虑更换连接器。

【病例资料 2】患者，陆某，男，71 岁，诊断为肺癌，脑转移，2014 年 3 月 12 日在笔者所在医院综合科行超声引导下 PICC 置管术。2015 年 2 月 10 日输液时，发现速度很慢，20 滴 / 分。

【处理】更换连接器，之后，输液速度为 107 滴 / 分。

【分析】患者最近输注的药物有甘露醇、康莱特，两者均为黏稠性液体，药物沉积导致堵管可能性较大，而血凝性堵管可能较小，故直接更换连接器，而不用尿激酶。

【经验与体会】

（1）预防堵管：输注黏稠性药液时需严格规范冲管，输注前后各冲管 1 次，输注结束时，要彻底冲洗导管。

（2）发生不完全堵管：如果堵管原因与输注黏稠性药液有关，可考虑更换连接器。

第八节 输注伊曲康唑造成药物结晶致 PICC 导管堵塞的处理及预防

【病例资料】患者，戴某，女，47 岁，诊断为急性淋巴细胞白血病，2010 年 12 月 5

日在笔者所在医院血液科病房行超声引导下 PICC 置管术，置管过程顺利，胸部正位片见导管尖端位于上腔静脉下端距心耳 1cm 处，尖端位置理想，输液通畅，最快滴速为 116 滴/ 分，按医嘱予静脉化疗，无不良反应。患者第 3 次化疗后（2011 年 2 月）继发肺部真菌感染，给予静脉输注伊曲康唑注射液，每次输注该药前后均予 20ml 生理盐水脉冲式冲洗 PICC 导管、更换专配输液过滤装置，用该药第 5 天时发现 PICC 导管最快滴速减少至 86 滴/ 分，检查导管未见脱出，复查胸片，显示尖端位置无改变，考虑可能有回血。

【处理方法】

（1）输液完毕给予 5000U/ml 尿激酶封管至第 2 天。由于患者外周静脉穿刺困难，在加强生理盐水冲管情况下继续输注该药，每天观察滴速，第 8 天输注前生理盐水推注时阻力大，导管已完全堵塞。

（2）按血栓堵管的处理方法继续尿激酶封管，未再通。

（3）征得患者与家属同意给予拔管，见距导管尖端 10cm 处有约 1cm 范围白色结晶，搓揉导管稍硬，判断为药物结晶体。

（4）重新置入 PICC 导管 1 根，寻找该药物结晶的原因。

（5）应用改良方法由 PICC 导管内输注伊曲康唑注射液：改 SAS（生理盐水—药物—生理盐水）方法为 SLALS（生理盐水—专用溶媒—药物—专用溶媒—生理盐水）方法，效果良好，严格执行此改良方法输注后未再出现堵管现象。

【分析】当遇到 PICC 导管应用过程中出现逐渐减慢滴速直至堵管时，首先排除导管脱出与导管移位、血栓因素，了解正在导管内输入的药物有何特性，应考虑药物配伍禁忌使药物在导管内结晶，并渐渐增多，冲管后致结晶物由分散汇聚成块将导管完全堵塞。临床上遇到药物堵管目前无解决办法，只有拔管后重新置管，因此预防非常重要。临床上使用新药时应充分了解该药物的特性、配伍禁忌、输注要求、相关文献报道等。

【经验与体会】

（1）遇到堵管时先了解原因，尽量采用有效的方法使导管再通，避免患者受到经济损失与遭受再次穿刺的痛苦，影响患者情绪。

（2）利用该病例提醒静脉治疗护士应充分了解由 PICC 导管内输注的全部药物的性状，特别是药物的配伍禁忌。

（3）通过失败的例子吸取教训，寻找新的解决方法，避免类似现象再发生。

（4）通过观察 22 例改良方法输注此类药物，未导致导管堵塞，该方法在临床中可靠、有效，值得推广。

第7章 PICC导管感染

导管相关性感染是指中心静脉置管引起的感染，包括局部感染和全身感染。局部感染指导管入口处红肿、疼痛、硬结，严重者有脓液流出，感染范围在 2cm 之内；另一种为导管相关血流感染（catheter related blood stream infection，CRBSI），是指带有血管内导管或拔除血管内导管 48 小时内的患者出现菌血症或真菌血症，并伴有发热（体温高于38℃）、寒战或低血压等感染表现，除血管内导管外没有其他明确的感染源，实验室微生物学检查显示外周静脉血培养细菌或真菌阳性；或从导管段和外周血培养出相同种类、相同药敏结果的致病菌。

CRBSI 的实验室诊断标准如表 7-1 所示。

表 7-1　CRBSI 实验室诊断标准

导管血	外周血	条件	结果判断
+	+		CRBSI
+	+	导管较外周报阳性时间快 120 分钟	CRBSI
		导管细菌浓度较外周高 5 倍	CRBSI
-	+		培养为金葡菌或念珠菌属，并缺乏其他感染的证据则提示可能为 CRBSI
+	-		导管定植菌或污染菌
-	-		非 CRBSI

发生感染的主要原因是置管中、维护时、使用中无菌技术不严格，未按标准及时维护，如穿刺点有分泌物及渗血、渗液时未及时更换敷料，患者体质较差，免疫功能低下者，如放化疗后的骨髓抑制、患者皮肤菌群迁移、自身有其他部位的感染等。导管相关血流感染，严重者发生败血症，导致住院日延长，医疗费用增加甚至死亡。美国疾病控制与预防中心（CDC）报道，感染率为 5.3/1000 导管留置日，感染患者中平均病死率为12% ～ 25%。所以规范操作，及早预防和治疗，显得尤为重要。本文就出现导管皮肤感染先兆及导管相关感染时，到底应该如何解决的问题，笔者想通过以下病例的处理方法给予您一定的启示。

第一节　PICC 穿刺点感染

【病例资料 1】患儿，刘某，女，10 岁，诊断为急性淋巴细胞性白血病，2014 年 6 月 4 日在笔者所在医院 PICC 门诊行 PICC 穿刺置管术，置管长度为 27cm，外露为 3cm，导管尖端位于上腔静脉中下段。患儿予化疗结束后回家休疗期间，在家中感到穿刺处有疼痛感，直视下穿刺点皮肤发红，来门诊进行再次换药。

【处理方法】本病例 PICC 穿刺点感染的处理方法如图 7-1 ～图 7-3 所示。

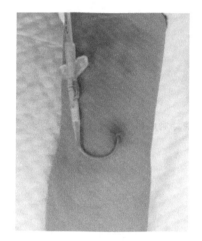 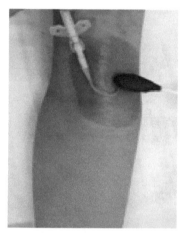 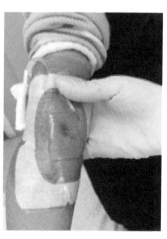

图 7-1　穿刺处发红，有压痛，给予 75% 乙醇消毒周围皮肤　　图 7-2　予碘伏棉球进行螺旋式擦拭，并在穿刺处用碘伏棉棒按压 5 ～ 10 秒　　图 7-3　用 3M Tegaderm ™ CHG 抗菌透明敷料贴敷

【分析】PICC 穿刺点感染是经常发生的，原因：①疾病本身抵抗力低下；②化疗后白细胞计数下降易发生感染；③穿刺点位于肘关节部，患儿活动度较大，随着肘部不断弯曲拉伸，导管也会随之进出，造成对穿刺处皮肤的不断摩擦而引起感染。

【经验与体会】

（1）做好出院导管家庭维护的宣教工作，教会如何观察穿刺点感染情况，做到早期来院换药处理，以免引起严重感染而导致拔管。

（2）使用 3M Tegaderm ™ CHG 抗菌透明敷料贴敷，其含有 2% 洗必泰醇，具有抗菌作用，可减少皮肤菌落数、预防细菌再生，保护穿刺点，隔离外来微生物，具有广谱抗菌（37 种微生物）的作用，持续有效抗菌达 7 ～ 10 天。

【病例资料 2】患者，梁某，女，52 岁，诊断为右侧乳腺癌，2014 年 11 月 20 日在笔者所在医院门诊行超声引导下 PICC 置管术，置管过程顺利。行一次化疗后带 PICC 导管回家，在当地医院维护 2 次后返院，回院时 PICC 导管穿刺点有脓性分泌物，患者主诉穿刺点胀痛，穿刺点周围 3cm×4cm 发红，测量臂围不增粗。

【病例资料 3】患者，吴某，女，48 岁，诊断为左侧乳腺癌术后，2014 年 12 月 2 日从外院带 PICC 导管来门诊维护，患者已 2 周未维护，在家经常做家务，导管在关节处，并跨关节固定。导管穿刺点有脓性分泌物，穿刺点周围 4 cm×5cm 发红。

【处理方法】病例 2 中 PICC 穿刺点感染的处理方法如图 7-4 ～图 7-7 所示；病例 3 中 PICC 穿刺点感染的处理方法如图 7-8、图 7-9 所示。

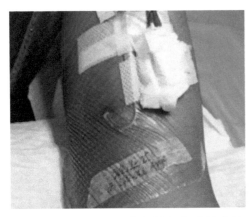

图 7-4　PICC 导管穿刺点有脓性分泌物，穿刺点 3cm×4cm 发红，患者不发热

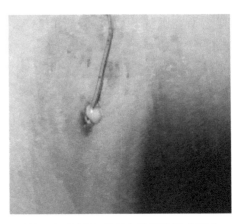

图 7-5　PICC 穿刺点挤出脓性分泌物

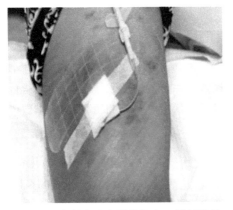

图 7-6　穿刺点用康维德银离子敷料覆盖

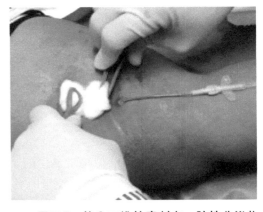

图 7-7　第 2 天维护穿刺点，脓性分泌物明显减少，第 5 天 PICC 导管穿刺点无脓性分泌物

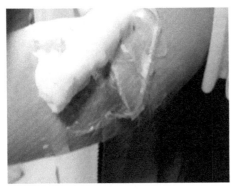

图 7-8　PICC 导管穿刺点周围红、肿、热、疼，有脓性分泌物

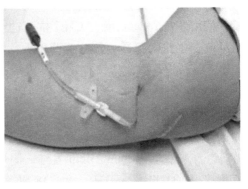

图 7-9　与病例 2 同样方法处理 1 周后恢复正常

【分析】

（1）病例 2：患者体胖怕热，出汗多，在当地县级医院（不是 PICC 专科护士）维护。

（2）病例 3：患者在家经常做家务，导管置在关节处，活动导致导管进进出出，导管跨关节固定。患者超时间维护。

【经验与体会】

（1）带 PICC 导管出院患者要做好健康宣教，定期到正规医院找专科护士维护。

（2）当遇到患者 PICC 穿刺点发红或有硬结时及时处理。

（3）患者 PICC 穿刺点有脓性分泌物时要挤出脓液，增加维护次数，局部用消炎药，如银离子敷料。

【病例资料 4】患者，马某，女，50 岁，诊断为乳腺癌，2014 年在医院肿瘤科行 PICC 置管术，置管过程顺利，经右侧肘正中贵要静脉置入，置管长度为 39cm，外露为 3cm，导管尖端位置平第 6 胸椎、位于上腔静脉中下段。该患者行 3 次化疗，导管使用 3 月余后出现穿刺点疼痛，局部红肿，有少量脓液渗出，无发热。

【处理方法】本病例 PICC 穿刺点感染的处理方法如图 7-10 ～图 7-12 所示。

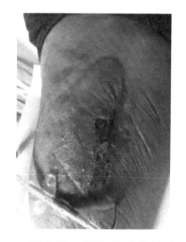

图 7-10　用无痛碘伏棉签轻轻挤压 PICC 导管穿刺点，将脓液挤尽

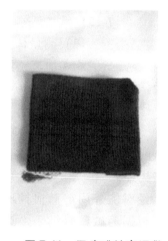

图 7-11　无痛碘纱布湿敷穿刺点 20 分钟

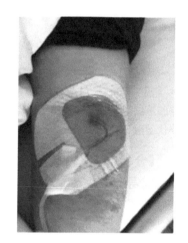

图 7-12　按照 PICC 换药步骤消毒换药，使用凝胶敷料固定

【分析】患者出汗较多，穿着厚重，喜捂，第 7 天换药时穿刺点因长期处于潮湿状态而导致局部红肿化脓，周围皮肤也有散在湿疹。

【经验与体会】

（1）根据这个病例，告知患者定期维护导管的重要性与必要性，发现导管异常及时门诊处理。

（2）患者应根据气温及时增减衣物，不可穿着过多导致出汗，使导管贴膜皮肤处于潮湿状态，轻者导致湿疹，重者导致感染。

（3）患者平时应注意卫生，穿刺局部保持干净，穿刺点勿触摸。

（4）医护人员在维护导管时，应严格无菌操作，减少感染因素。

【病例资料5】患者，陶某，男，56岁，诊断为鼻咽癌，2014年7月3日在医院放疗科B超引导下经右贵要静脉置入PICC导管，一针穿刺成功，送管顺利，置管长度为38cm，外露为3cm，胸部正位片提示导管尖端位于上腔静脉下段。置管后于7月4日予力扑素210mg+奈达铂130mg化疗一周期，7月9日至8月24日在门诊行鼻咽及颈部淋巴结引流区根治性放疗。带管期间定期门诊维护。为行第二周期化疗于2014年10月3日收住入院。入院时患者主诉PICC穿刺点触痛，查体穿刺点及周围皮肤发红，皮温稍高，无明显肿胀，按压穿刺点有少量黄色分泌物挤出，体温36.8℃，血常规：WBC $11.9 \times 10^9/L$，N $0.86 \times 10^9/L$。追问病史，其2天前独自在家洗澡，右上臂未妥善保护。

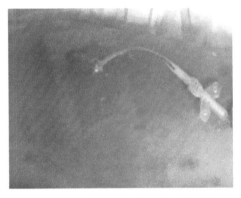

图7-13　穿刺点有分泌物，给予穿刺点脓液细菌培养，并挤净穿刺点脓液。局部碘伏湿敷20～30分钟

【处理方法】

（1）穿刺点有分泌物，予穿刺点脓液细菌培养，并挤净穿刺点脓液（图7-13）。

（2）局部碘伏湿敷20～30分钟，每天2次，穿刺点改纱布覆盖包扎，弹性绷带外固定（图7-13）。

（3）测量体温，监测血常规，判断是否出现导管相关血流感染。

（4）穿刺点脓液细菌培养结果为白念珠菌，予拔管。

（5）2天后局部症状消退。

【分析】PICC置管期间，患者如出现不明原因的体温升高，局部红、肿、热、痛时，应怀疑导管相关性感染，如有寒战或体温＞38℃，抽取血培养：至少抽取两套，经导管抽取需氧菌、厌氧菌血培养；经对侧外周静脉血抽取需氧菌、厌氧菌血培养，两侧抽取时间不超过5分钟。遵医嘱根据药敏试验结果，选择敏感的抗生素治疗。若中心静脉导管血培养结果的菌落数大于外周静脉血培养的菌落数的5倍或以上，或中心静脉导管血培养结果呈阳性的时间比外周静脉血培养结果呈阳性的时间早2小时或以上，即可确诊为导管相关血流感染。局部感染可用碘伏湿敷，症状明显建议拔管。全身感染应立即拔管。

【经验与体会】

（1）利用这个病例教育所有PICC置管患者，置管期间要有严格的遵医行为，按要求做好导管的维护和管理。

（2）护士发现感染迹象时要及时汇报处理，确保患者安全。

（3）定期评估导管留置的必要性，当导管不再需要时应立即拔除。

第二节　PICC 导管静脉走行感染

【病例资料1】患者,男,诊断为胃癌术后,4F PICC 置管 1 周余,导管位于肘下贵要静脉,体内 51cm,体外 6cm,门诊换药。查体:穿刺点上方 3cm×10cm 左右疼痛、热,有明显条索状红肿改变,条索状物长 10cm,无渗出,挤压穿刺点无渗出物排出,导管刻度无改变,体温 37.5℃、白细胞 12×10⁹/L。护理诊断:静脉走行感染,4 级静脉炎。潜在问题:①护理行为不规范;②健康教育缺失。

【处理方法】静脉炎皮肤处理:金黄散 3 ~ 9g 用 37℃左右浓茶水调成糊状,地塞米松 5 ~ 10mg 外涂于静脉炎的上方,余液倒入配好的金黄散中,直接外涂于发生静脉炎的皮肤之上,外敷面积大于静脉炎面积,厚度为 2 ~ 3mm,以不滑下为宜,以纱布覆盖 6 ~ 8 小时,洗去,使皮肤自然呼吸,或喜疗妥外涂、热敷间隔治疗。也有文献报道使用水胶体敷料等其他材料治疗,具体处理方法如图 7-14 ~ 图 7-22 所示。

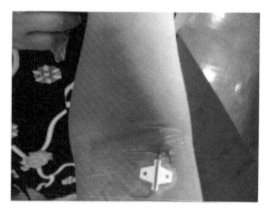

图 7-14　记录静脉炎皮肤情况

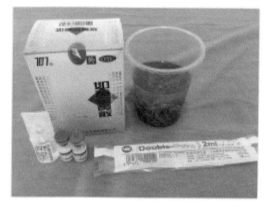

图 7-15　准备用物:金黄散 3 ~ 9g、37℃左右浓茶水、地塞米松 5 ~ 10mg、生理盐水、注射器

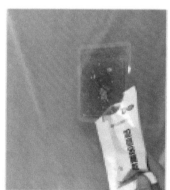
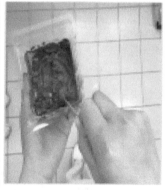

图 7-16　金黄散 3 ~ 9g 用 37℃左右浓茶水调成糊状

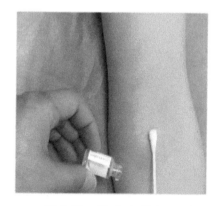

图 7-17　地塞米松 5 ~ 10mg 外涂于静脉炎的上方

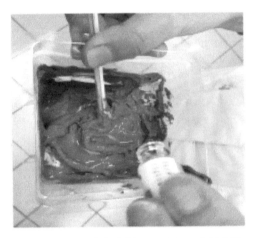

图 7-18 地塞米松 5 ~ 10mg 余液倒入配好的金黄散中

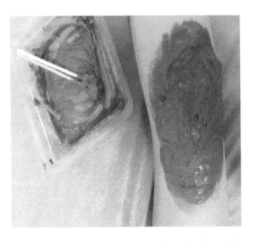

图 7-19 配好的金黄散直接外涂于发生静脉炎的皮肤之上，外敷面积大于静脉炎面积，厚度为 2 ~ 3mm，以不滑下为宜

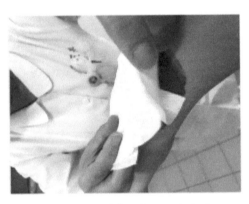

图 7-20 以纱布覆盖 6 ~ 8 小时

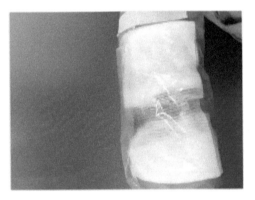

图 7-21 为防止弄脏衣被，可用保鲜膜覆盖 6 ~ 8 小时

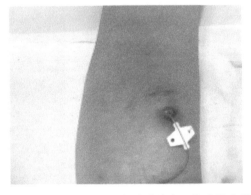

图 7-22 6 ~ 8 小时后洗去，使皮肤自然呼吸 4 小时，然后继续敷药，也可用喜疗妥外涂，使用水胶体敷料、热敷间隔治疗

【原因分析】

（1）护理行为不规范

1）PICC 置管时因止血原因，操作者在穿刺点上方按压过紧，使导管进入时与血管内膜摩擦，血管内膜损伤，形成静脉炎症。

2）导管材质选择不当，PICC 导管厂家较多，材质光滑度不一，基层医院护士无过多选择余地；未在消毒液完全干后贴贴膜，导致湿疹发生。

3）个体反应不一：置管前未详细询问患者对植入物是否过敏或为易感人群。

（2）健康教育缺失

1）未进行有效的热敷，患者不了解 PICC 置入后热敷具体部位，该患者只敷肩胛、锁骨下，而未敷穿刺点上方。

2）反复按摩及揉搓而致血管内膜损伤，静脉炎加重。

3）未改变原生活、工作习惯，如过重的体力劳动者手臂运动过于频繁及有些患者进行打球等激烈运动等，手臂运动使导管在体内有较大幅度的进出滑动，导致静脉炎的发生。

【经验与体会】

（1）置管时不要由于怕出血，而过分的按压穿刺点上方，其易导致摩擦性静脉炎的发生，往往此类静脉炎发生在穿刺点上方 10～15cm。

（2）由于患者肢体不适，而家属或医务工作者过度的按摩，也增加了机械性静脉炎的发生。

（3）健康教育的有效性，护士应给予一定的跟踪，使患者增加有效家庭护理的依从性。

（4）实施规范的消毒隔离措施和无菌操作技术。

（5）改善操作环境，尽量在手术室或换药室进行置管操作。

（6）在进行置管、换管、输液、配液、更换敷料等时严格无菌操作，保证存在有效的无菌屏障。

（7）正确洗手。

（8）做好皮肤消毒。

第三节　导管相关血流感染

【病例资料】患者，王某，女，18 岁，患者 2 天前无明显诱因出现发热，体温最高达 39.0℃，热型无规律，无咳嗽、咳痰、腹痛、腹泻等症状，于 2009 年 1 月 15 日入院。患者 6 个月前在笔者所在科室置入 4F PICC 导管，选择右侧肘正中静脉，肘下一横指为穿刺点，送管顺利，置管长度为 37cm，外露导管为 6cm，置管后抽血良好，X 线定位导管尖端位置平第 6 胸椎，位于上腔静脉下段。非霍奇金淋巴瘤均采用 CHOP 方案化疗，2 周前第 5 次化疗后出院，导管在当地医院维护，查口腔黏膜无溃疡和黏膜炎，肛周无红肿、疼痛，穿刺点无红、肿、热、痛及脓性分泌物，白细胞略高，骨髓象示正常，胸部 CT 检查未见明确感染灶。

【处理方法】立即做血培养，积极寻找感染灶，经验性使用头孢吡肟 6g/d，3 天后无明显好转，改用替考拉宁 400mg，2 天后，血培养提示培养出洋葱伯克霍尔德杆菌。药物敏感试验结果回报对磺胺甲噁唑、哌拉西林敏感。立即换用哌拉西林 3g 3 次 / 天，患者右肘正中静脉长期留置 PICC 导管，怀疑 PICC 置管感染，立即拔除 PICC 导管，按常规导管送培养，培养结果提示洋葱伯克霍尔德杆菌阳性。患者应用哌拉西林 2 天后体温恢复正常，7 天后血培养转阴，出院后随访 2 周无发热等感染症状。

【分析】

（1）本例确诊为非霍奇金淋巴瘤，化疗多次，患者正处于化疗后骨髓抑制期，免疫力低下，而且天气寒冷，患者担心受凉，没有洗澡，皮肤清洁度降低，加之导管维护不规范，以上是发生导管感染的主要原因。

（2）护士评估不到位：维护前除观察穿刺点有无红肿、热、痛、导管长度外，还应评估患者皮肤清洁程度，若皮肤清洁度差，则先清洁皮肤再消毒。

（3）对患者健康宣教不到位，没有讲解在骨髓移植期无条件洗澡时，如何清洁皮肤。

（4）医护人员对早期导管相关血流感染风险意识不够，故入院时并没有首先考虑导管相关血流感染。

【经验与体会】

（1）此病例提示我们应建立标准化导管维护规范和流程及考核标准，并全员培训，考试合格者才能维护操作。

（2）建立 PICC 维护网：三甲医院积极培训基层医院护士，从而保证患者安全。

（3）除对患者进行规范化健康教育外，还应根据患者依从性进行有针对性的教育。

（4）建立 PICC 患者网络沟通群，随时解决患者遇到实际问题并给予指导。

【病例资料 2】 患者，刘某，男，93 岁，诊断：①老年痴呆；②脑梗死（左侧大脑半球）；③多发性腔隙性脑梗死；④继发性帕金森综合征；⑤原发性高血压（极高危）；⑥ 2 型糖尿病；⑦骨质疏松；⑧前列腺恶性肿瘤；⑨败血症。患者有多次置管史：2010 年 12 月 26 日左臂置入中长导管一根，3 个月后拔除；2011 年 4 月 29 日右臂置入中长导管一根，2 个月后拔除；2012 年 6 月 16 日右上臂贵要静脉置入 PICC 导管，到期拔除；2013 年 5 月 7 日右上臂肱静脉置入 PICC 导管，2013 年 9 月 16 日因感染拔除；2013 年 9 月 23 日左上臂贵要静脉置入 PICC 导管，2014 年 1 月 19 日因血栓拔除。2014 年 3 月 26 日再次行超声引导下 PICC 置管术，置管过程顺利，为右侧肱静脉，管深为 42cm，外露为 4cm。患者自 6 月 26 日开始出现间歇性发热，体温最高 38.6℃，并伴畏寒寒战，咳嗽、咳痰明显增多，痰培养示铜绿假单胞菌；血常规示白细胞 13.32×10^9/L，中性分类 86.4%。血培养示阴沟肠杆菌，2014 年 7 月 17 日拔除 PICC 置管。拔管后 3 天血常规示白细胞 6.01×10^9/L，中性分类 77.9%。肝肾功能、电解质、血清胰淀粉酶正常。仍予泰能抗感染治疗。使用外周静脉套管针进行输液。

【处理方法】

（1）从 PICC 导管内抽血培养，结果示阴沟肠杆菌，4 瓶血培养均为阳性。

（2）拔除 PICC 导管，做 PICC 导管尖端培养，结果示阴沟肠杆菌阳性。

（3）监测患者的体温变化。

【分析】

（1）考虑患者为不全性肠梗阻致肠源性内毒素血症，局部感染灶微生物通过血行播散到导管，在导管上黏附定植，引起 CRBSI。

（2）气温高，患者出汗较多，贴膜没有及时更换，皮肤表面的细菌在穿刺时或之后，通过皮下致导管皮内段至导管尖端的细菌定植，随后引起局部或全身感染。

（3）任何原因污染导管接口和内腔，导致管腔内细菌繁殖，均可引起感染。

（4）长期输入全静脉营养液，增加感染概率。

【经验与体会】

（1）怀疑患者菌血症时，在置管前抽取血培养，可与后者进行对比。

（2）老年患者长期住院且多次置管，增加了置管的难度，在没有确诊而医生强烈建议拔管的时候，可以开病例讨论会和请会诊。

（3）当出现导管相关血流感染时，护理人员需要开质量控制分析会来分析感染的原因，以引起大家的重视。

第四节　菌血症引发的导管相关血流感染

【病例资料 1】患者，贺某，女，77 岁，诊断为胃腺癌Ⅳ期，病灶周围、肝门部、肠系膜根部及腹膜后、大网膜多发淋巴结转移，腹壁转移。2012 年 7 月 11 日在某院行超声引导下 PICC 置管术，置管过程顺利，为左侧肱静脉，管深为 41cm，外露为 3cm。9 月 27 日患者右中腹皮肤包块破溃，流出白绿色脓液，每天造口袋引流 20 ~ 80ml 暗褐色液体，后腹部再次发现一包块，约 20cm×15cm 大小，进一步破溃，脓腔与消化道相通（图 7-23）。病程中患者反复发热，2013 年 4 月 12 日体温最高为 39.3℃，并伴畏寒、寒战，血常规示白细胞 10.93×10^9/L，中性分类 92.9%。血培养双侧双瓶均示肺炎克雷伯菌阳性，脓液培养显示铜绿假单胞菌阳性，医嘱予亚胺培南抗感染，PICC 继续输液治疗。2013 年 5 月 15 日脓液培养示肺炎克雷伯菌、屎肠球菌阳性。2013 年 6 月 14 日患者临床死亡，拔管。

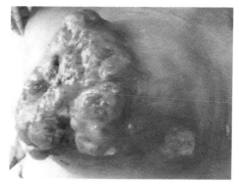

图 7-23　腹部包块破溃处

【处理方法】患者血培养双侧双瓶均示肺炎克雷伯菌阳性，脓液培养显示铜绿假单胞菌阳性，遵医嘱保留 PICC 导管并经导管进行抗感染治疗。做好腹部破溃处的皮肤管理。规范执行 PICC 导管维护流程。医务人员严格执行手卫生规范。患者死亡予拔管。

【分析】考虑患者为腹部包块破溃后菌群入血导致内毒素血症，局部感染灶微生物通过血行播散到导管，在导管上黏附定植，引起导管相关血流感染。长期输入全静脉营养液，增加感染概率。

【经验与体会】

（1）怀疑患者菌血症时，在置管前抽取血培养，可与后者进行对比。

（2）当出现导管相关血流感染时，分析具体原因，而不是立即拔管。

【病例资料2】患者，章某，男，92岁，诊断：①腔隙性脑梗死；②肺气肿；③肺动脉高压。患者有多次置管史：2012年8月13日右颈内置入CVC，3个月后拔除；2012年12月25日经右臂肱静脉置入PICC导管一根，2013年2月7日自行拔除。2013年2月25日行超声引导下PICC置管术，置管过程顺利，为左侧贵要静脉，管深为45cm，外露为3cm。患者咳嗽、咳痰，反复发热，2月27日痰培养示肺炎克雷伯菌、热带假丝酵母菌。铜绿假单胞菌阳性。3月21日外周血及PICC导管血培养5天无细菌生长。4月8日体温最高为40℃，血常规示白细胞10.54×10^9/L，中性分类83.8%。血培养左侧需氧瓶示肺炎克雷伯菌阳性，左侧厌氧瓶和右侧需氧厌氧瓶培养5天无细菌生长。医嘱予亚胺培南、万古霉素经PICC抗感染治疗。患者于2013年5月4日临床死亡，拔管。

【处理方法】遵医嘱保留PICC导管并经导管予抗感染药物积极治疗原发病。为患者进行个性化的导管维护，选择透气的敷料，及时更换潮湿、受污染的敷料及输液接头。病房每天空气消毒2次，每次30分钟。限制探视。医护人员及家属严格执行手卫生。患者死亡拔除PICC导管。

【分析】高龄患者存在抗感染能力差、免疫功能相对低的特点，所以高龄患者是PICC置管中出现血流感染的主要患者群。患者反复发热，PICC穿刺局部出汗较多，贴膜没有及时更换，皮肤表面的细菌在穿刺时或之后，通过皮下致导管皮内段至导管尖端的细菌定植，随后引起局部或全身感染。导管相关血流感染病原体的主要来源是导管接头及穿刺部位周围皮肤表面微生物定植，常见的是凝固酶阴性葡萄球菌、金黄色葡萄球菌、肠球菌和白色假丝酵母菌。患者长期住院，有多次置管史，并自行拔管1次，缺乏自我维护导管的知识与能力。

【经验与体会】

（1）对于存在基础感染的患者，可先外周治疗感染，待感染消除后再行置管。

（2）医务人员接触置管穿刺点或更换敷料时，严格执行手卫生规范。

（3）建议长期住院，已有2次或以上置管史的患者行PORT置管术。

（4）对患者进行更加个性化的导管维护。选择符合患者的敷料、输液接头等连接装置及更换敷料的时机。

（5）对护士进行规范操作流程的培训、考核及督查。

（6）做好失能患者家属或陪护人员的健康宣教。

第8章 PICC穿刺点渗液

PICC 穿刺点渗液在临床较常见。渗液主要与患者自身营养状况、穿刺部位选择、纤维蛋白鞘形成、导管破损等因素有关。每种原因导致的穿刺点渗液其表现往往各不相同。患者若体质差、营养不良，则血管弹性差、皮下脂肪少、组织松弛、置管后周围组织包裹不严，组织液会自穿刺部位渗出。当血管内靠近穿刺点处的导管破损时可出现穿刺点渗液。特别是在输液或冲管时渗液尤为明显，拔出导管 1～2cm 并脉冲式冲管时会发现导管破损点。本章主要就纤维蛋白鞘形成和浅表淋巴管损伤引发的渗液展开详述。

第一节　怀疑纤维蛋白鞘形成而致的渗液

【病例资料】患者，刘某，女，80 岁，诊断为晚期肺癌，2012 年 8 月 21 日在超声引导下行右侧上臂贵要静脉置入 PICC 导管。患者两年前曾在左侧贵要静脉（肘关节以下）置过 PICC 导管（留置 1 年），在右侧锁骨下穿刺并放置静脉输液港 9 个月，因消瘦导致输液港处皮肤破损，港体裸露而拔管。本次 PICC 置管穿刺顺利，导管送入 30cm 时出现送管困难，反复调整效果不佳。X 线片检查显示导管位于锁骨下静脉（图 8-1）。经与家属沟通，家属要求保留此导管输液。2 周后在静脉输注时责任护士用 10ml 生理盐水脉冲式冲管，发现穿刺点渗液、冲管畅通，但回抽不见回血，怀疑有纤维蛋白鞘形成（图 8-2）。予以 5000U/ml 尿激酶溶液 2ml 封管，5 天后能抽到回血，无明显渗液。患者转院继续治疗，1 个月后，因再次出现穿刺点渗液而要求会诊。在冲洗导管时发生边冲边导管外移，最终导管整个滑出体外。

【处理方法】给予常规 PICC 导管维护，无菌纱布加压覆盖。因怀疑纤维蛋白鞘导致渗液（图 8-3），使用 5000U/ml 尿激酶溶液 2ml 封管，5 天后能抽到回血，无明显渗液。但长时间未见好转，建议拔除导管。

【分析】纤维蛋白鞘形成的原因主要是导管尖端位置不佳导致血管内膜受损。血管内膜受损的原因还可能与反复送管、长期留置导管、化学性损伤有关。因损伤血管内壁、刺激凝血系统、损伤内皮细胞，而促进血小板和白细胞黏附在内皮细胞上，凝血因子的激活生成凝血酶，使纤维蛋白原转变为纤维蛋白，从而形成纤维蛋白鞘，包绕导管尖端，液体可经压力最低的穿刺点反流。早期临床表现主要为冲管通畅，但回抽无回血，严重时则表现为穿刺点渗液甚至在冲洗导管时会发生导管脱鞘滑出体外。

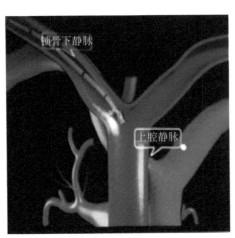

图 8-1　患者 X 线检查显示 PICC 导管尖端位于锁骨下静脉的示意图

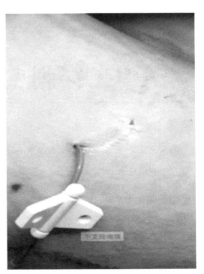

图 8-2　患者 PICC 导管穿刺点渗液

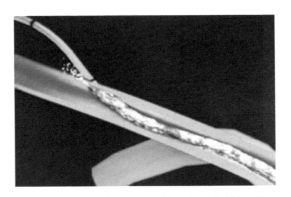

图 8-3　纤维蛋白鞘包裹导管，造成穿刺点渗液

【经验与体会】置管前充分评估患者具体情况，对于有多次置管史的患者要有送管不到位的预见性。要与患者或家属充分沟通，取得知情同意。置管后规范化使用和维护，每次输液前要抽回血，无回血要及时干预。出现穿刺部位渗液时切忌盲目拔管，仔细分析原因，给予相应的处理。

第二节　怀疑淋巴管损伤而致的渗液

【病例资料】患者，王某，男，56 岁，诊断为食管癌，手术前在超声引导下行右上臂贵要静脉 PICC 置管术，采用 Power PICC 导管，型号为 5F 双腔，一次置管成功。置管后 X 线片定位，位置在上腔静脉下 1/3 处。术后入 ICU。置管后第 3 天穿刺部位出现大量渗液，呈透明水样。考虑为置管中损伤淋巴管。护士针对性实施多次换药、穿刺点弹性绷带加压包扎等措施。患者 14 天后痊愈。

【处理方法】

（1）根据渗液量情况进行换药，穿刺点需用多层纱布加压同时外加弹性绷带加压包扎（图 8-4）。如有顽固性大量渗液，要警惕发生穿刺点感染。必要时拔管。

（2）在 PICC 置管时改良破皮切口方向，可减少淋巴管损伤。将手术刀尖由原来横向破皮改为沿导丝纵向破皮，与血管走向一致，且不能切口过深（图 8-5，图 8-6）。

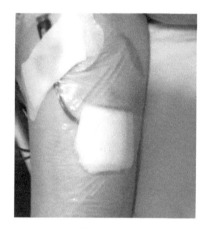

图 8-4　穿刺点用多层纱布加压

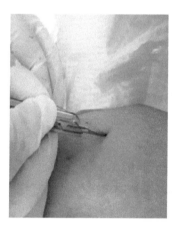

图 8-5　改良破皮切口方向

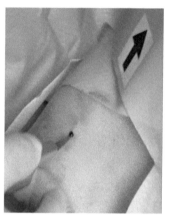

图 8-6　由原来横向破皮改为沿导丝纵向破皮，与血管走向一致

（3）PICC 置管时不破皮，用阔皮器直接扩张皮肤，减少淋巴管损伤（图 8-7 ～图 8-10）。

【分析】上肢的浅淋巴管较多，伴浅静脉行于皮下组织中。深淋巴管与深血管伴行。浅及深淋巴管内的淋巴液直接或间接注入腋淋巴结。上肢淋巴结主要包括肘淋巴结和腋淋巴结。肘淋巴结位于肘窝和肱骨内上髁附近，有 1 ～ 2 个，又称滑车上淋巴结，收纳伴随贵要静脉和尺血管上行的手和前臂尺侧半浅及深部的淋巴管内淋巴液，其输出管伴肱静脉上行注入腋淋巴结。腋淋巴结位于腋窝内腋血管及其分支周围，有 15 ～ 20 个，腋淋巴结收纳上肢、乳腺、胸壁和腹壁上部等处的淋巴管内淋巴液，其输出管汇成锁骨下干，左侧

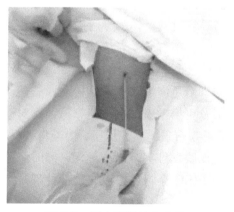

图 8-7　用血管鞘的内套管

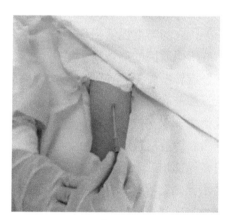

图 8-8　扩皮器直接扩张皮肤

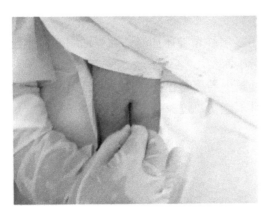

图 8-9　血管鞘的内套管送入静脉，然后拔出

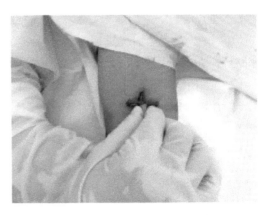

图 8-10　再把血管鞘送入体内

锁骨下干注入胸导管，右侧锁骨下干注入右淋巴导管。肘淋巴结与腋淋巴结之间汇成淋巴丛，使在上臂置管损伤淋巴管的可能性增加。

【经验与体会】传统的穿刺方法多选择肘关节下方贵要静脉、头静脉、肘正中静脉穿刺。B 超引导下 PICC 穿刺选择的穿刺部位往往在肘关节以上，上臂穿刺避开了关节，方便患者活动，减少机械性静脉炎等相关并发症发生。但是上臂静脉与多条淋巴管伴行，横向及过深破皮均可损伤淋巴管而导致渗液，渗出液体呈黄色或无色。因淋巴管损伤而出现渗液的患者，往往其 PICC 导管尖端位置良好，回血通畅，渗液量与输液无关。置管后 1 周内为穿刺点渗液高发期，一般可通过局部压迫处理并加强换药后渗出液逐渐减少。用无菌纱布局部加压，以弹性绷带外加压包扎，期间观察肢体远端皮肤颜色及感觉变化，避免血液循环障碍导致前臂和手指肿胀。同时，前瞻性做好置管过程中改变，直接扩张法或经实践改良后的破皮切口方法，这两种方式都可以很好地避免损伤上肢静脉伴行的淋巴管，从而减少渗液发生概率。

第三节　渗液的局部处理方法

PICC 穿刺点渗液原因比较复杂，有的与患者低蛋白血症有关，有的与导管纤维蛋白鞘形成有关，有的与淋巴管损伤有关，也有的与导管过敏、体内导管破裂有关，甚至目前仍然有一些不明原因的渗液发生。可谓同症不同源，还有的学者认为，由于反复穿刺损伤了血管壁，血管壁破损、穿刺口扩张等原因造成的渗漏。不论什么原因导致的渗液处理都比较复杂，渗液有时持续 1 ～ 2 个月，最头痛的事情是渗液造成敷贴松动、脱落，有时每天需要更换 2 ～ 3 次透明敷贴，这种频繁的消毒及更换贴膜，多次的摩擦消毒对局部皮肤会产生刺激。渗液后敷贴贴不住，临床上也常采用纱布敷料局部加压，渗液将敷料打湿后，持续作用在局部皮肤上，对局部皮肤产生刺激使皮肤发红甚至出现湿疹，同时渗液也是很好的细菌培养基，容易造成局部感染。目前针对 PICC 穿刺点渗液的局部处理是迫切需要解决的一个临床问题。

一、少量渗液的处理

【病例资料 1】患者在超声引导下，肘上贵要静脉置入 4F PICC 导管，一针穿刺成功，整个置管过程顺利，导管尖端位置正常。置管后出现血性渗液（图 8-11）。

【处理方法】病例 1 中少量渗液的处理方法如图 8-12 ～图 8-14 所示。

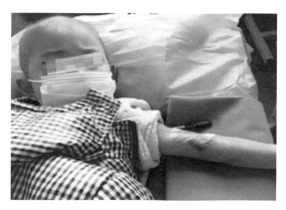

图 8-11　患者出现血性渗液，局部纱布浸湿

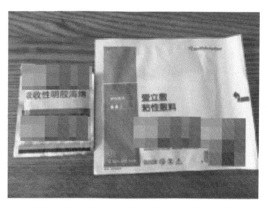

图 8-12　用明胶海绵止血，用爱立敷粘性敷料吸收渗液

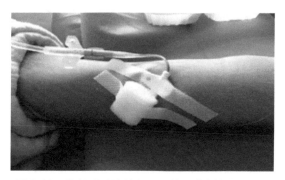

图 8-13　先把明胶海绵折叠，放于穿刺点加压止血

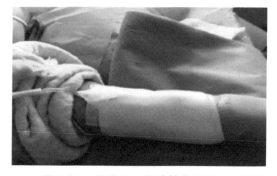

图 8-14　再用爱立敷粘性敷料覆盖，吸收渗液，1 周更换 1 次

【分析】利用明胶海绵的止血作用，局部加压止血；另外用爱立敷粘性敷料覆盖，因为爱立敷粘性敷料是海绵泡沫状，能够很好地吸收渗液，避免了更换透明贴膜的次数。

【经验与体会】

（1）明胶海绵对血性渗液有很好的止血作用，由于它是无菌材料，能够在止血的同时保证穿刺点的无菌。

（2）由于爱立敷能很好地吸收渗液，因此保持了局部皮肤的干燥，减少了更换透明贴膜的次数。

【病例资料 2】患者在超声引导下，肘上贵要静脉置入 4F PICC 导管，一针穿刺成功，整个置管过程顺利，导管尖端位置正常。置管后 5 个月 PICC 穿刺点出现少量透明渗液。

【病例资料 3】患者在肘正中静脉置入 4F PICC 导管，一针穿刺成功，整个置管过程顺利，导管尖端位置正常。置管后 4 个月 PICC 穿刺点出现少量淡黄色渗液。

【处理方法】病例 2 和病例 3 少量渗液的处理方法如图 8-15 ~ 图 8-18 所示。

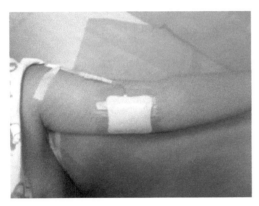

图 8-15　病例 2 患者出现少量无色渗液，用爱立敷粘性敷料覆盖

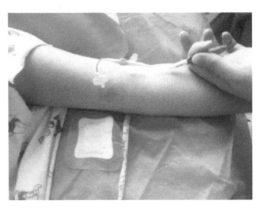

图 8-16　病例 2 患者 1 周后打开敷料，患者穿刺点周围皮肤干燥

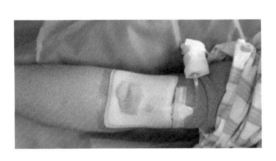

图 8-17　病例 3 患者肘正中静脉置入 PICC 导管后 4 个月出现少量淡黄色渗液，维护时用爱立敷粘性敷料替代透明贴膜覆盖穿刺点

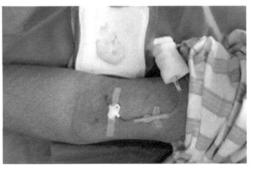

图 8-18　病例 3 患者 1 周后打开敷料，能看到爱立敷粘性敷料有渗液的浸渍，患者穿刺点周围皮肤是干燥的

【分析】患者渗液量虽然很少，但是如果用透明贴膜覆盖，透明贴膜不能吸收渗液，没有一点缓冲余地。平时潮湿、出汗都会使透明贴膜脱落，如果透明贴膜下有一点渗液，就会造成贴膜松动，需要频繁更换贴膜，一方面增加了工作量，另一方面增加了患者的费用，甚至会造成导管脱落。

【经验与体会】爱立敷粘性敷料呈海绵泡沫状，能够很好地吸收渗液，避免了渗液对皮肤的刺激及渗液诱发皮肤湿疹，每周更换 1 次，避免了更换透明贴膜的次数，保持了局部皮肤的干燥，减小了患者为此产生的焦虑。

二、大量渗液的处理

【病例资料】患者在超声引导下，肘上贵要静脉置入 4F PICC 导管，一针穿刺成功，由于一侧有动静脉造瘘而不能置管，置管侧颈内静脉有透析管，送管十分不顺利，导管尖端位于锁骨下静脉。置管 1 个月后患者 PICC 穿刺点出现大量渗液。

【处理方法】本病例大量渗液的处理方法如图 8-19 ～图 8-24 所示。

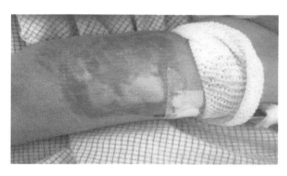

图 8-19　用爱立敷粘性敷料覆盖，再用 Ⅳ 3000 敷料固定。由于渗液量较大，敷料全部浸湿，对皮肤产生刺激

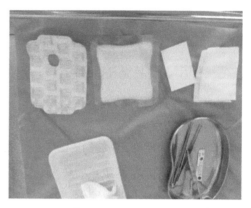

图 8-20　把 Ⅳ 3000 敷料进行开窗，还是应用原来的材料，但要更换粘贴的顺序

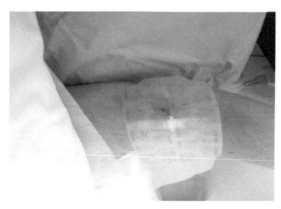

图 8-21　先贴 Ⅳ 3000 敷料，开窗的窗口对准穿刺点

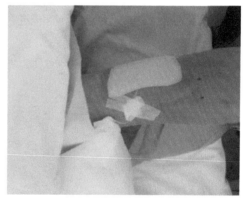

图 8-22　在透明贴膜上再贴爱立敷粘性敷料

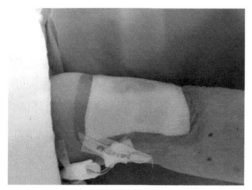

图 8-23　渗液通过开窗的窗口渗透到外面的爱立敷粘性敷料上

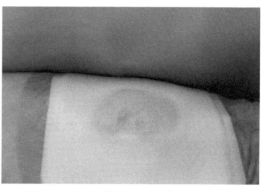

图 8-24　打开敷料后发现患者 PICC 穿刺点周围的皮肤是干燥的

【分析】该项试验是想利用透气功能比较强大的Ⅳ 3000 贴膜来保护患者 PICC 穿刺点周围的皮肤，避免渗液对皮肤的刺激，将Ⅳ 3000 贴膜进行开窗，开窗的窗口对准穿刺点，渗液通过开窗的窗口渗透到外面的爱立敷粘性敷料上。该项试验取得了比较好的临床效果。

【经验与体会】对渗液量较大，所用纱布或泡沫性敷料很容易被全部浸湿的时候，利用Ⅳ 3000 贴膜来保护患者 PICC 穿刺点周围的皮肤，可以有效地避免渗液对皮肤的刺激。

三、防渗液装置的应用

防渗液装置由防渗液圈、吸液管、接头组成（图 8-25）。使用方法：把防渗液圈放于 PICC 导管穿刺点周围，穿刺点位于防渗液圈的中点（图 8-26）。它能把穿刺点渗液收集固定在圆环体内并能通过吸液管及时把渗液吸出，可避免渗液渗漏于整个贴膜下，避免了贴膜的松动，减少了更换贴膜的次数，导管穿刺点渗液的防渗装置可以不撕开贴膜就能及时把渗液吸出，消除了细菌的滋生，可以预防感染，也减少了渗液对皮肤的刺激。其可以通过吸液管注入碘伏，然后再抽吸出来，进行导管穿刺点和吸液管的消毒。PICC 导管常规每周要对穿刺点周围的皮肤消毒一次并更换敷贴。对渗液比较严重的患者，可以用这种方法增加消毒次数，即简单又能预防导管的逆向感染。本产品在圆环体与皮肤接触的一侧设置有药物缓释膜层，即使患者在使用时由于运动造成了穿刺点的渗液进入到圆环体与皮肤接触处，此处的药物缓释膜层也能够进行消炎，抑制细菌的滋生。

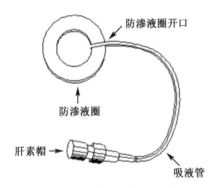

图 8-25　防渗液装置图形

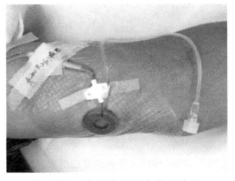

图 8-26　防渗液装置应用示意图

导管穿刺点渗液的防渗装置应用领域广泛，不但适用于 PICC 导管也适用于中心静脉导管（CVC）及其他导管的渗液处理，CVC 置管后也常出现渗液并发症。同时也适用于渗血的处理，尤其是 PICC 导管和 CVC 刚穿刺置管后，患者会有不同程度的出血，出血量大时甚至会污染思乐扣固定装置，防渗液装置同样也可以把渗血收集固定在圆环体内，然后把渗血及时抽吸出来，可以减少污染、预防感染及导管脱出。

第9章 PICC导管断裂

随着PICC在临床日趋广泛的应用、留置时间的延长，各种并发症也相应增多，而PICC导管断裂滑入体内是其中最严重的并发症。PICC导管断裂是指各种因素引起的PICC导管部分或完全断裂的状态。根据导管断裂部位不同，可分为体外导管断裂和体内导管断裂。体外导管断裂可导致输液外漏、继发感染、空气栓塞等；而体内导管断裂时，断管管端可以随着血液循环而移动，出现在锁骨下静脉、右心房、肺动脉等处，甚至引起肺栓塞、心律失常而危及患者生命，病死率高达50%。PICC导管断裂发生的原因与导管本身因素、患者因素、医护人员因素相关，可发生在导管置入时、导管留置期间及导管拔除时的几个环节。首先置管肢体不宜提重物，大幅度运动也应避免。另一重要原因，与导管的固定方法、外露导管的固定有关，如某点的经常打折或长时间的打折，可诱发导管的破损或断裂。而取出PICC断管不是一项简单的操作，会给患者带来一定风险和伤害。目前临床取管的方法：直接肘部静脉切开取管术、数字显影血管造影（DSA）技术下经双侧股静脉取管术、DSA技术下经单侧股静脉取管术。作为PICC专科护士，接诊PICC断管患者后，如何准确评估、明确诊断、组织会诊、确定取管方案、协助快速完成断端取出，是减轻患者紧张恐惧情绪、减少医疗费用、降低死亡风险和医疗纠纷的关键。

第一节 PICC导管破损

【病例资料1】患者，赵某，女，55岁，诊断为卵巢癌，2012年行PICC置管术，置管过程顺利，在右侧肘正中贵要静脉，一针穿刺成功，送管顺利，置管长度为40cm，外露为4cm，导管尖端位置平第6胸椎、位于上腔静脉中下段。该患者行多次化疗，导管使用10月余后出现穿刺点局部略肿胀，稍感疼痛，无其他不适。后在冲封管时发现穿刺点处有少量渗液，且呈泡沫状。

【处理方法】本病例中PICC导管破损的处理方法如图9-1～图9-3所示。

【分析】体外断管比较常见，且导管置于肘正中部位更宜发生，当穿刺点局部有肿胀疼痛时，在排除静脉炎的情况下，结合实际情况，也应考虑体内裂管的可能。患者带管侧手臂不能大幅度运动、提过重物品、打球等，袖口也不宜过紧。

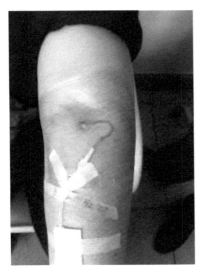

图 9-1 PICC 导管内脉冲式注入 50ml 生理盐水，同时观察穿刺点，有少量渗液并伴有泡沫

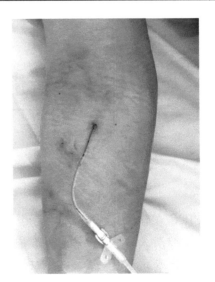

图 9-2 将导管以与皮肤平行的方向缓慢拔出 1cm 后继续注入生理盐水，仍有渗液。继续缓慢拔出，泡沫状渗液增多，拔至 2cm 处时，有一小裂口

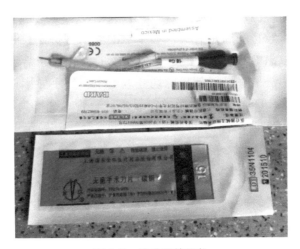

图 9-3 修剪导管用物

【经验与体会】

（1）操作者每次冲封管、换药时都要观察穿刺点局部，核对 PICC 导管维护手册中的信息。

（2）听取患者主诉，结合实际情况，考虑所有可能发生的因素。

（3）发现不明原因的局部不适个体，个人不能解决时及时寻求他人帮助，必要时会诊。

【病例资料 2】患者，李某，男，50 岁，诊断为肺恶性肿瘤术后，2014 年 3 月行超声引导下 PICC 置管术，置管过程顺利。在患者右侧贵要静脉穿刺成功，送管顺利，置管长度为 41cm，导管外露为 3cm，导管尖端位置平第 7 胸椎，位于上腔静脉中下段。患者长期在笔者所在医院治疗，因经常出汗敷贴容易粘贴不牢，所以导管容易在穿刺点活动，导致导管固定位置发生改变，从而容易形成打折、扭曲等异常形态，以及各种磨损导管的异常固定形态。本次因正常门诊换药通管时发现漏液而处理，患者使用 PICC 导管已 7 月余，就诊后拍胸片，PICC 导管尖端位置正常，置管侧肢体血管超声、血管造影显示 PICC 导管通畅，肢体内导管未见渗漏，未见血栓形成，血流畅，管端无粘连。

【处理方法】

（1）导管断裂部位发生在体外，且断裂位置离穿刺点 3cm，可以对导管进行修复。

（2）协助患者取平卧位，置管肢体呈外展、放松状态。

（3）拆除原有敷料，导管末端连接 20ml 注射器，脉冲式注入生理盐水，仔细检查导管断裂部位以确定剪管位置。

（4）准备好 PICC 导管维护包，按规范操作进行消毒，带好无菌手套后用无菌剪刀以直角快速剪断导管断裂部分，去除破损导管。具体操作如图 9-4～图 9-6 所示。

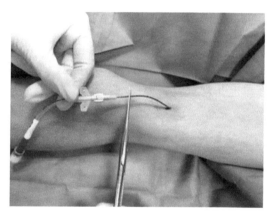

图 9-4　在无菌条件下剪去破损导管，在破损导管的近心端修剪

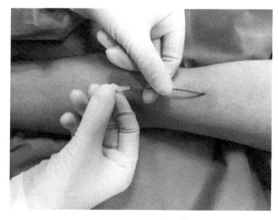

图 9-5　重新安装连接器

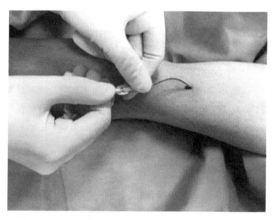

图 9-6　连接后扣紧锁扣，经修剪后的导管需再次 X 线拍片定位

（5）妥善放置 PICC 减压套筒，连接注射器抽回血，确定导管通畅后用生理盐水 20ml 脉冲式冲管并正压封管，连接肝素帽，用贴膜妥善固定导管。

【分析】当遇到导管断裂时首先分析每个导管断裂的原因，对患者来说导管断裂最应确定的是体内断管还是体外断管，断管的部位是一处还是多处，导管是完全断裂还是部分断裂，断裂处距穿刺点有多远，所以必须做血管造影检查以确定是完全断管还是部分断管，以及断管处到穿刺点的距离。做血管超声检查以排除血栓，万一断管无法修复需要拔管时，防止血液栓子脱落。另外需拍胸片确定导管尖端位置以确定如果需要修复导管时，能有多少距离可供处理。本例患者体外断管处距离穿刺点只有 3cm，即使修复也不影响导管的尖端位置。导管修复结束时，一定要再次连接脉冲正压封管以确定导管的修复是否完整、密闭。

【经验与体会】

（1）护理人员严格执行标准操作流程。

（2）当遇到导管断裂时首先要分析不同个体导管断裂的原因，必要时要通过相关检查排除危险因素。

（3）当出现体外断管时，要全面分析，尽量保留导管，使患者利益最大化。

（4）导管修复过程中，要保持无菌原则，谨慎处理，避免再次损伤。

（5）患者的自身维护也非常重要，要仔细、耐心、细致、详细地向患者进行 PICC 导管维护知识的宣教。

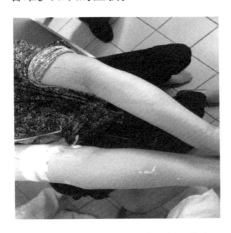

图 9-7 化疗 4 小时后，发现患者手臂肿胀明显。立即停药行血管彩超和胸片，结果均正常。剩余的化疗药均从另一侧外周静脉输入

【病例资料 3】患者，张某，女，56 岁，因乳腺癌术后留置肘上 PICC 导管一根，化疗方案：多西他赛 + 环磷酰胺 + 表柔吡星，于 2014 年 5 月 21 日行第 5 疗程化疗，当时 PICC 导管维护后输液，输入多西他赛 30 分钟后患者主诉上臂疼痛，观察患者上臂略肿，回血好，给予停药行血管彩超检查，但患者拒绝。更换生理盐水液体输入半小时后，患者感疼痛消失，再换上多西他赛输入。4 小时后发现患者手臂肿胀明显，立即停药行血管彩超和胸片，结果均正常，剩余的化疗药均从另一侧外周静脉输入（图 9-7）。当晚用金黄散 50g+ 地塞米松 10mg 外敷穿刺点上方，次日下午经患者同意拔除 PICC 导管，检查导管发现离固定翼 1.8cm 处有一横向破口（图 9-8）。

【处理方法】由于患者自觉疼痛、肿胀已缓解，所以嘱其回家后继续用金黄散外敷，每天 1 次，但未执行，于 1 周后复诊，发现外渗药物蔓延，皮下大片红肿且局部有水疱，再次给予金黄散 100g+ 地塞米松 10mg 外敷，约 10 天后基本治愈（图 9-9 ～图 9-11）。

【分析】

（1）输入化疗药物 30 分钟后患者主诉穿刺点上方疼痛，说明与维护无关，与输液有

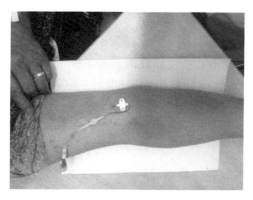

图 9-8　化疗后第 1 天，经患者同意给予拔除 PICC 导管，检查导管发现离固定翼 1.8cm 处有一横向破口

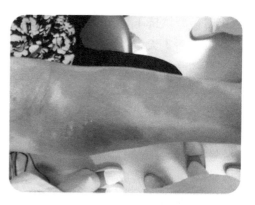

图 9-9　化疗后第 7 天患者皮肤情况

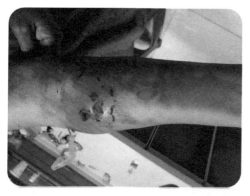

图 9-10　持续给予金黄散 100g＋ 地塞米松 10mg 外敷，化疗后第 9 天患者皮肤状况

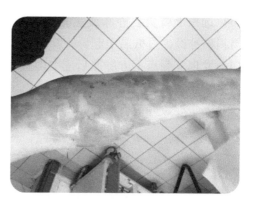

图 9-11　化疗后第 10 天患者基本痊愈

直接关系。正常情况下液体是从导管内通过至上腔静脉，不可能在穿刺点上方出现疼痛，最有可能的是导管断裂才会有液体外渗而致疼痛。

（2）穿刺点上方有疼痛，有效方法不是做血管彩超或 X 线片检查，而应检查导管的完整性。血管彩超对血管内有无血栓形成有特异性，对导管断裂无法鉴别。X 线片能诊断导管有无断管，却无法诊断有无裂管，故怀疑导管断裂最直接有效的方法是检查导管有无渗液。

（3）拔管后发现导管在离固定翼 1.8cm 处有一横向破口，固定翼在导管距离皮肤 1cm 处，血管又在皮下 0.8 ～ 1.2cm 处，由此推断导管断裂口就在导管入静脉的交叉点，故输液后化疗药物渗出至皮下。

（4）导管断裂口为什么出现在导管进入血管处呢？因为此处导管是通过皮肤皮下组织进入血管的拐弯处，且使用超声引导配合改良型塞丁格，导管几乎直角进入血管，使导管在此点容易横向打折，故导管裂口是横向的，再加上导管留置时间较长易出现褶痕导致断裂。另外，穿刺点选择距肘横纹 3cm 处的贵要静脉，此部位是肱二头肌的外侧缘肌腱，当肌肉收缩时易摩擦挤压导管，可能导致导管受损。

（5）外渗后 1 天患者出院，嘱其回家后继续用金黄散外敷，每天 1 次，但未执行，是导致外渗药物蔓延出现皮下大片红肿伴有水疱形成不能控制的原因。

（6）为什么渗出在肘横纹上方 3cm 处，而大片红肿水疱在肘横纹以下呢？因为外渗后不但未强调与督导患者用金黄散外敷，还未强调抬高患肢，使外渗药物随体位顺重力方向弥散，导致前臂受损。

【经验与体会】

（1）导管断裂是造成导管栓塞的主要原因，做好规范的导管固定、维护与使用是预防导管断裂的重要措施（图 9-12）。

（2）有些裂管是由于冲管压力过大而造成导管爆裂，如使用 10ml 以下的空针注射、增强 CT 注射造影剂、导管堵塞加压冲管等；有些裂管是由于维护时使用锐器物损伤了导管，如使用尖头镊子去除导管上的异物，而造成导管破损（图 9-13 ～图 9-15）。

（3）选择上臂贵要静脉或肱静脉穿刺置管，穿刺点宜选择在上臂中与下 1/3 交界处，过高易损伤神经，过低易引起导管打折。

（4）发现穿刺点上方肿胀后应立即查找原因，不可轻视。一旦找不到原因应及时请求会诊。

（5）一定要做好健康教育，落实延伸护理。

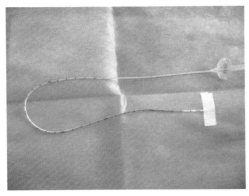
图 9-12　PICC 导管堵塞

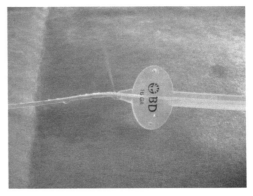
图 9-13　导管堵塞后冲管压力过大造成裂管

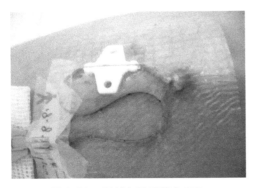
图 9-14　穿刺点外导管有异物

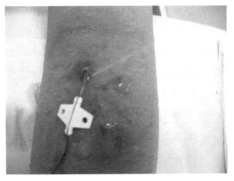
图 9-15　用锐器物清除后导管破损

【病例资料 4】患者，高某，女，52 岁，诊断为胃癌，2012 年 2 月 4 日收入院，带入 PICC 导管一根，本院置管，维护手册提示置管已 1 年零 2 个月，导管经右侧贵要静脉，肘下 2cm 处置入，长 46cm，外露 3cm。入院当天维护前评估显示局部敷料完整，穿刺点无红肿，有少量渗液，外露导管固定形状呈"S"形，回抽见回血，冲管通畅，少量液体从穿刺点渗出，观察外露导管处无异常，将导管拔出 1cm 后再冲管，见近穿刺点处导管呈现微小裂孔。

【处理方法】因导管超过 1 年故立即拔管。

【分析】PICC 置管的最佳部位是在上臂中段，不影响患者的日常生活，固定方便，并发症少，有条件的医院应开展超声引导 +MST 技术进行 PICC 置管。对于常规置管，尽量避开肘部关节处，固定导管形状应呈"C"形。避开导管打折，维护过程中，酒精不宜触到导管，否则易使导管老化碎裂。消毒剂不宜过多，用完皮肤应待干。另外，导管的留置时间不宜太长，大于 1 年的导管应严格观察，认真评估导管的效用性非常重要。

【经验与体会】

(1) 护士掌握正确的封管技术至关重要。

(2) 导管固定方法要因人因部位而异，掌握保护导管、使患者舒适的原则。

(3) 导管的每天评估非常重要，护士需细心，具有评判性思维。

(4) 裂管患者若不拔管且需继续使用，则评估导管的尖端位置变化，更换导管装置前要认真判断，考虑到可用性，必要时考虑拔管，避免后续性伤害。

【病例资料 5】患者，男，70 岁，因肺癌化疗行左侧贵要静脉 PICC 置管术，应用三向瓣式 PICC 导管，全长 60cm，型号为 4F。置管后 X 线定位示导管尖端位于上腔静脉。术后通过导管进行化疗及对症支持治疗，每个疗程结束后带管出院，每次责任护士均要进行出院后导管维护的口头指导并给予相应的健康教育处方。患者于第 5 次化疗住院期间，护士在输液过程中发现 PICC 导管局部敷料浸湿，当即拆开检查，发现经 PICC 外露导管距穿刺点 3cm 处向外间断渗液，导管尚未完全断裂但有折痕，此时导管已留置 125 天。即嘱患者患肢制动，并通知护士长和具有 PICC 置管资质的护士处理。

【处理方法】经 PICC 置管专职护士仔细检查漏液处导管，同时评估患者血管条件和后续治疗情况后，决定采用导管修复法继续保留该导管。备换药包、同型号的导管连接器等，局部消毒、铺巾，用 20ml 注射器注入生理盐水缓慢冲管，再次确认破损位置，在破损处近心端 0.5cm 处剪断并去除受损导管，将留置体内的导管轻轻拉出部分，保证体外长度达 5cm 以上，重新安装连接器后再次冲管检查、固定。导管修复后，输液通畅，无液体渗漏，重新 X 线定位，显示导管尖端位于上腔静脉上段。严密随访该患者导管使用情况，至第 6 次化疗结束后予以拔管，导管无异常。

【分析】国内文献显示，PICC 导管体外断裂报道较体内断裂多见，三向瓣式 PICC 导管体外断裂发生率为 0.78%(3/385)～3%(14/460)。导管留置时间最短 52 天，最长 175 天；有院外带管维护时发现，也有住院期间发生。导致体外 PICC 导管断裂的主要原因：穿刺点位于肘窝以下、高压注射造影剂、导管堵塞强行复通、导管固定方法不正确等。PICC 导管体外断裂通常的处理方式为修复导管后继续使用。本例患者断管原因考虑与穿刺点位于肘窝下有关，患者长期置管，反复关节活动致导管经常折叠，从而导致断裂。

【经验与体会】

（1）PICC 导管体外断裂虽然风险性不及体内断裂，但其发生率相对较高，如果未及时发现，完全断裂后的残端导管可能滑入血管内造成安全隐患。

（2）对于置管时间长、置管位于肘窝下方，以及长期输注高分子的胃肠外营养液的患者，应高度警惕断管的发生。

（3）对输液不畅的 PICC 导管不可进行强力冲管再通，普通 PICC 导管不可接受高压注射。

（4）体外 PICC 导管尽量使用"U"形固定，避免采用"S"形盘曲导管，建议采用超声引导下＋改良型塞丁格技术在上臂穿刺置管，更有利于导管固定和患者活动。

（5）更换局部敷贴时，应动作轻柔，沿近心端方向、紧贴皮肤平行揭开敷料，避免用力牵拉致导管打折或断裂。

第二节　PICC 导管断管

一、PICC 导管断管于上肢静脉

【病例资料 1】患者，陈某，女，42 岁，因右侧乳腺癌术后化疗，于 2014 年 8 月 19 日遵医嘱在超声引导下行 PICC 置管术，穿刺点选择在左上臂肘上贵要静脉，距肘横纹约 8cm 处，置管顺利，体内留置长度为 36cm，X 线检查提示尖端位于右后第 6 肋下缘。PICC 导管留置 5 个月后，2015 年 1 月 20 日遵医嘱拔管，按拔管流程操作，外观置管手臂无肿胀，患者坐靠椅上手臂外展，头偏向对侧，拔管至 26cm 时稍有阻力，考虑血管痉挛可能，让患者休息片刻，后沿血管方向给予轻微按摩后继续拔管，拔出过程稍有阻力，至尖端时有弹跳感，观察导管完整性，见尖端缺失导管约 2.5cm（图 9-16）。

【处理方法】病例 1 中 PICC 导管断管于上肢静脉的处理方法如图 9-17 ～图 9-19 所示。

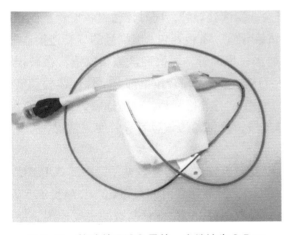

图 9-16　拔除的 PICC 导管，尖端缺失 2.5cm

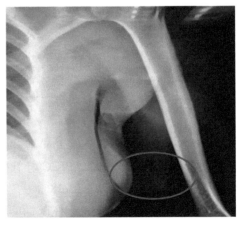

图 9-17　局部加压封闭穿刺口及上方，嘱患者上臂制动，拍上臂正位片，红圈内为导管残端位置

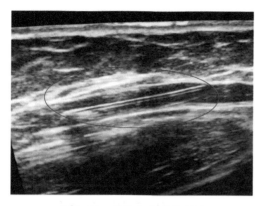

图 9-18　超声定位断管位置

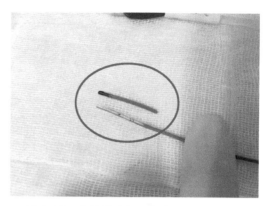

图 9-19　上肢静脉切开手术取出导管残端

【分析】

（1）拔管剩 10cm 时受阻，可能此处是纤维蛋白鞘与血管粘连处，此时不但要让患者休息，还应局部热敷及使用扩张血管药物，帮助导管脱离卡压。不能用力拔管。

（2）导管正巧在三向瓣膜开口处断裂，一方面与纤维蛋白鞘粘连有关，另一方面也可能与导管此处比较薄弱有关。

【经验与体会】

（1）发生问题后评估非常重要，自己判断不明时应请求会诊，发现导管断裂应系止血带于腋下，立即拍摄 X 线片，定位断裂导管位置。

（2）与患者及家属在第一时间沟通，了解导管留置过程中有无异常情况，以帮助判断可能存在的问题，同时，把可能的情况告知家属，取得理解与配合。

（3）做好患者心理护理，卧床休息，制动，使其情绪放松，也可使血管呈舒张状态。

（4）断裂于上肢静脉的导管，可局部静脉切开取出残端，解释手术很小，可消除患者后顾之忧。

【病例资料 2】患者，林某，女，63 岁，因卵巢癌术后拟行化疗于 2013 年 5 月 15 日行 PICC 置管术，置管部位：左上臂中段，左贵要静脉，导管采用单腔三向瓣膜式 PICC 导管（型号为 4F，长度为 60cm），置管深度为 46cm，导管外露为 4cm，置管过程顺利，X 线显示 PICC 尖端位于第 7 胸椎。患者化疗过程中通过 PICC 导管输液，过程顺利，平时按常规每周维护 1 次。置管时间共 65 天。2013 年 7 月 19 日，护士维护导管时，发现其 PICC 导管外露近接头处有结痂附着，就用止血钳夹取结痂，由于痂皮黏附牢固，不小心把导管夹破，即给予修剪导管，重新安装连接器套件，完成维护，继续使用该导管。当天化疗结束后患者未发现异常，次日起床后发现接头仍然固定在手臂上，而贴膜下的 PICC 导管失踪，遂急诊于 PICC 专科门诊。

【处理方法】病例 2 中 PICC 导管断管的处理方法如图 9-20 ～图 9-27 所示。

【分析】PICC 导管断裂是严重并发症，发现断管后立即在穿刺点上方 10cm 处加压固定，具体可采用手指按压导管远端的血管或于上臂近腋窝处扎止血带，急送介入室或拍胸片进行导管定位，如果导管断端未移位，行静脉切开取出体内导管。该例患者拍片显示 PICC

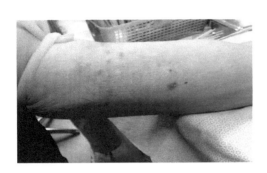

图 9-20 安抚患者、稳定情绪，让其卧床休息，用止血带扎紧穿刺点上方的左上臂，制动，防止导管移动，扎止血带最好不超过 60 分钟，松开止血带至少 10 ~ 15 分钟再扎紧

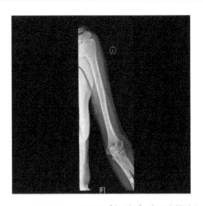

图 9-21 立即护送患者到放射科行 X 线片和彩超检查。结果显示 PICC 尖端位于左上臂中段

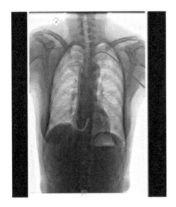

图 9-22 PICC 导管尖端缠绕在右心房

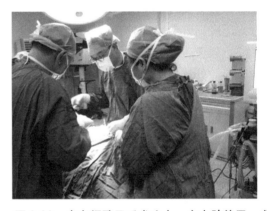

图 9-23 患者仰卧于手术床上，左上肢外展，术前透视左上臂 PICC 导管尖端位于左上臂中段，彩超定位左上臂中上段的贵要静脉，并于皮肤表面做标记

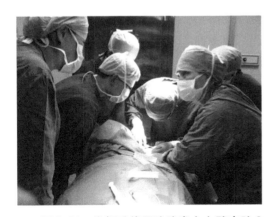

图 9-24 常规碘伏原液消毒左上臂皮肤 3 遍、铺无菌单。在左上臂尖端标记处作纵向切口，长约 3cm，切开皮肤、皮下组织，分离、显露贵要静脉，长约 2cm，见该段贵要静脉内无 PICC 导管

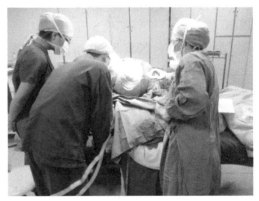

图 9-25 重新定位，于原切口内侧 3cm 处另作长约 3cm 纵向切口，切开皮肤、皮下组织，分离、显露出一支小静脉分支，见该静脉内有 PICC 导管，切开该静脉导管，取出 PICC 导管，于切开处远端、近端分别结扎该静脉

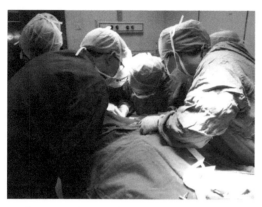

图 9-26　由于影像学定位难以准确，第一次手术切开找不到 PICC 导管断端，需要重新定位和切开，手术全过程花费近 5 小时

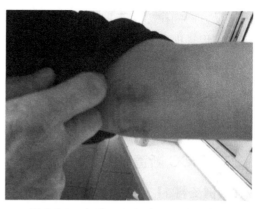

图 9-27　术后 5 天出院，手术 2 年后上臂留下两处伤瘢，患者非常不满意

尖端位于左上臂中段，彩超定位 PICC 导管尖端缠绕在右心房。请血管外科医生会诊，同时把病情报告厂家，建议急诊行"左肘部切开探查 + 左肘部深静脉管取出术"。在严格消毒下根据影像学资料在左上臂尖端标记处作长约 3cm 纵向切口，切开皮肤、皮下组织，分离显露贵要静脉，见该段贵要静脉内无 PICC 导管。由于影像学定位难以准确，第一次手术切开找不到 PICC 导管；重新影像定位，在原切口内侧 3cm 处另作长约 3cm 纵向切口见一无名的静脉分支，该静脉内有 PICC 导管，切开该静脉，完整取出 PICC 导管，于切开处远端、近端分别结扎该静脉，出血少，患者切口愈合好，活动无障碍。

【经验与体会】

（1）利用这个病例教育所有 PICC 专科护士，当遇到导管断裂时首先分析不同个体原因，立即汇报护理部及静脉治疗组长，启动 PICC 断管应急预案，必要时启动医院静脉治疗专家顾问团队，召开病例讨论会和进行会诊，制订最佳的断管取出方式，以免给患者造成二次伤害甚至永久的遗憾。

（2）一旦发现体内断管，首先要安抚患者，稳定其情绪，并立即行胸部平片或 CT 检查，明确诊断后立即行介入取管。尽量不选择手术切开取出导管，因为手臂静脉走向复杂，化疗后静脉损伤严重，容易形成侧支循环。而 PICC 硅胶导管易在静脉间曲折后进入侧支循环再汇入腋静脉，而影像学难以准确定位，不确定因素多，不同个体静脉的异形性和变异性大，给手术取管带来困难。手术中反复定位，时间长，多处切口给患者和家属造成紧张恐惧。永久瘢痕，不断给患者不良回忆，更影响美观。

（3）应加强 PICC 专科护士及临床护士对导管维护水平培训，严格按照规范维护导管，严禁使用止血钳等锐器剔除结痂，由于痂皮黏附牢固，剔除时易把导管撕破，本例断管可能由于 PICC 专科护士在导管维护时损伤导管而导致导管破裂，修复导管时接头连接不紧导致导管滑入体内。

（4）安装连接套件时，在将导管套到连接器的金属柄上时，一定要推进到底，在最后将连接器两部分推死锁定前一定要再次检查导管是否已在金属柄上推进到底。而且锁定后，应通过反方向的拉力检查是否完全锁定；将导管摆放成"S"形等形状固定，减轻导管张力；尽可能应用透明敷料覆盖外露导管，便于观察导管的各项情况，一旦出现导管遗失时能及时发现。

（5）在培养专业的置管人员的同时，加强临床护士对导管破损的风险意识教育，提高其对导管破损的识别能力，尽可能地避免断管发生，同时提高临床护士对导管的破损、断裂的判断和应急处理能力，提高 PICC 导管的临床使用价值。

二、PICC 断管脱落至右心房

【病例资料 1】患者，朱某，女，54 岁，诊断为左侧乳腺癌，2009 年 2 月 11 日在无菌的条件下放置 4F PICC 导管成功，患者导管输液顺利，化疗第 4 个疗程结束，携带此导管回家休养。2009 年 6 月 8 日患者家属发现外端导管破裂，出现漏液现象，于是回院更换导管连接器。6 月 23 日患者来院拟实施第 5 个疗程化疗。护士揭开患者衣袖，发现导管与接头分开，前臂未见 PICC 导管外端，紧急住院处理，经过临床检查并与患者及家属沟通，实施 X 线胸部摄片，显示导管脱落至右心房内（图 9-28）。

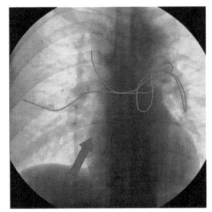

图 9-28　胸部 X 线片显示 PICC 导管脱落至右心房

【处理方法】如图 9-29 ～ 图 9-36 所示。

【分析】PICC 导管置入后，若患者出汗较多，造成贴膜卷曲、松动、导管固定不牢；或留置成功后没有进行合理固定；更换连接器发生的脱落缩进现象；拔管困难时强行粗暴拔管等则均会导致导管部分或全部断裂、滑脱于体内。本例患者在使用 4 个月发生了此种情况。分析原因，本例患者带管回家休养，没有按时对外留导管的长度进行测量观察，未及时发现针眼是否有红、肿、疼痛等情况。本例导管脱落是由于在更换导管连接器时，

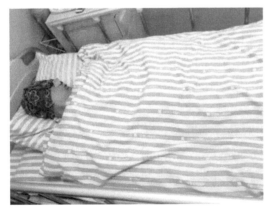

图 9-29　嘱患者绝对卧床、避免活动。同时，遵医嘱皮下注射速碧林 0.4ml(4100U)

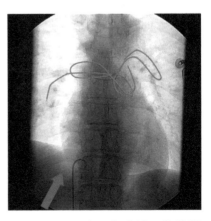

图 9-30　在局部麻醉下将鹅颈套圈从股静脉置入并勾取脱落导管

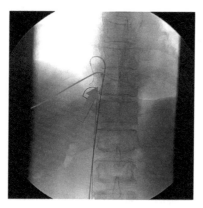

图 9-31　导管在体内漂浮，勾取失败后更换抓铺器和鹅颈套圈配合套取

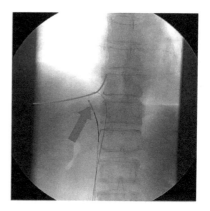

图 9-32　用鹅颈套圈套住脱落的 PICC 导管

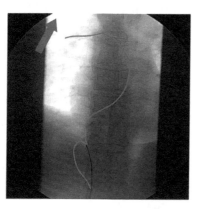

图 9-33　鹅颈套圈收紧并锁住 PICC 导管尖端，从右心房取出导管

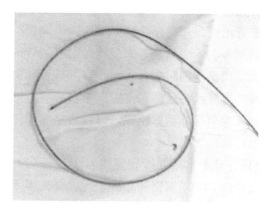

图 9-34　取出的 PICC 导管

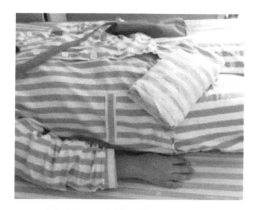

图 9-35　手术毕，患者绝对卧床 24 小时，腹股沟处穿刺点局部加压包扎，沙袋压迫 6 小时，严密观察穿刺点有无渗血

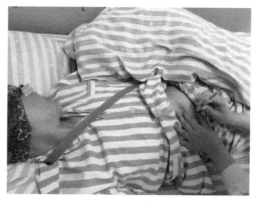

图 9-36　术后 3 天遵医嘱为患者皮下注射速碧林（预防血栓形成）0.4ml（4100U），每天 1 次 ×3 天

虽然把导管套到连接器翼形部分的金属柄上，但没有推进到底，以及减压套筒上的沟槽与翼形部分下的倒钩没有紧密对齐锁定，造成导管松动脱落。

【经验与体会】

（1）利用这个病例教育所有 PICC 置管患者，应定期进行规范维护与观察，不要存在侥幸心理。尤其提醒我们在新技术出现后，需要操作者对其性能及各部件构造作用有详细地了解，只有这样才能保证新技术给患者带来更多的方便。

（2）当遇到导管断裂、脱落时，首先鉴别导管断裂或滑脱在体外还是体内。冷静分析不同个体导管滑脱的原因，应立即汇报医生，寻求医疗支援。

（3）当确认为导管断裂并脱落进入体内时，首要措施就是使患者取平卧位，减少活动。

（4）实施介入下导管取出后，应保持患者卧床 24 小时，早期观察并避免穿刺点出血。

【病例资料2】患者，女，52 岁，因乳腺癌术后化疗需要，选用三向瓣膜式单腔 PICC 导管（导管型号为 4F，长度为 60cm），经左侧贵要静脉穿刺置管后进行 X 线摄片定位，显示导管尖端位于上腔静脉中下 1/3 处。患者化疗过程中 PICC 导管使用顺利，每次化疗结束后带管出院，并指导其注意事项，每周到医院维护 1 次。断管发生在第 4 次化疗后间歇期（置管时间 85 天），患者来院维护时诉置管侧上臂疼痛不适，查看置管穿刺处敷料干燥，导管无明显滑出，抽回血有阻力。疑为导管移位，遂行 X 线片检查。结果显示 PICC 导管断裂，残端导管盘绕已随血流游离至右心室。患者意识清楚，未诉胸闷、胸痛不适。考虑导管随时可能引起肺动脉栓塞，导致窒息或猝死，遂请血管外科急会诊，急诊入院行介入手术取出异物。

【处理方法】术前立即安置患者于头低脚高位且左侧位休息、吸氧，监测生命体征，做好抢救准备，予以解释和心理护理。介入手术通过造影明确断裂导管漂移的位置，采用 5F 猪尾导管勾绕 PICC 断裂导管，缓慢拉至下腔静脉，再用"鹅颈"式抓捕器套件固定断裂的导管一侧，将导管缓慢拉出。术中监护出现了一过性窦性心动过速，心率达 120 次/分，暂停手术操作后缓解。术后患者意识清楚，生命体征平稳，穿刺点无出血、感染等并发症，同时拔除残余端 PICC 导管。经住院观察 5 天后，患者病情平稳出院。

【分析】PICC 导管断裂的并发症属于小概率事件，与多种因素相关。有报道显示，留置时间越长，导管断裂的可能性越大。尽管该病例未发现明显直接的诱发因素，但在该患者住院期间的 PICC 导管使用及出院后的维护过程中，相关护士是否都经过正规的培训？是否出现过不规范的操作？如在输液不畅时强行用力推注肝素稀释液，或使用 10ml 以下的注射器进行冲管、封管，经 PICC 导管（非耐高压管）进行高压造影剂注射等医源性因素，都会构成 PICC 导管断裂的潜在风险。同时，对于带管出院患者及家属的健康教育是否到位？其掌握程度如何？依从性如何？是否需要建立带管出院患者的长期随访和评价机制？幸运的是，该患者本次维护由专门的 PICC 专科护士执行，因其对导管并发症的警惕性从而及时发现导管断裂并得以有效处理。

【经验与体会】

（1）所有参与 PICC 置管护理的护士都必须经过严格、系统地培训和考核，PICC 导管的使用效果往往与置管后的规范护理密切相关。

（2）凡是 PICC 置管患者均应加强对患者和家属的健康教育，尤其是首次置管、年龄偏大、文化程度不高、带管出院的患者。务必让其充分认识 PICC 导管可能存在的风险，并能在日常生活中采取正确的防范措施。

（3）建立规范的 PICC 导管个人维护手册，使患者、家属及医护人员都能清楚了解导管留置过程中的维护情况。

（4）鼓励建立长期留置 PICC 导管患者的出院后随访机制，及时了解并强化指导患者对导管的正确维护。

【**病例资料3**】患儿，王某，男，5 岁，患儿因"确诊急性淋巴细胞白血病 9 个月，PICC 置管 8 个月，行 MTX、6-MP、L-Asp 化疗"收住入院。患儿于 2013 年 7 月 8 日在笔者所在科室行塞丁格 PICC 置管术（图 9-37），进针位置为左肘横纹下 2cm，贵要静脉穿刺，送管顺利，一次穿刺成功。置管长度为 32cm，外露导管为 6cm。置管后，行 X 线片检查示导管尖端位置平第 6 胸椎、位于上腔静脉中下段（图 9-38）。患儿共行 11 次化疗，期间使用化疗药物包括甲氨蝶啶、长春地辛、阿糖胞苷、环磷酰胺、柔红霉素等。本次入院行 MTX、6-MP、L-Asp 化疗。入院当天给予 PICC 导管换膜。换膜时抽出陈旧性血块，推注生理盐水冲管，管腔通畅。换膜后 4 小时，进行

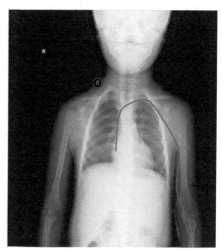

图 9-37　2013 年 7 月 8 日置管

胸片常规检查，胸片报告示 PICC 导管位于左锁骨下静脉，另外上腔静脉-右心房区又见一导管影，长约 9cm，呈"7"字走行（图 9-39）。诊断为 PICC 体内断管。

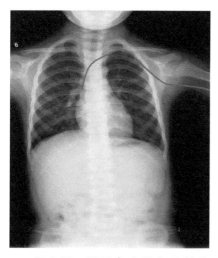

图 9-38　2014 年 2 月 6 日断管前一疗程摄片

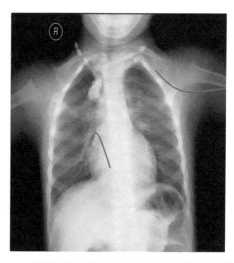

图 9-39　2014 年 3 月 6 日 PICC 导管位于左锁骨下静脉，另上腔静脉-右心房区见一导管影，长约 9cm，呈"7"字走行

【处理方法】

（1）护理人员告知家属并发症的发生及处理措施，稳定情绪，争取配合，制动患儿，使其安静平卧。

（2）陪同患儿及其家属前往介入科。

（3）患儿在全身麻醉下行左股静脉穿刺入路鹅颈套管 PICC 导管残端抓取术。患儿常规消毒铺巾后，行右股静脉置入 6F 导管鞘一根，经鞘置入异物抓捕器，远端圈套反复试探捕捉于右心房的 PICC 导管残端，成功抓捕后，慢慢拉出体外，取出位于右心房处残段 10.5cm 管腔，并拍片证实，送细菌培养，并保留残端。手术历时 30 分钟，术中患儿无不适反应（图 9-40～图 9-42）。

（4）患儿安返病房，观察右股静脉穿刺处无出血、红肿。家属情绪平稳，配合治疗。

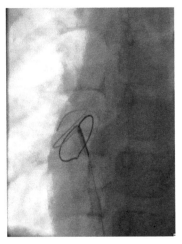

图 9-40　鹅颈套管 PICC 导管残端抓取术

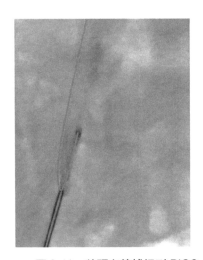

图 9-41　鹅颈套管捕捉到 PICC 导管残端

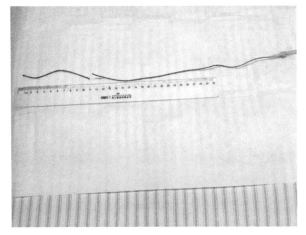

图 9-42　常规消毒下将导管拔除，拔除导管残端刻度与体内残端刻度相加等于置管长度

上报不良事件，抄送护理部及采购中心。

【分析】

（1）PICC 导管于 1975 年首次应用于临床，由于操作简单、使用方便、用途广泛，很快便得到推广使用。随着应用的深入，相关并发症也凸显出来，特别是体内导管断裂，为严重并发症。文献报道，PICC 导管断裂的发生率在 0.1%～3.5%。患儿自置入 PICC 导管到断管时长 9 月余，由于长期输注刺激性大的化疗药物，导管管壁受到侵蚀，管壁脆性增大易折；疗程中输注红细胞悬液、血小板、冷沉淀等血制品。输注以上液体后除用生理盐水滴入冲管，也应用生理盐水手动冲管。将黏附于管壁的药液稀释，减少刺激。

（2）患儿为学龄前儿童，生性好动，手臂过度弯曲和伸展；平时睡眠喜俯卧位，双手弯曲压于身下，PICC 导管均易压迫、扭曲及打折而造成机械性损伤。

（3）回顾性分析：患儿在上一疗程的输液中出现输液不畅、堵管和导管内血凝块，均于溶栓、冲管、改变体位后输液恢复。是否此时已出现管腔的破损或断裂。

（4）在断管当天的摄片中，患儿的断管体内残端在左锁骨与第 1 肋骨交界处，与导管夹闭综合征的发生位置一致。导管夹闭综合征是指导管经锁骨下静脉穿刺置管时进入第 1 肋骨和锁骨之间狭小间隙。受第 1 肋骨和锁骨挤压而产生狭窄或夹闭而影响输液，严重时可致导管破损或断裂。据报道，导管夹闭综合征的病例出现导管断裂的平均时间为 6～7 个月。其主要表现为抽血困难、冲管或输液时有阻力，且与患者体位有关。置管侧肩部后旋或手臂上举时输液通畅。肩部处于自然放松位时输液不畅。

【经验与体会】

（1）预警提示：PICC 导管在破损和断裂后，失去了三腔瓣膜的作用，在使用的过程中出现堵管、陈旧性血凝块和输液不畅。一旦出现，应及时行 X 线摄片，以观察导管的完整性，必要时行血管造影，判断管腔是否破损。

（2）PICC 导管体内断裂一旦发生，告知患儿家属处理方法，使其积极配合取出断裂导管，且心理干预应同步进行，以使患儿安静，家属保持平稳心态，主动配合医护人员取出断裂导管。

（3）介入手术只需局部麻醉后静脉穿刺插入操作导管，创伤小、手术时间短、术后护理方便简洁、患者依从性高、术中和术后并发症轻微，手术成功率高达 90%。患儿全身麻醉下行左股静脉穿刺入路鹅颈套管 PICC 残端抓取术，回室后患儿清醒，股静脉穿刺点加压包扎，双下肢制动 6 小时，患儿卧床休息 12 小时。观察伤口有无渗出，周边皮肤有无青紫，注意伤口包扎不宜过紧，观察双下肢有无肿胀，告知家属间断按摩患儿双下肢（足踝区至股骨中上段），以防下肢静脉血液回流障碍，血栓形成而致肺栓塞。

（4）加强 PICC 置管日常维护，加强健康宣教。肩部的位置变化可影响导管夹闭综合征的程度，即导管的受压情况。协助改变患儿的睡眠卧位习惯，保持仰卧位，减少过度拉伸和弯曲置管手臂，避免锁骨与第 1 肋骨间夹角出现开合样剪切运动。

（5）因为 PICC 导管体内断裂移位是小概率事件，护士是导管的最多接触者，也应是并发症的最初发现者。所以护士应了解 PICC 置管相关的并发症和临床表现及如何鉴别与处理。

三、PICC 断管脱落于右心房室 - 肺动脉腔内

【病例资料 1】患者，夏某，男，86 岁，诊断：①重型闭合性颅脑损伤；②蛛网膜下腔出血；③肺炎（病原体未特指）气管切开术后，2013 年 7 月 16 日在外院行左上肢超声引导下 PICC 置管术，置管过程顺利。该患者于 7 月 22 日为进一步康复功能训练而收入笔者所在科室，入科时 PICC 导管只连接了一个普通的接头，并用 Ⅳ 3000 贴膜固定。在 2014 年 7 月 6 日晨起，发现固定 PICC 导管的 Ⅳ 3000 贴膜完好地贴在患者穿刺部位，PICC 导管的接头脱落在床上，PICC 导管已滑入体内。

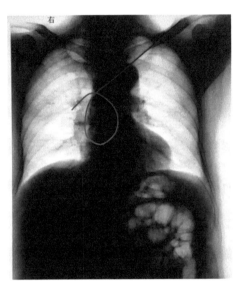

图 9-43 PICC 导管脱落于右心房室 - 肺动脉腔内

【处理方法】值班护士怀疑 PICC 导管滑入体内，立即给予制动并报告值班医生，同时联系放射科、介入科、导管室，在局部麻醉下行经导管心血管内异物取出术。成功穿刺双侧股静脉，置入 5 ～ 8F 导管鞘，透视下可见断裂 PICC 导管脱落于右心房室 - 肺动脉腔内；经右股静脉送入 Rh 导管钩挂并将 PICC 导管牵拉至下腔静脉主干内，经左股静脉送入鹅颈圈套器及回收鞘至下腔静脉内，圈套器捕抓住 PICC 管断端，经左股静脉完全取出 PICC 导管断端（图 9-43 ～图 9-47）。

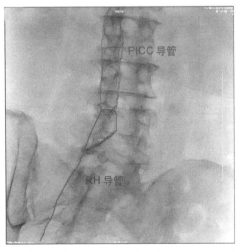

图 9-44 右股静脉送入 Rh 导管钩挂并将 PICC 管牵拉至下腔静脉主干内

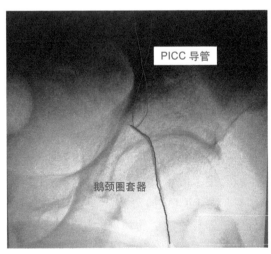

图 9-45 经左股静脉送入鹅颈圈套器及回收鞘至下腔静脉内

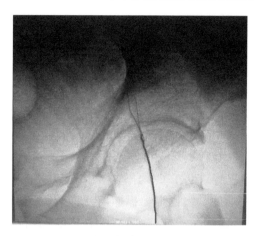

图 9-46 经左股静脉将 PICC 导管取出

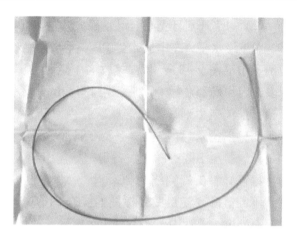

图 9-47 取出的 PICC 导管

【分析】该患者的 PICC 导管无思乐扣固定，只有一个简单的蓝色接头，用Ⅳ 3000 贴膜粘贴固定。由于药物过敏，身上起了很多药疹，非常痒，加上右侧肢体瘫痪，只能用左侧的胳膊蹭身体解痒，导致 PICC 导管与接头脱落滑入体内。

【经验与体会】

（1）通过此次 PICC 导管与接头断开滑入体内的事件，强调了 PICC 导管固定的重要性。

（2）思乐扣的固定及粘贴Ⅳ 3000 贴膜时一定要将膜与导管充分接触粘贴，妥善地固定则可以预防断管滑入体内。

（3）当遇到 PICC 导管滑入体内时，应立即让患者制动，并用止血带勒住上臂，防止导管继续向心性游走。

（4）根据导管的位置进行导管取出术。

【病例资料 2】患者，吴某，女，52 岁，因右侧乳腺癌术后化疗于 2012 年 8 月 29 日在笔者所在医院行 PICC 置管术，导管采用三向瓣膜式单腔中心静脉导管（型号为 4F，长度为 60cm），体内导管为 48cm，导管外露为 5.5cm，置管过程顺利，X 线显示 PICC 导管尖端位于第 5 胸椎。化疗过程中通过 PICC 导管用药顺利，平时按常规 1 周维护 1 次，置管时间共 368 天。患者于 2013 年 9 月 1 日下午急诊入笔者所在医院，主诉：当天中午劳动后发现手臂上 PICC 导管失踪。追问病史发现断管是因为化疗间歇期间，带管回家参加除草等农业劳动而造成。就诊时患者惊恐不安，用线绳系紧上臂。请血管外科医生会诊，拟急诊行介入下 PICC 断管取出术。现将具体处理过程报告如下。

【处理方法】

（1）接诊后安抚患者，稳定情绪，嘱患者卧床休息，制动，左上臂根部扎止血带、防止导管移动。立即护送患者到放射科拍片，其显示第 4 胸椎下缘存在 PICC 导管尖端影，断端管端影位于左侧第 3 后肋下缘。考虑进入左锁骨下静脉，紧急与介入科医生取得联系，拟急诊行介入下 PICC 导管取出，于当天 15：00 在 DSA 下行右心室、上腔静脉内 PICC 断裂导管取出术。

（2）患者平卧于导管床上，透视显示 PICC 导管于右心室内盘绕成圈，远心端位于左第 3 肋下缘水平，左上肢未见 PICC 导管滞留。常规用碘伏原液消毒双侧腹股沟周围皮肤，铺消毒巾（图 9-48）。取右腹股沟中点下方 2cm 处，右股动脉搏动点内侧为穿刺点，1% 利多卡因作局部浸润麻醉后，用 Seldinger 技术作右股静脉穿刺，经短导丝转换置入 8F 导管鞘，推注造影剂证实在静脉管腔内，肝素化（30mg，静脉注射）；同法行左静脉穿刺，置入 5F 导管鞘，导丝引导下经右股静脉鞘置入 8F Guiding 导管，经 Guiding 导管内送入鹅颈抓捕器至下腔静脉上段备用，导丝引导下经左股静脉鞘送入猪尾巴导管至右心房，调整猪尾巴导管尖端钩绕 PICC 导管，缓慢推行猪尾巴导管将 PICC 导管尖端拖出右心房并进入下腔静脉，使用鹅颈抓捕器全套 PICC 导管尖端后，缓慢退出抓捕器，将 PICC 导管拖入 Guiding 导管内，将 Guiding 导管及抓捕器一起退出右股静脉鞘，检查 PICC 导管完整取出；再次透视未见残留，造影见上下腔静脉、右心影良好。撤除双股部导管鞘，穿刺点压迫 20 分钟后加压包扎。术毕，术程顺利，麻醉效果好，术中出血少，无输血，术后患者安返病房，住院 3 天（图 9-49 ～图 9-53）。

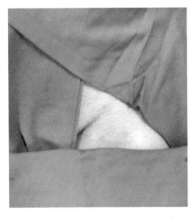

图 9-48　消毒双侧腹股沟周围皮肤

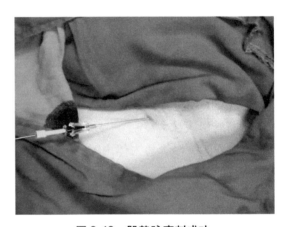

图 9-49　股静脉穿刺成功

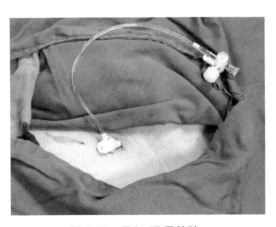

图 9-50　置入 5F 导管鞘

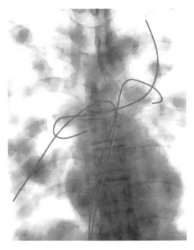

图 9-51　调整猪尾巴导管头

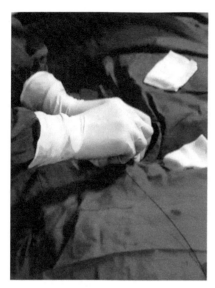

图 9-52　Guiding 导管及抓捕器一
起退出右股静脉鞘

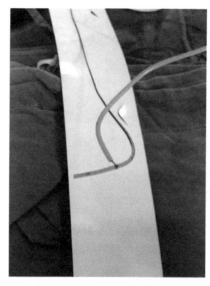

图 9-53　Guiding 导管及完整的
PICC 导管断端

【病例资料3】患者，辛某，女，53 岁，因右侧乳腺癌术后化疗于 2013 年 4 月 22 日行 PICC 置管术，置管部位为前壁左头静脉，导管瓣膜型 PICC 导管，型号为 4F，长度为 60cm，进管为 44cm，导管外露为 4cm，置管过程顺利，X 线显示 PICC 导管尖端位于第 7 胸椎。患者化疗过程中通过 PICC 导管用药顺利，平时按常规 1 周维护 1 次，断管为化疗间歇期间，带管回家并参加健美操等置管上肢过度活动，置管时间共 219 天。2013 年 11 月 27 日 16：13，患者常规来笔者所在医院 PICC 门诊进行 PICC 维护，PICC 专科护士常规评估导管未发现异常，用 20ml 生理盐水冲管时出现穿刺点液体外渗而且 PICC 向外自动滑出，检查滑出 PICC 末端不完整，长 15cm，诊断 PICC 体内断裂，即用止血带系紧上臂，安抚患者，立即护送患者到放射科拍片，显示第 5 胸椎水平 PICC 断端管影，心脏彩超显示 PICC 导管盘旋于右心房，尖端已经进入肺动脉，病情危急，紧急与心血管医生取得联系，拟急诊行右心室至肺动脉异物取出术，同时安抚患者，稳定情绪，嘱患者卧床休息，制动，防止导管移动，于当天 21：00 在 DSA 下单侧股静脉自制抓捕器取出断裂的 PICC 导管（图 9-54，图 9-55）。现将具体处理过程报告如下。

【处理方法】汇报医院护理部等相关部门，医院予开通绿色通道，专科护士带领患者在最短时间内完成彩超及胸片以确定导管断端位置，同时启动医院静脉治疗专家顾问团队会诊，讨论取管方案，通知介入科做好介入手术准备。由于断管一端已经进入肺动脉，遂由心血管内科介入医生执行取管任务，患者于 21：00 在介入科行"右心室至肺动脉异物套取术"。

介入手术过程：患者仰卧于导管床上，常规右腹沟区消毒与铺巾，局部麻醉生效后，以 Seldinger 技术行右股静脉穿刺成功后，置入 8F 血管鞘，注入肝素钠 2000U 后，经鞘送入 8F Guiding 导管，将导管跨越三尖瓣超选择至肺动脉干处，推送自制抓捕器，转动抓捕器，见 PICC 导管残段套入抓捕器内，将 PICC 导管残段收入 Guiding 导管内，遂将 Guiding 导管及抓捕器一起退出右股静脉鞘，术程顺利，术毕加压包扎，术程患者无诉不适，安返病

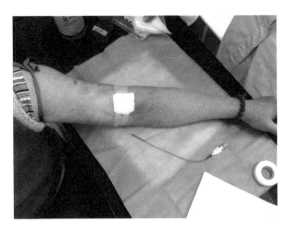

图 9-54　发现断管后 PICC 专科护士立即予腋下扎止血带，肢体制动，立即封闭穿刺点

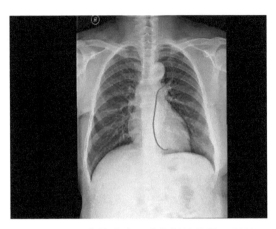

图 9-55　胸片确定 PICC 断端位置，断管一端已经进入肺动脉

房。嘱右下肢制动 6 小时，观察右股静脉穿刺点渗血情况，并予对症等处理。取管过程如图 9-56 ～图 9-68 所示。

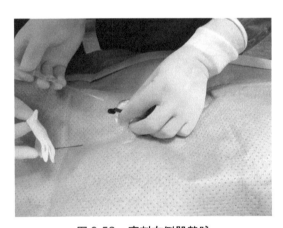

图 9-56　穿刺右侧股静脉

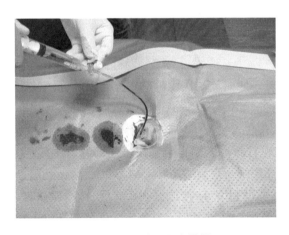

图 9-57　置入 8F 血管鞘

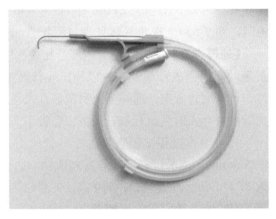

图 9-58　选择多功能 "J" 形导丝

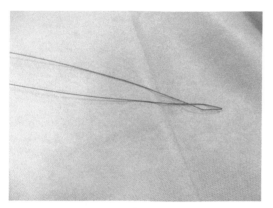

图 9-59　导丝对折，塑形头端，成菱形抓捕器

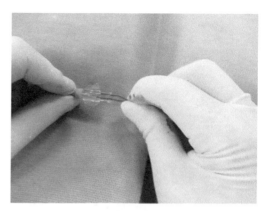

图 9-60　自制抓捕器送入 8F Guiding 导管

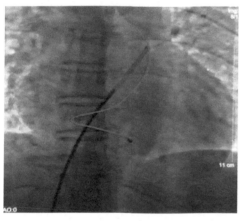

图 9-61　推送 Guiding 导管靠近 PICC 断端

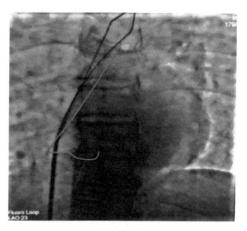

图 9-62　推送并打开抓捕器

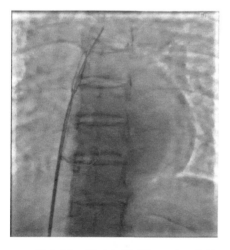

图 9-63　转动抓捕器把 PICC 导管残段套入

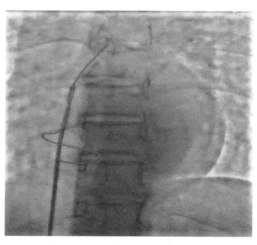

图 9-64　将 PICC 导管残段收入 Guiding 导管内

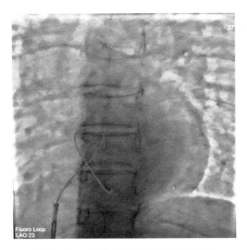

图 9-65 回撤抓捕系统于下腔静脉

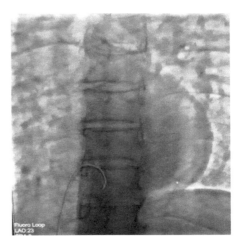

图 9-66 将 Guiding 导管及 PICC 导管残段退出

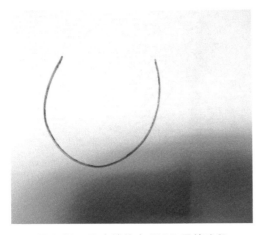

图 9-67 取出的体内 PICC 导管残段

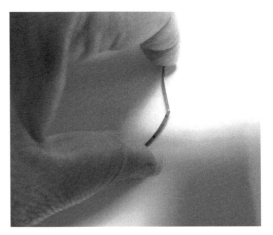

图 9-68 体内外导管残端相吻合

【分析】一旦接诊体内断管患者，首先要安抚患者，稳定其情绪，肢体制动，防止断管随血液循环在体内移动。汇报医院护理部等相关部门，医院予开通绿色通道，PICC 专科护士立即亲自带患者在最短时间内完成彩超及胸片以确定导管断端位置，同时启动医院静脉治疗专家顾问团队会诊，讨论取管方案。本文病例 2 患者 X 线显示第 4 胸椎下缘见 PICC 管端影，断端管端影位于左侧第 3 后肋下缘。PICC 导管断管出现在锁骨下静脉，透视下显示 PICC 导管于右心室内盘绕成圈。由血管介入科医生执行介入取管。经双侧股静脉穿刺入路，行猪尾巴导管将 PICC 导管尖端拖出右心房并进入下腔静脉，使用鹅颈抓捕器圈套 PICC 导管尖端后，缓慢退出抓捕器，将 PICC 导管拖入 Guiding 导管内，将 Guiding 导管及抓捕器一起退出右股静脉鞘，检查 PICC 导管完整取出；创伤小。利用鹅颈套圈配合导丝、猪尾导管等常规介入器材取出体内断管，手术安全、便捷，但鹅颈抓捕器费用较贵。本文病例 3 患者尖端已经进入肺动脉，病情危急，紧急与心血管医生取得联系，并由心血管介入医生以 Seldinger 技术行右股静脉穿刺成功后，置入 8F 血管鞘，注入肝素钠 2000U 后，经鞘送入 8F Guiding 导管，将导管跨越三尖瓣超选择至肺动脉干处，推送自制抓捕器，转动抓捕器，见 PICC 导管残段套入抓捕器内，回撤抓捕系统于下腔系统的下腔静脉处，将 PICC 导管残段收入 Guiding 导管内，遂将抓捕系统撤出体外。手术介入时间短，术中由于 PICC 导管断端较长，PICC 导管盘旋于右心房，尖端已经进入肺动脉，决定应用一次性"J"形导丝，根据 PICC 导管特点自制抓捕器，手术过程非常顺利，时间很短，大约 15 分钟，节省费用。

【经验与体会】

(1) 积极护理干预：作为 PICC 专科护士，接诊 PICC 断管患者后，立即汇报医院护理部、医务部等相关部门，医院予开通绿色通道，PICC 专科护士亲自带患者在最短时间内完成彩超及胸片以确定导管断端位置。

(2) 准确评估、明确诊断，协助医生选择最佳取管方法。静脉治疗小组组长接到 PICC 断管报告时，组织医院静脉治疗专家顾问团队紧急会诊，明确诊断，制订取管方案。积极与执行手术医生沟通，告知 PICC 导管的特点，根据断管残端位置而讨论选择合理取管方法，争取选择最安全、创伤最小、时间最短、费用最低的取管方法。本组 3 例患者采用 3 种取管方法都是按照指南和共识执行。病例 1 中 PICC 导管尖端位于左上臂中段，手术切开应该是既简单又安全的方法，可是由于手臂静脉分支及侧支循环建立加上影像学定位的不确定性，造成手术时间长达 4 小时，两处切口，留下两个瘢痕。病例 2 是笔者所在医院第一例 DSA 下介入取管术，因为一次性鹅颈抓捕器套圈小，为了安全，经右股静脉鞘置入，经 Guiding 导管内送入鹅颈抓捕器至下腔静脉上段备用，导丝引导下经左股静脉鞘送入猪尾巴导管至右心房，调整猪尾巴导管头端以钩绕 PICC 导管拉到下腔静脉上段，鹅颈抓捕器把 PICC 导管残端套入，缓慢拉出 PICC 导管残端。取管方法安全、损伤不大，但是费用昂贵，手术后双侧下肢均应压迫制动，患者负担大、痛苦。病例 3 中经医院静脉治疗专家顾问团队认真讨论，总结前 2 例取管利弊基础上决定由心血管内科介入医生执行取管，并详细地介绍 PICC 导管结构和特点，研究鹅颈抓捕器结构和特点，了解介入操作的流程，最后一致决定利用一次性"J"形多功能导引导丝根据 PICC 导管结构和特点对折制成抓捕器，自制抓捕器前端套圈更大，可直接把 PICC 导管残端套入，8F Guiding 导管腔大，"J"形导丝对折制成抓捕器可以在管腔自由进出，可以一次性把 PICC 导管残端近心端收入 Guiding 导管内，一起退出体外，一步到位，避免了鹅颈抓捕器对静脉的损伤。该方法入路简单、费用低、时间少、损伤小、术后恢复快，患者非常满意。

(3) 做好心理护理：PICC 导管断裂是一种罕见并发症，一旦发生，患者及其家属非常恐惧。护理人员对患者进行心理疏导，配合医生积极与患者及其家属沟通，稳定情绪，告知并发症及处理措施，快速积极地做好手术前准备。其是协助快速完成断管取管及减轻患者紧张情绪、争取其配合、减少医疗费用、降低死亡风险和医疗纠纷的关键。

(4) 完善术前护理：如果行介入手术，专科护士配合介入手术室护士及医生做好碘过敏试验、双侧腹股沟备皮、建立静脉通道等术前准备工作。

（5）做好术后护理：静脉穿刺点加压包扎，如双侧穿刺应双下肢制动 6 小时，患者卧床休息 12 小时。观察伤口有无渗出，周边皮肤有无青紫，注意伤口包扎不宜过紧，观察双下肢有无肿胀，间断按摩患者双下肢，以防下肢静脉血液回流障碍、血栓形成而致肺栓塞。心电监测，心率、呼吸、血压及脉率应保持相对平稳，如有较大波动，立即通知医生，进行对症处理。本组 2 例患者术后生命体征平稳，未出现明显异常。必要时导尿；术后 12 小时如伤口愈合良好，即撤除压迫绷带，皮肤穿刺点给予碘伏消毒，无菌敷贴覆盖。出院回家后定期随访。

（6）健康宣教要到位，杜绝断管的发生。加强患者 PICC 围置管期的健康教育。日常活动指导：嘱患者术肢切勿进行剧烈活动，如打球、提重物、大幅度运动、游泳等。保护导管的指导：患者的穿刺点在肘关节下贵要静脉，PICC 导管体外段固定于前臂，由于患者曲肘等其他肘关节活动而可能增加 PICC 导管的机械性损伤。过度弯曲、体位压迫、扭曲及打折，PICC 导管均易造成机械性损伤而断管。提高患者的依从性：护士在操作前及置管后及每次门诊维护均应对患者及其家属做好导管日常维护及注意事项等相关知识的宣教，尤其是对术侧肢体日常活动的指导，对依从性较差的患者，更应加强健康教育，并取得家属的配合，严防导管断裂的发生。

四、PICC 断管脱落至肺动脉

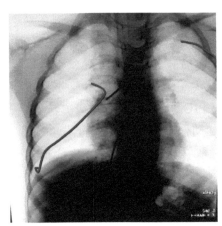

图 9-69 断裂的 PICC 导管掉入肺动脉

【病例资料 1】患儿，高某，男，5 岁，诊断为神经母细胞瘤，2014 年 12 月 14 日在超声引导下行 PICC 置管术，在左侧肘上贵要静脉置入 4F 三向瓣膜 PICC 导管，置入过程顺利，置入长度为 31cm，外露为 6cm，导管总长为 37cm，导管尖端位于第 7 胸椎下缘、心房入口处。2015 年 7 月 16 日也就是导管置入 7 个月 +10 天，常规胸片检查时发现 PICC 导管断管，断裂的导管残端掉入肺动脉，患儿无任何不适主诉（图 9-69）。具体断管时间无从判断。

【处理方法】

（1）用心血管介入方法抓取肺动脉内异物。

（2）介入方法取出导管残端（图 9-70）。

（3）介入术后，腹股沟放置沙袋加压止血（图 9-71）。

（4）拔出断裂的远心端导管（图 9-72）。

（5）核对导管置入总长度，显示无误（图 9-73）。

【分析】该患儿比较淘气，经常和同龄孩子一起打闹玩耍，其是造成断管的主要原因。断管时间大概发生在出院的 20 天内，但无法确定具体日期。

【经验与体会】

（1）对淘气的男孩子一定要加强家长管控力度。

（2）对爱运动、爱劳动、遵医行为较差的患者必要时置入耐高压导管以防止断管。

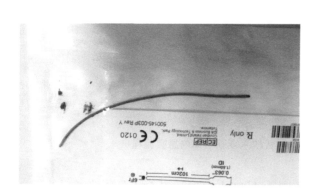

图 9-70　介入方法取出的导管残端

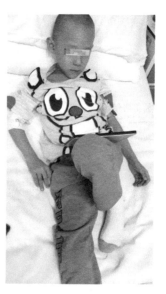

图 9-71　介入术后，腹股沟放置沙袋加压止血

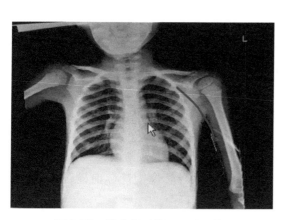

图 9-72　拔出断裂的远心端导管

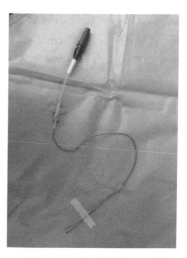

图 9-73　核对导管置入总长度无误

　　（3）建立 PICC 导管脱入或断裂在患者体内的急救流程（图 9-74）。一旦发生此问题也不至于惊慌失措。

　　【病例资料 2】患者，王某，女，20 岁，诊断为霍奇金病，为行化疗于 2014 年 8 月 7 日行超声引导下 PICC 置管术，置管过程顺利，置入导管为某公司 4F 后裁剪三向瓣膜式导管，置管长度为 37cm。给予患者及家属健康教育，因当地医院无法进行 PICC 导管维护，对患者母亲进行维护培训，自行维护。期间反复化疗 7 个疗程，过程顺利，导管使用正常且无相关并发症。2015 年 3 月 28 日，患者导管堵塞，予以尿激酶 10 万 U 加入生理盐水 5ml 负压法予以溶管，导管通畅后生理盐水冲管，肝素盐水 3ml 封管。2015 年 4 月 4 日，

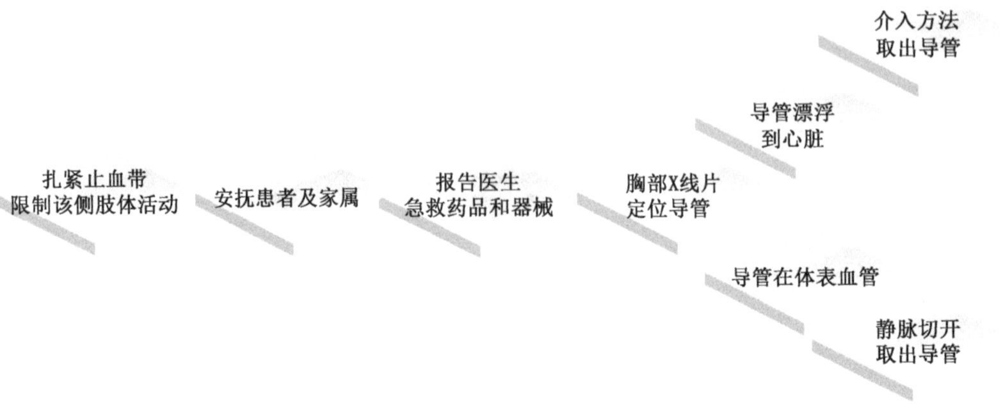

介入方法
取出导管

导管漂浮
到心脏

扎紧止血带
限制该侧肢体活动 　安抚患者及家属 　报告医生
急救药品和器械 　胸部X线片
定位导管

导管在体表血管
静脉切开
取出导管

图 9-74 PICC 导管脱入或断裂体内急救流程

导管回血再次堵管，再次予以尿激酶 10 万 U 加入生理盐水 5ml 负压法予以溶管，连续 3 天，仍无法再通。2015 年 4 月 7 日 11:00，主管医生、护士长与家属沟通，决定予以拔管，患者及家属表示理解。患者平卧位，置管侧肢体常规热敷 30 分钟，外展 90°，嘱患者放松，护士常规消毒皮肤，缓慢拔出导管，无任何阻力，但拔出导管发现仅拔出导管部分，刻度为 18.5cm，意味着还有 18.5cm 在患者体内。

【处理方法】

（1）立即嘱患者绝对制动，取平卧位，止血带结扎在腋下，每隔 30 分钟松 30 秒。

（2）同时上报护士长、总护士长、主管医生、科主任，联系放射科进行床旁急诊进行 X 线平片检查。监测生命体征平稳，患者无任何不适症状。

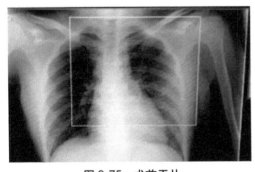

图 9-75 术前平片

（3）平片示 PICC 导管断端位于左右肺动脉分支（图 9-75）。

（4）立即请介入科会诊，介入科建议行 CT 检查，排除导管周围静脉血栓，评估介入手术的难度及可行性。

（5）CT 示 PICC 导管断端位于肺动脉，两侧断端位于肺动脉分支末端，位置固定，血流通畅，无静脉血栓形成（图 9-76）。

（6）查血常规、出凝血功能、肝肾功能，术前备皮。签署介入手术知情同意书。拟于 4 月 8 日上午行"肺动脉异物取出术"。遵医嘱给予低分子肝素钙 5000U 皮下注射，2 次 / 天。

（7）4 月 8 日 10:30 行"肺动脉异物取出术"。经反复尝试，终于于 11:20 分取出导管断端，长度为 18.5cm。可见三向瓣膜黑色头端，给家属查看，导管全部取出，家属表示认可。11:40 患者安返病房（图 9-77 ~ 图 9-79）。术后平卧 24 小时，穿刺侧肢体制动 12 小时。注意观察穿刺部位是否有渗血、红肿，下肢皮肤温度、颜色、有无肿胀。术后 24 小时去除加压装置，局部更换敷料。监测生命体征平稳，患者无不适。护理记录全程记录。

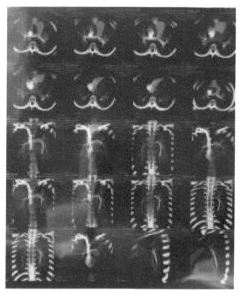

图 9-76　术前 CT，导管断端位于肺动脉左右分支

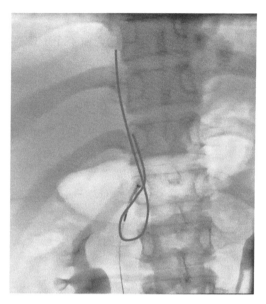

图 9-77　术中抓捕器捕获导管断端

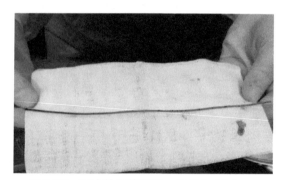

图 9-78　取出的导管断端，长度为 18.5cm

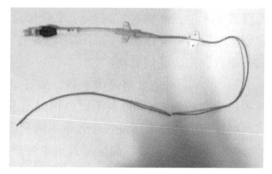

图 9-79　导管全貌

（8）2015 年 4 月 11 日患者出院，护士长认真审核护理记录。

（9）出院 1 周随访患者无不适。

【分析】文献报道的导管断裂一般发生于拔管困难情况下。本病例发生后，反复询问拔管护士，其描述无任何阻力，且拔管护士经过专科培训，有多例拔管经验，并未强行拔管。复习患者病史，患者年轻女性，生病后辍学在家，治疗间歇期不听劝阻，经常在外活动，并且多次打羽毛球，尽管父母及护士多次教育，仍抱侥幸心理，遵医行为差。且导管也已使用 9 个月，虽未超过厂家推荐 1 年使用期，也不排除老化原因。追溯患者母亲第二次堵管前自行维护冲管时也感觉有阻力，用力推注后就进行封管，未报告护士。导管可能在拔管前已经断裂，断管原因应为过度运动导致，PICC 导管在夹角处反复摩擦造成断裂，导管随血流进入肺动脉，因导管细长，并未形成团状，并未堵塞肺动脉入口，断端位于左右肺动脉分叉的末端，未影响肺动脉血流，所以患者无任何症状。但由于拔管前未进行 X 线检查，无法确定导管断裂的时间。

【经验与体会】

（1）加强健康教育：教育所有 PICC 置管患者，严格执行遵医行为，带管期间不能提重物，不能进行羽毛球等过度运动，医护人员应反复加强患者健康教育，提高患者及家属依从性。

（2）评估高危人群，采取措施，保障患者安全：对于 PICC 导管断裂高危人群，包括带管超过 1 年，置管及带管期间发生严重静脉炎、静脉血栓、导管堵塞，带管期间依从性差（剧烈运动）等患者，拔管前进行充分评估，应常规进行 X 线定位、B 超等检查，评估静脉血栓和导管在体内的完整性和位置，全面评估拔管风险，与患者及家属进行有效沟通，采取有效的预防手段，拔管时密切观察，保证患者安全。

（3）规范化处理

1）制订 PICC 导管体内断裂应急预案，并对 PICC 置管相关人员进行培训，发生 PICC 断管，应立即按照预案规范化处理。

2）如发生 PICC 患者体内断管，应立即嘱患者绝对卧床，采取平卧位，置管侧肢体制动，避免导管断端阻塞肺动脉出口，防止栓塞。用止血带在患者置管侧肢体肩部以下结扎以减少导管向前继续漂移，每间隔 20～30 分钟放松止血带 1 次，每次放松 30 秒，记好开始时间，最长使用时间不应超过 1 小时，以免发生血管危象，并随时观察患者置管侧肢体末梢循环情况。急诊行 X 线片检查以判断残留导管位置，期间严密观察患者的意识、呼吸等生命体征。同时查看患者置管信息，根据外露长度估计体内保证患者安全。同时报告医生，共同处理。

3）介入手术是目前成功率高、最安全的处理方法。医院静脉治疗专业组将与介入科专家组成 PICC 小组，以利于紧急情况下及时处理。护士要做好介入手术前准备，正确执行医嘱，向患者及家属讲解介入手术的简要过程，使得患者和家属对手术有信心。

4）术后严密观察生命体征及出血倾向。做好患者心理护理，加强与患者及家属沟通，对导管断裂的原因进行客观分析，取得理解，避免纠纷。

5）做好护理记录，详细记录拔管和手术前后治疗护理过程。

（4）建立健全 PICC 导管维护护士培训认证机制，尤其做好县及乡级卫生院 PICC 维护技术的帮带和培训工作。

（5）建立健全 PICC 维护网：加强信息交流，省、市静脉治疗专业组甚至全国每年对各大医院掌握的 PICC 维护网点信息进行统计，通过一定渠道公布，方便一线护士查询，以利于患者居家维护，可以促进更多的患者享受到 PICC 技术，减少外周静脉化疗的风险，提高患者满意度及生存质量。

五、PICC 断管脱落于体内未取出

【病例资料 1】患者，曹某，男，69 岁，因胃癌术后 2 天突发心搏呼吸骤停且行心肺脑复苏（CPCR）后出现植物状态 4 天，于 2013 年 12 月 7 日左上臂超声引导下从贵要静脉置入 PICC 导管一根，长为 43cm，外露为 8cm。置管期间用药：前列地尔、替考拉宁、依达拉奉、醒脑静、20% 甘露醇、奥曲肽、肠外营养用药、伊曲康唑、美罗培南等。使

用 188 天后患者 PICC 穿刺处有脓点、发红，体温升高，考虑导管感染而给予拔管，更换 PICC 导管，当导管拔出 15cm 后发生拔管困难，给予休息 2 小时，请会诊后最终还是断管在体内（约 24cm）。

【处理方法】

（1）请 PICC 高级专业护士会诊。

（2）X 线片提示导管无打折。

（3）采取热敷、体外助推、改变肢体位置、导管内置入导丝、导管外放血管鞘扩张皮下通道等措施（图 9-80），再拔出 4cm 后再也无法拔出。

（4）请血管外科教授会诊，考虑纤维鞘形成与家属反复沟通、谈话，并签署知情同意书。

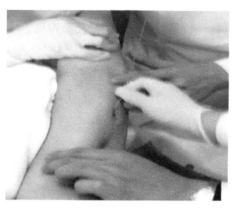

（5）继续拔管，结果拔出 19cm 导管后断管，留有 24cm 导管在体内，行 X 线片定位：PICC 导管残端固定，患者病情危重，专家决定不予取出，隔日在对侧肢体留置 PICC 导管（图 9-81，图 9-82）。

图 9-80　导管内置入导丝后拔管

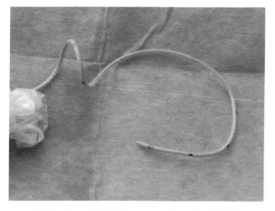

图 9-81　导管拔出 19cm 后，导管断管

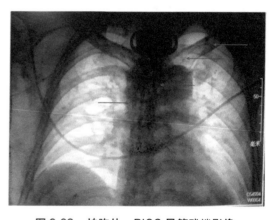

图 9-82　拍胸片，PICC 导管残端影像

【分析】

（1）长期卧床的患者血液流动缓慢，易形成血栓、纤维蛋白包裹导管而出现拔管困难。

（2）此患者心搏呼吸骤停原因不明，行 CPCR 术后抽血查 D - 二聚体、血小板、纤维蛋白原等凝血指标较手术前明显升高，随后一段时间继续上升，说明此患者血液呈高凝状态。

（3）导管相关性感染可引发血栓、纤维蛋白鞘，血栓，纤维蛋白鞘可加重感染，此例患者由于存在一定的病理基础，感染促使血栓、纤维蛋白鞘纤维化，使纤维蛋白鞘更厚实、牢固，故拔管过程中采取了 6 种方法与措施均未拔管成功。

【经验与总结】

（1）导管一旦出现拔管困难，不要强行拔出。遇有问题时即与家属沟通以取得理解，是避免出现矛盾的关键。

（2）断管的导管残留在体内大血管或心脏，可在 DSA 下取出导管，但该患者病情危重，不易取管。

（3）专家分析此例患者如果要在 DSA 下取出残留的导管可能性不大，因纤维蛋白鞘已厚实牢固，导管被固定，往外拔不出，从血管内往里拔则更难；如果一定要取出，唯一的办法要找到导管的"落脚点"后再手术切开取出。

（4）医疗与护理是伙伴，要及时、虚心请教医生，使其帮助处理。

第 10 章　PICC相关性皮炎和湿疹的处理

20 世纪 90 年代初，PICC 引入我国并被广泛应用于需要长期进行静脉输液的患者，尤其是肿瘤患者的静脉化学治疗。PICC 在给临床患者带来巨大便利的同时，也引起很多并发症，如上肢深静脉血栓形成、导管异位、渗血、局部皮肤发生过敏性皮炎等。PICC 相关性皮肤过敏是 PICC 置管后的常见并发症，属于接触性皮炎范畴。其发生的原因有很多，如患者的生理因素、体质、用药情况、透明敷贴质量、透气性、气候条件等。主要表现为置管局部出现红疹、瘙痒、湿疹样小水疱甚至皮肤破溃、感染等，皮肤过敏的区域主要是在 PICC 导管穿刺处及透明敷贴覆盖的区域，过敏皮损程度判定参照岳志瑛评定标准。轻度：皮肤瘙痒及红斑（轻微），面积 ≤ 5cm×5cm；中度：皮肤瘙痒感加重，敷料下穿刺点皮肤出现散在红斑、丘疹、潮湿，面积 > 5cm×5cm；重度：瘙痒难忍伴水疱、糜烂、渗出，夜间不能入睡或睡眠差，影响其生活，面积 ≥ 10cm×10cm。少数严重患者可出现发热、畏寒、恶心、头痛等全身症状。重度过敏性皮炎患者发生常见原因是患者本身是过敏性体质；或患者使用化疗药物、靶向药物及放疗都可以导致体内生物环境改变，应予以充分重视。尤其是处于亚热带气候地区，温暖而又潮湿、多雨，粘贴敷料后，引起不同程度的湿气蒸发不足，局部潮湿促使细菌生长，与皮肤细菌繁殖等原因有关。肿瘤患者 PICC 重度过敏性皮炎易引发败血症，应引起足够重视，积极处理，解决患者困扰，促进皮疹的愈合。患者舒适度以过敏处皮肤自觉症状按 4 级评分法进行判定，即 0 分表示无，1 分表示轻度，2 分表示中度，3 分表示重度。治疗效果判定标准：治愈，皮损完全消退，瘙痒消失，疗效指数 ≥ 95%；显效，皮损明显消退，瘙痒明显减轻，疗效指数为 60% ~ 95%；好转：皮损有所消退，瘙痒有所减轻，疗效指数为 20% ~ 59%；无效，皮损消退少或无变化，瘙痒无改变或加剧，疗效指数 < 20%。有效为治愈加显效。PICC 相关性皮肤过敏既影响 PICC 置管患者的生活质量，又增加了 PICC 非计划性拔管的风险等不良事件。若处理不当，不仅给患者带来痛苦，增加医疗费用甚至引发不必要的医疗纠纷。因此，应该采取积极有效的治疗方法为患者解除病痛，也希望通过以下病例的处理给大家启示。

第一节　地塞米松注射剂外涂治疗 PICC 穿刺点周围皮肤湿疹

【病例资料 1】患者，孙某，女，46 岁，诊断为结肠癌，2014 年 11 月 4 日在笔者所在医院肿瘤科行超声引导下PICC置管术(双腔管),置管过程顺利,患者当时首次化疗前一天,在患者右侧贵要静脉穿刺成功,送管顺利,置管长度为36cm,外露导管为3cm,导管尖端位置平第6胸椎,位于上腔静脉中段。患者在肿瘤科行FOLFOX方案化疗3次,常规每7天换药1次,化疗间歇期在本院门诊维护。2015年1月13日来肿瘤科,PICC导管穿刺处周围皮肤出现湿疹(图10-1)。

【处理方法】如图10-2~图10-5所示。

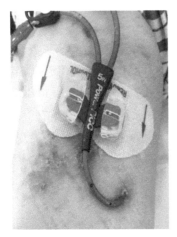

图 10-1 患者 PICC 穿刺处周围皮肤出现湿疹

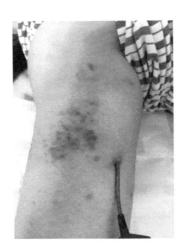

图 10-2 PICC 导管周围皮肤常规清洁、消毒,充分待干

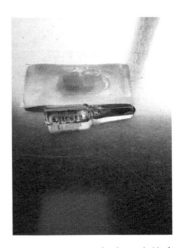

图 10-3 局部有湿疹的皮肤涂抹地塞米松注射液,再次充分待干

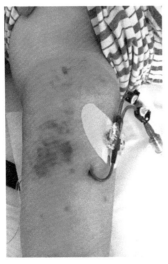

图 10-4 更换导管"U"形固定位方向,避开其湿疹皮肤,使用导管固定支架固定

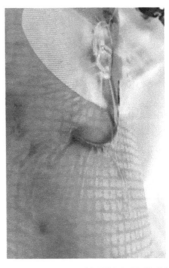

图 10-5 使用透明敷料 IV 3000 且单手持膜,无张力覆盖,常规固定导管及延长管

【分析】患者会因为 PICC 导管局部皮肤瘙痒而来院就诊，或 1 周才来院换药，注意倾听患者的主诉。对导管维护者来说，换药前的仔细评估很重要，当发现局部皮肤有湿疹出现时，一定要及时处理。由于该患者的 PICC 导管为双腔导管，需要以导管固定支架来固定导管，对局部皮肤增加了化学黏性刺激，更易引发皮肤问题，固定支架使用前可先用涂皮肤保护膜。每次换药更换固定位置，让皮肤有修复的机会。地塞米松注射液具有抗过敏的作用，直接涂抹于皮肤表面能很好地缓解皮肤过敏症状，解除瘙痒感。Ⅳ 3000 专用脱敏医用黏胶，降低过敏发生率；黏胶 75% 覆盖，亲水渗透薄膜，高潮气通透率，低致敏率；防止黑边现象发生；保持与皮肤同步呼吸，提供上皮细胞再生的湿润环境，抑制痂皮生成，加快伤口愈合，有效地防止细菌侵入，保持膜下伤口接触层相对无菌的环境。患者自觉舒适度高，减少皮肤的反应，从而减轻了患者的痛苦。

【经验与体会】

（1）告知患者定期维护导管的重要性与必要性。

（2）当 PICC 导管维护者遇到患者皮肤湿疹时，及时作出正确的处理。

（3）湿疹性皮肤患者的健康宣教尤为重要，告知患者及时就诊的重要性。

（4）定期观察皮肤问题，发现异常尽早及时处理。

【病例资料 2】患者，顾某，男，50 岁，诊断为左侧肺癌，2014 年 4 月 26 日在笔者所在医院肿瘤科行超声引导下 PICC 置管术，置管过程顺利，置管静脉为右侧贵要静脉，送管顺利，置管长度为 42cm，外露导管为 3cm，导管尖端位置平第 6 胸椎下缘。2014 年 8 月 16 日，患者主诉导管敷贴固定处痒感难忍，查体示穿刺点周围皮肤散在红疹，未破溃，面积为 5cm×6cm。

【处理方法】先用碘伏消毒液消毒待干，采用地塞米松注射剂 2mg 外涂待干，外贴 Ⅳ 3000 透明敷料，每 2 天换药 1 次。6 天后患者红疹消退，主诉痒感缓解。

【分析】透明敷贴具有良好的无菌屏障作用，且固定牢靠，被广泛应用于 PICC 导管的固定，但一部分患者出现了敷贴固定部位的湿疹。尤其是春夏季，天气炎热、潮湿，肿瘤患者化疗后体质虚弱，汗液积聚在贴膜下，局部皮肤因汗液的刺激就易发生湿疹（即接触性皮炎）。湿疹的治疗主要是通过局部使用激素类药物，局部皮肤使用药物后，导管的固定就又出现了新的问题。如何既能使用药物，又能妥善固定导管，就是我们需要解决的问题。地塞米松注射剂为水溶剂，待干后不影响透明敷贴的使用，Ⅳ 3000 透明敷料的高潮气通透率和低致敏率更适用于易过敏皮肤，两者结合使用，可以有效地处理 PICC 置管后的轻度湿疹。

【经验与体会】

（1）春夏季 PICC 穿刺点周围湿疹，主要与出汗多有关，导管维护的频率可根据季节和患者局部皮肤的情况适当调整。在炎热、潮湿的季节，可以每 3 ~ 5 天维护 1 次。

（2）对于一些特殊体质的患者，可以尽早使用Ⅳ 3000 透明薄膜敷贴。

（3）即使湿疹好转至痊愈，也建议不再使用普通透明薄膜敷料。

【病例资料3】患儿，刘某，男，12 岁，诊断为急性淋巴细胞性白血病，2014 年 9 月 29 日在笔者所在医院 PICC 门诊行 PICC 穿刺置管术，置管长度为 43cm，外露为 2cm，导管尖端位于上腔静脉中下段。患儿经过 3 个月的化疗后，在休疗期间患儿感到皮肤瘙痒，看到贴膜下皮肤出现水疱，立即来门诊进行换药。

【处理方法】

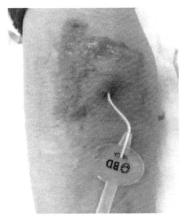

图 10-6　穿刺点处理

（1）必泰醇消毒液消毒皮肤。

（2）穿刺点周围皮肤涂抹地塞米松稀释液（地塞米松 5mg+ 生理盐水 4ml）（图 10-6）。

（3）水疱处用注射器抽吸，将水疱内液体抽吸干净。

（4）予无菌纱布覆盖粘贴固定。

（5）每天来门诊进行换药。

（6）7 天后皮肤无瘙痒，无皮疹和水疱。

（7）皮肤好转后予Ⅳ 3000 透明敷料粘贴固定。

【分析】由于肿瘤患儿接受化疗后，皮肤敏感性增加，容易发生过敏样改变；另外 PICC 导管留置时间较长，需频繁换药，由于部分患儿对敷贴的黏胶过敏，易出现过敏性皮炎症状。

【经验与体会】

（1）醋酸地塞米松为糖皮质激素，具有抗炎、抗过敏作用，用生理盐水稀释后涂抹皮肤效果较好。

（2）用无菌纱布覆盖代替 PICC 专用贴膜，使患处具有良好的透气性。

（3）为避免脱管一定要用胶带固定牢固，固定时尽量减少胶带与皮肤的接触。

（4）更换纱布固定时，胶带要更换皮肤位置，避免贴于同一部位。

第二节　地塞米松注射剂外涂用爱立敷薄型敷料覆盖治疗 PICC 穿刺点周围皮肤湿疹

【病例资料】患者，沈某，男，64 岁，诊断为胃癌术后，2014 年 10 月 18 日在笔者所在医院肿瘤科行超声引导下 PICC 置管术，置管过程顺利，置管静脉为右侧贵要静脉，置管过程顺利，置管长度为 43cm，外露导管为 3cm，导管尖端位于第 7 胸椎上缘。2015 年 1 月 16 日，患者主诉导管敷贴固定处痒感不适，局部肿胀，伴有疼痛感，体温 38.2℃，查体示穿刺点周围皮肤布满红疹红斑，部分破溃，有黄色渗液，面积为 8cm×9cm，穿刺点局部肿胀明显，触诊发硬，压痛，并有黄色脓液渗出，面积为 3cm×4cm，敷贴使用的是Ⅳ 3000 敷料。

【处理方法】穿刺点局部用浸满碘伏的无菌纱布湿敷 10 分钟，再用碘伏消毒液消毒待干后，红疹处皮肤涂地塞米松注射液 2mg，用薄型黏性敷料（爱立敷）固定导管，每 3 天换药 1 次，同时口服抗生素 3 天，1 周后穿刺周围脓肿消退，皮肤湿疹痊愈。

【分析】湿疹破溃易引起穿刺处感染，严重时更可引起败血症，当湿疹合并穿刺处感染时，处理的方法就需要兼顾两方面。薄型黏性敷料是一种由聚亚安酯基质和聚亚安酯外膜制成的无菌伤口敷料，具有自黏性，并且能保持湿润的伤口处于愈合环境。碘伏纱布湿敷可以有效地处理穿刺点的感染。

【经验与体会】

（1）湿疹的早期发现和处理非常重要，该患者的早期湿疹没有得到及时发现和处理，导致湿疹发展加重合并感染。

（2）当出现这种情况，使用该种方法处理，医疗费用比较高，先向患者说明，并且告知合并全身感染时有无效的可能。

（3）处理初期，患者合并体温高，必须加强体温的监测和局部皮肤情况的观察，一旦有加重迹象，立即拔管。

第三节　局部涂抹倍他米松乳膏用无菌纱布覆盖治疗 PICC 穿刺点周围皮肤湿疹

【病例资料】患者，潘某，男，75 岁，诊断为肺癌，2014 年 9 月 23 日在笔者所在医院肿瘤科行超声引导下 PICC 置管术，置管过程顺利，置管静脉为右侧贵要静脉，一针穿刺成功，送管顺利，置管长度为 41cm，外露导管为 3cm，导管尖端位置平第 6 胸椎。2014 年 12 月 20 日，患者主诉导管敷贴固定处瘙痒难忍，查体示敷贴覆盖皮肤处布满红斑，并有黄色渗液，红斑面积为 10cm×9cm，使用Ⅳ 3000 敷贴。

【处理方法】先用碘伏消毒液消毒待干后，使用倍他米松乳膏涂于患处，避开穿刺点，外用无菌纱布加无菌网带妥善固定，每天换药 1 次。5 天后患者皮肤红斑颜色转淡，干燥无渗液。

【分析】PICC 导管留置期间，部分患者化疗后，全身抵抗力下降，局部皮肤因反复接触敷贴和导管发生过敏。当湿疹范围大、程度较严重时，使用激素类乳膏加无菌纱布的方法，起效时间快，治疗时间也短。

【经验与体会】

（1）湿疹的预防比治疗更重要，当患者主诉有痒感或出现散在红疹时要及时处理，避免湿疹范围扩大，程度加重，因此要提高护士判断湿疹的能力和患者对湿疹的认识。

（2）当使用无菌纱布固定导管时，牢固度大大降低，因此必须加强对患者的宣教和每班的观察和交接班，使用网带也是一种创新。

（3）使用激素类乳膏和无菌纱布处理湿疹，维护的频率提高了，护士的工作量也增加了，当湿疹好转后，根据皮肤情况选择合适的敷贴。

第四节　局部涂抹派瑞松软膏用无菌纱布覆盖 治疗 PICC 相关性皮炎

【病例资料】练某，鼻咽癌患者。患者于 2014 年 7 月 9 日在超声引导下予左侧上肢贵要静脉置入 PICC 导管，置管过程顺利。置入长度为 41cm，导管尖端位于第 7 胸椎。2014 年 7 月 10 日入院进行化疗，2014 年 7 月 21 日进行导管维护时发现沿导管摆放方向及思乐扣固定位置皮肤发红、皮疹，轻度瘙痒。

【处理方法】给予全面评估后，认为皮疹范围在 5cm×5cm，属于轻度接触性皮炎，予不含乙醇的 1% 碘伏消毒后充分待干，予派瑞松软膏外涂，并与纱布固定导管，嘱每天复诊（图 10-7，图 10-8）。经过连续 5 天换药后患者皮疹消失，给予更换一种超薄型泡沫敷料爱立敷，患者在使用导管期间再无发生接触性皮炎。

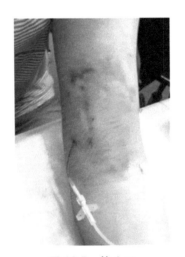 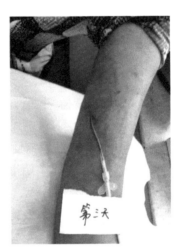

图 10-7　第 1 天　　　　图 10-8　派瑞松局部涂抹，无菌纱布覆盖，第 3 天后患者皮疹消失

【分析】患者属于轻度接触性皮炎，发生皮炎的位置与导管及思乐扣摆放的位置完全吻合，可能与消毒液及皮肤保护剂没有完全待干和贴膜张力性粘贴有关。派瑞松软膏是一种主要成分为曲安奈德、硝酸益康唑的外用药膏，可以用于预防由真菌和细菌混合感染倾向的皮炎和湿疹。

【经验和体会】

（1）利用这个病例教育所有 PICC 护理者，必须规范化维护导管以避免人为引起并发症，消毒液必须充分待干，贴贴膜时避免张力性粘贴。

（2）对于发生接触性皮炎的患者，首先做好全面评估，并做分级护理。

（3）按医嘱使用药物。

（4）做好纱布固定导管期间健康教育，嘱患者活动及睡眠时防止纱布脱落，睡眠可给予弹力网套固定。

（5）注意饮食护理，避免进食高蛋白及海鲜类食品，避免发生过敏。

第五节　局部涂抹曲松素软膏用无菌纱布覆盖治疗 PICC 相关性皮炎

【病例资料】肖某，乳腺癌患者。患者于 2014 年 6 月 9 日在超声引导下予右侧上肢贵要静脉置入 PICC 导管，置管过程顺利。置入长度为 39cm。导管尖端位于第 6 胸椎。2014 年 6 月 10 日入院进行化疗，2014 年 8 月 23 日因穿刺点及周围皮肤发红、瘙痒来诊。

【处理方法】给予全面评估后，认为皮疹范围超过 10cm×10cm，属于重度接触性皮炎，请皮肤科医生会诊，按医嘱予不含乙醇的 1% 碘伏消毒后充分待干，净菌灵清洗离穿刺点 1cm 以外发红的皮肤，充分待干后予曲松素软膏外涂，并予纱布固定导管，嘱每天复诊。经过连续 8 天换药后患者皮疹消失，给予更换一种超薄型泡沫敷料（爱立敷），患者在使用导管期间再无发生接触性皮炎（图 10-9 ～图 10-12）。

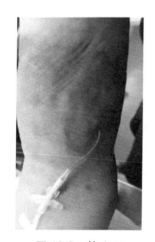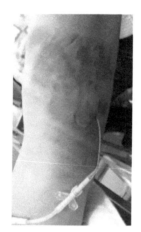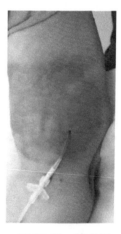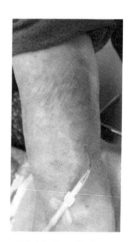

图 10-9　第 1 天　　图 10-10　第 2 天　　图 10-11　第 5 天　　图 10-12　第 8 天

【分析】通过询问病史，得知患者在出院后因为化疗反应剧烈无法按时回院维护，由于天气炎热，潮湿多汗使敷贴松脱，细菌入侵导致发生接触性皮炎。净菌灵是一种以枯矾、冰片、玄明粉等中药为主要成分，经现代工艺提取的强力抑菌剂，可以抑制金黄色葡萄球菌、大肠杆菌、白念珠菌生长。曲松素软膏主要成分为曲安西龙、尿素、薄荷脑，有抗炎、抗过敏作用，两者合用，对重度接触性皮炎的治疗效果显著。

【经验和体会】

（1）利用这个病例教育所有 PICC 置管患者，严格采取遵医行为，不要自行尝试超期维护导管。对于无法按时来维护患者可在当地医院进行维护。

（2）对于发生接触性皮炎的患者，首先做好全面评估，并做好分级护理。

（3）重度接触性皮炎应请皮肤科会诊，遵医嘱用药。

（4）做好纱布固定导管期间的健康教育，嘱患者活动及睡眠时防止纱布脱落，睡眠可给予弹力网套固定。

（5）注意饮食护理，避免进食高蛋白及海鲜类食品，避免食物发生过敏。

（6）对于瘙痒严重而影响睡眠的患者给予口服抗过敏药。

第六节　净菌灵清洗曲松素软膏外涂用无菌纱布覆盖治疗 PICC 相关性皮炎

【病例资料】李某，鼻咽癌复发患者。患者于 2014 年 12 月 9 日在超声引导下予右侧上肢贵要静脉置入 PICC 导管，置管过程顺利。置入长度为 39cm，导管尖端位于第 6 胸椎。2014 年 12 月 10 日在外院进行化疗，2014 年 12 月 23 日因穿刺点及周围皮肤发红、脱屑、色素沉着甚至渗出并结痂来诊。

【处理方法】给予全面评估后，认为皮疹范围超过 10cm×10cm，属于重度接触性皮炎，请皮肤科医生会诊，按医嘱予净菌灵清洗，曲松素软膏外涂。先予生理盐水清洗脱屑和渗出物，穿刺点予碘伏消毒，穿刺点近端皮肤破溃部分予凡士林纱布覆盖，避免下次换药时撕除纱布造成新的创面。离穿刺点 1cm 以外皮肤予净菌灵清洗待干后用曲松素软膏外涂，并予纱布固定导管，嘱每天复诊（图 10-13 ～图 10-17）。

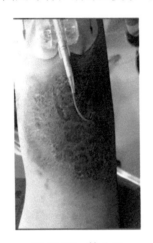 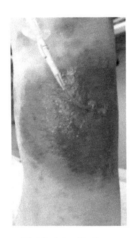 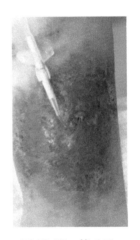

图 10-13　第 1 天　　　　图 10-14　第 2 天　　　　图 10-15　第 4 天

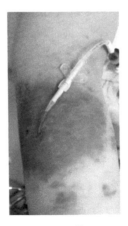 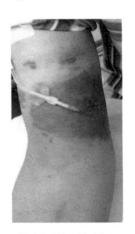

图 10-16　第 8 天　　　　图 10-17　第 12 天

【分析】通过询问病史，得知患者在外院护理时出现穿刺点有少量脓性分泌物，当地护士给予 75% 乙醇湿敷导致皮肤损伤。聚元牌净菌灵是一种以枯矾、冰片、玄明粉等中药为主要成分，经现代工艺提取的强力抑菌剂，可以抑制金黄色葡萄球菌、大肠杆菌、白念珠菌。曲松素软膏主要成分为曲安西龙、尿素、薄荷脑，有抗炎、抗过敏作用，两者合用，对重度接触性皮炎效果显著。

【经验和体会】

（1）利用这个病例教育所有 PICC 护理者，必须规范化维护导管以避免人为造成并发症发生。

（2）对于发生接触性皮炎的患者，首先做好全面评估，并做分级护理。

（3）按医嘱使用药物。

（4）做好纱布固定导管期间健康教育，嘱患者活动及睡眠时防止纱布脱落，睡眠可给予弹力网套固定。

（5）注意饮食护理，避免进食高蛋白及海鲜类食品，避免发生过敏。

（6）对于瘙痒严重影响睡眠的患者可给予口服抗过敏药物。

第七节　局部涂抹艾洛松乳膏用 IV 3000 高透型透明贴膜敷盖治疗 PICC 穿刺点周围皮肤湿疹

【病例资料】患者，石某，男，62 岁，诊断为结肠癌。外院置入 PICC 导管，至笔者所在医院 PICC 门诊维护。经问诊得知患者 2013 年 8 月 13 日置入 4F PICC 导管，内置为 43cm，外露为 5cm，测得臂围为 25cm，透明敷贴固定于皮肤上，皮肤可见大量湿疹（图 10-18）。

【处理方法】操作者洗手后戴上无菌手套，把覆盖在 PICC 导管上面的 3M 或 3L 敷料揭开，使得过敏的皮肤充分暴露出来，再应用氯己定和酒精棉签严格遵守无菌操作原则，对 PICC 置管穿刺位置的皮肤进行消毒，消毒的范围不得少于 10cm×10cm。消毒完成之后使用消毒棉签将艾洛松乳膏涂抹在皮肤过敏区域，注意涂抹过程确保均匀，涂抹时要避开穿刺点，然后使用双层无菌小纱块覆盖，再用 IV 3000 高透型贴膜进行固定。敷料按纱布处理，每 48 小时更换 1 次。经 1 个月的治疗，患者皮肤状况恢复。

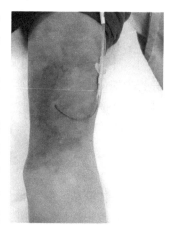

图 10-18　患者 PICC 相关性皮肤湿疹

【分析】皮肤过敏的原因主要有以下两点。

（1）内源性因素：主要包括年龄、性别及患者自身的高敏体质等。一般认为儿童比成人更易发生皮肤刺激反应。体质过于敏感的人、肿瘤患者接受放化疗后，皮肤敏感性增加，更容易发生过敏样改变。

（2）外源性因素：主要有 PICC 导管、不同贴膜、各种消毒剂的应用及护理人员的不规范操作等。在长时间的留置过程中，需频繁换药，由于部分患者皮肤对敷贴的黏胶过敏，易出现过敏性皮炎症状。3M 透明敷贴由于具有透气、不透水、粘贴牢固等特点，因此作为 PICC 换药首选敷贴。文献可见，使用 3M 透明敷贴的患者有 19% 发生皮肤过敏反应。部分 PICC 置管术后患者由于消毒剂过敏先后出现术肢局部皮肤过敏。此类患者换药消毒液禁用含酒精的碘酊、安尔碘，改用 0.1% 苯扎氯铵、碘伏或氯己定消毒，待干后，覆盖 Ⅳ 3000 高透型透明敷贴。

【经验与体会】医务人员行为是控制导管相关并发症的关键，必须由专业人员来执行导管置入和导管护理。高达 88.8% 的患者担心出院后的导管护理，做好出院后的健康教育和出院指导非常重要。通过实施规范化健康教育，有效地减少了留置 PICC 导管并发症的发生率。鼓励患者学会自我护理，在患者住院期间对其进行 PICC 的相关知识宣教，提高患者的护理意识。及时发现异常，及时处理。

第八节　局部涂抹肤之宝软膏用Ⅳ 3000 透明贴膜敷盖治疗重度过敏性皮炎

【病例资料】患者，黄某，女，61 岁，诊断为胃癌术后腹腔转移，于 2011 年 7 月 4 日入院，血常规检查正常，患者既往有青霉素药物过敏史及虾食物过敏史，曾行多个疗程化疗，评估患者无 PICC 置管禁忌证，给予奥沙利铂 140mg（第 1 天），亚叶酸钙 100mg（第 1 ~ 5 天）+ 氟尿嘧啶 0.75g（第 1 ~ 5 天）化疗，于 2011 年 7 月 6 日行传统 PICC 置管术（导管为 4F 单腔中心静脉导管），穿刺血管为右侧头静脉，穿刺点为右肘横纹下 3cm，一针穿刺成功，送管顺利，导管置入长度为 49cm，外露导管为 7cm，左右上臂围 27cm，胸部 X 线片检查示 PICC 导管尖端位于第 6 胸椎水平。置管后采用 3M 透明敷贴固定导管。置管后第 2 天出现Ⅱ度机械性静脉炎，予以如意金黄散加地塞米松和蜂蜜调和外敷后治愈。以后每周按常规进行冲封管、更换 3M 贴膜及输液接头 1 次。11 月 10 日（患者化疗间歇期在家休息）患者主诉食用少量龙虾后全身皮肤轻度瘙痒，贴膜下皮肤明显，但未见皮肤有异样改变，未做任何处理。2 天后局部瘙痒加重，查看贴膜下皮肤有少许红斑，不痛、不肿，在当地某医院进行处理，即改用生理盐水替代酒精清洁局部皮肤。症状未见好转并逐渐加重，11 月 25 日皮肤瘙痒感明显，透明贴膜下皮肤出现散在红斑，少量渗出（面积约为 5cm×5cm 以上），部分散在粟粒状皮疹。遂改用无菌纱布敷料，具体方法：先用生理盐水棉球清洗创面后，再用碘伏棉球以穿刺点为中心由内而外以螺旋方式消毒皮肤 3 遍，即顺时针→逆时针→顺时针，充分待干，将无菌纱布覆盖穿刺点及周围皮肤，外用弹性绷带包扎固定。每 2 天换药 1 次，该方法处理局部皮肤后，11 月 30 日表现为瘙痒难忍、疼痛加剧，疼痛评分 4 分，局部出现小水疱、渗出、皮肤发红（面积为 10cm×12cm），影响夜间睡眠（图 10-19）。前来笔者所在医院就诊。

【处理方法】

（1）评估患者 PICC 相关性皮肤过敏的临床分级，属于重度。

（2）用 2% 氯己定消毒液棉球沿穿刺点由中心向外螺旋式消毒置管处皮肤，上下达 20cm，两侧至臂缘，按顺时针、逆时针、顺时针方向，共 3 次，待干。忌用含乙醇成分的皮肤消毒剂。

（3）用无菌生理盐水冲洗，减少消毒液对皮肤刺激，再次待干。

（4）然后用无菌棉签蘸取肤之宝软膏涂抹远离穿刺点过敏区域约 1cm×1cm 范围的局部皮肤，观察患者用药后的反应，若感觉良好，再将软膏涂抹所有患处皮肤，适度按摩 1~2分钟，间隔 15 分钟，可重复涂抹，最后用无菌纱布进行外敷固定，每天 2 次。1 周后局部水疱、渗出减少，瘙痒减轻，按需更换高潮气通透率的 Ⅳ 3000 透明敷料，以降低皮肤的致敏性（图 10-20）。1 个月后瘙痒明显减轻，渗出停止，皮肤破溃处愈合，红斑消退，局部皮肤色素样沉着，导管固定良好，正常使用至治疗结束，遵医嘱拔除导管（图 10-21）。

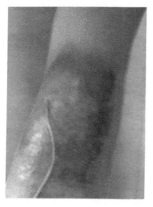 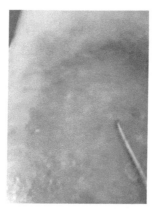 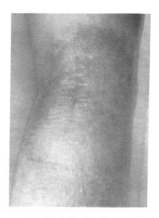

图 10-19　该患者为过敏体质，食用少量龙虾后透明贴膜下皮肤出现散在粟粒状皮疹，瘙痒难忍、疼痛评分 4 分，局部出现小水疱、渗出、皮肤发红（面积为 10cm×12cm），影响夜间睡眠。患者来院就诊时的皮肤状况

图 10-20　局部涂抹肤之宝软膏用 Ⅳ 3000 透明贴膜敷盖治疗重度过敏性皮炎，治疗 1 个月后，局部皮肤情况

图 10-21　治疗结束拔除导管 3 天后患者局部皮肤状况

【分析】

（1）过敏体质：该患者既往有青霉素药物过敏史及虾食物过敏史，属于过敏体质，体质敏感的人群免疫反应和灵敏度超出了正常范围，会伤害到机体的一些正常细胞、组织和器官，从而引发局部甚至全身性的过敏反应。

（2）性别因素：患者为女性，女性皮肤细嫩，因此一般认为女性比男性更易产生皮肤刺激反应。

（3）内环境的改变：肿瘤患者放化疗后，因皮肤敏感性增加、机体内环境不稳定等因素，易发生皮肤过敏样改变。该患者接受多疗程多方案化疗后，化疗导致的胃肠道反应及失眠、疲劳、精神紧张、情绪变化等精神改变，均可导致内环境改变，诱发或加重皮炎的病情。

（4）材料因素：3M 透明贴膜虽然有弹性好，黏性大，透明易于观察且价格便宜的优点，但透气性能差，几乎无吸收的功能。并且与 PICC 导管粘贴较牢，揭除贴膜时，容易拔出 PICC 导管，敷料周边黏胶残留较多，不易清除、消毒，增加了工作量及护理人力成本。该患者初期局部皮肤过敏，由于继续使用 3M 透明敷贴，导致过敏皮肤症状得不到改善甚至加重。而 Ⅳ 3000 透明敷料采用 REACTIC 专利技术，聚亚安酯薄膜具有抗菌屏障及防水作用，有高度延展性和顺应性，其潮气通透性是其他透明贴膜的 8～10 倍，敷料下无潮湿感、瘙痒感；其 75% 矩阵涂布丙烯 K5 黏胶致敏性极低，黏胶残留少，可减轻换药时的疼痛感，提高患者的舒适度。与传统纱布隔天换药相比，使用 Ⅳ 3000 透明敷料，能有效减少因反复揭除敷贴及反复使用消毒液致患者刚愈合的皮肤产生的损伤；本病例患者使用后，患者自觉透气性好、固定牢固、不易卷边、舒适度高，且治疗效果明显。

（5）季节因素：临床发现，PICC 导管皮肤过敏反应易发生在夏季和冬季。由于夏季天气炎热，身体易出汗，汗液积聚在敷料下，如果维护不及时，会增加贴膜下皮肤过敏反应的概率。而冬季由于毛孔收缩，皮肤干燥，皮屑增多，同样增加了患者过敏的概率，并且容易忽略。该患者发病正好在冬季。

（6）置管后健康指导不到位：静脉化疗间歇期的居家患者对 PICC 相关性皮肤过敏的认知缺乏，常常不能在症状初期即刻与专业护士联系，而使过敏反应加重。

（7）日常维护不当：尽管多数医院对 PICC 都有所了解，或设立了 PICC 维护门诊，但接受过正规培训的人员不多，技术熟练程度不一，从而影响了 PICC 维护的质量。该患者在当地医院就诊期间，由于护理人员培训不到位导致维护中缺乏对患者的评估，不重视主诉，在患者早期出现皮肤反应时未及时干预，导致反应加重，还有一个很重要的因素就是该类患者应停用含有乙醇成分的皮肤消毒剂。同时有必要早期合理使用抗过敏药膏，本病例选用的肤之宝软膏，其主要成分为水杨酸甲酯、薄荷脑、薄荷油、桉叶油、维生素 B_1 等，渗透性强，能在短时间内穿透皮层，渗入皮下组织，消除多种病菌及顽固性真菌，具有止氧和抗感染功效，能促进皮肤细胞生长，以天然植物精华为原料，安全性强，涂搽后用棉签轻轻按摩，可促进血液循环，利于药物渗透吸收，加快治愈。

【经验与体会】

（1）加强心理护理：PICC 置管术后穿刺点局部发生皮肤过敏反应，往往会给患者带来不同程度的紧张、焦虑甚至恐惧等心理反应，局部瘙痒、疼痛也影响患者生活质量，因此，护理人员应耐心、细致地做好心理护理，消除患者的不良情绪、增强患者治疗的信心，从而提高患者的舒适度。

（2）落实培训，对维护人员实行技术准入：加强对临床 PICC 维护人员的培训和考核，特别是常见并发症的处理。护理过程中应密切观察患者局部皮肤的改变，重视患者主诉，尤其是冬夏季节，合理选择敷料、消毒剂、抗过敏药物等显得尤为重要。

（3）早期发现、及时干预：PICC 置管后的皮肤过敏反应并不可怕，关键是要及时发现和处理。该病例早期出现反应时，护理干预不及时，在维护过程中护理人员相关知识不足，对该患者未能实施主动有效的干预，导致该患者治疗时间较长。PICC 相关性皮肤过敏反应程度、发病时间对治愈疗程的影响较大，治疗干预越早，治愈疗程越短，疗效越显著。

（4）饮食、活动指导：带管期间避免进食致敏性物质及辛辣刺激食物；多喝水，以加速体内毒素的排出。野菊花、金银花具有清热、消肿、散毒作用，可促进机体排出过敏毒素；

适当的休息、减少活动有助于机体康复。

（5）加强居家患者 PICC 相关性皮肤过敏知识指导：对 PICC 带管患者加强维护知识的规范化教育，提高患者和家属导管日常维护意识和依从性，提高对各类 PICC 并发症的观察能力、识别能力和早期干预意识，尤其应重视患者局部瘙痒的主诉，及时发现异常，及早就诊治疗，可确保导管安全留置和使用。

（6）建立多维度的 PICC 带管患者随访模式，提高导管使用安全性：加强休养期 PICC 带管患者的随访工作，主动提供出院随访联系电话、短信、微信联系的多维模式，使患者随时咨询和联系到专业护士，以更加直观的方式增进医护人员对患者休养期的健康指导，有利于为患者提供安全、有效、合理、经济的最佳护理方案，在防治 PICC 相关性皮肤过敏的发生中具有重要意义。

（7）使用肤之宝联合透明敷料治疗 PICC 相关皮肤过敏疗效显著，肤之宝取材丰富，价格便宜，使用方便；高通透性透明敷料不仅粘贴固定效果好，能有效地减少导管滑脱或导管的机械性刺激，让患者更舒适、更安全；而且方便患者自行观察导管穿刺点局部过敏症状及异常反应，一旦发现问题，及时咨询或就诊；还降低了换药频次，减少患者往返医院次数，节约人力和经济成本支出，提高了患者的满意度。

第九节　康惠尔水胶体敷料治疗 PICC 穿刺点周围皮肤湿疹

【病例资料】患者，女，50 岁，诊断为非霍奇金淋巴瘤，患者诉自身属于过敏体质。2014 年 9 月 12 日在笔者所在医院行超声引导下 PICC 置管术，置管过程顺利。在患者右侧贵要静脉，一针穿刺成功，送管顺利，置入长度：43cm，臂围：26cm，体外露：6cm，位于上腔静脉中下段。2014 年 11 月 4 日再次收入笔者所在医院行第三疗程化疗，住院第 3 天患者出现 PICC 穿刺点周围皮肤瘙痒，且有散在的红斑，经皮肤科会诊后，诊断为 PICC 穿刺点周围皮肤湿疹。

【处理方法】保护局部皮肤采用无菌干棉签蘸取生理盐水进行湿疹部位的清洁。选用 0.5% 碘伏以顺时针或逆时针的方法消毒穿刺点及周围皮肤各 3 遍。消毒皮肤待干后，采用康惠尔水胶体敷料均匀的贴于湿疹部位，再取一条胶布蝶形固定于 PICC 导管灰色膨大部分。第 3 天更换敷料时，发现红斑明显减少，诉瘙痒感明显减轻。第 6 天换药时，红斑消失，诉无痒感。

【分析】对该患者来说，PICC 穿刺点周围皮肤出现湿疹与过敏体质、化疗后机体免疫力下降等原因有关。碘伏为碘与表面活性剂的不定型络合物，能保持较长时间杀菌作用，对皮肤黏膜无刺激，治疗皮炎疗效显著。康惠尔水胶体敷料具有扩张血管、促进血液循环、改善组织细胞缺氧、减少致炎物质产生、减轻血管对导管刺激的敏感性等作用。皮肤湿疹也是皮肤过敏的一种，水胶体敷料之所以能够使皮肤得到康复，是因为其具有低敏性，能吸收伤口渗出液（包括汗液），维持适宜的氧分压，促进血管和肉芽组织形成，维持创面适宜的温度，促进伤口愈合的特点。PICC 穿刺点周围皮肤湿疹，及时处理，选择适宜的敷料，延长导管的使用时间，减少患者痛苦。

【经验与体会】

（1）提高患者的自护能力，一旦发现 PICC 穿刺点周围皮肤有不适，及时告知护理人员以便采取相应措施，及时处理。

（2）当患者 PICC 穿刺点周围皮肤出现不适症状，必要时请皮肤科会诊，作出诊断，及时处理。

（3）观察换药前后皮肤情况，严格无菌操作，并详细记录于一般护理记录单上。

（4）局部皮肤采用生理盐水清洁，然后用 0.5% 碘伏消毒，待干后，最后采用康惠尔水胶体敷料代替常规的 3M 无菌透明贴膜，对治疗湿疹效果明显，工作中可以借鉴。

第十节 75% 乙醇湿敷治疗 PICC 相关性皮炎和湿疹

【病例资料】患者，男，32 岁，诊断为霍奇金病，2014 年 7 月 22 日在笔者所在医院行超声引导下 PICC 置管术，置管过程顺利。在患者左侧贵要静脉，一针穿刺成功，送管顺利，置入长度：41cm，臂围：27cm，体外露：6cm，导管尖端位于上腔静脉中下段。2014 年 7 月 21 日首次收入笔者所在医院行化疗，置管后第 2 天发现患者 PICC 导管固定敷料处皮肤出现瘙痒、散在小红疹等过敏反应，患者自诉入院前一天开始出现过敏反应，入院当天症状加重。入院后请皮肤科协助会诊后确诊为 PICC 周围皮肤过敏性皮炎。

【处理方法】将皮肤患处用生理盐水清洗后，采用 75% 乙醇湿敷，即用 75% 乙醇浸湿纱布 3 ~ 4 层（以不滴为宜），进行湿敷，2 次 / 天，每次 15 ~ 20 分钟，湿敷期间每 3 ~ 5 分钟更换 75% 乙醇纱布或将 75% 乙醇直接喷洒在湿纱布上，以保持纱布湿润。皮肤患处用药后，采用无菌开口纱布将导管环绕固定，以隔离皮肤与体外的部分导管，外盖无菌纱布，同时使用弹性绷带妥善固定。治疗 3 天后，该患者患处皮肤红肿、红疹样改变减退，诉瘙痒减轻。继续给予治疗，第 5 天后，患处皮肤红肿、红疹样改变消失，瘙痒消失。

【分析】首先寻找出皮肤变应原，有效杜绝与变应原的接触，对该患者来说，PICC 穿刺点周围皮肤过敏是由于接触皮肤的导管部分及透明敷料刺激分布于皮肤上的肥大细胞，使之产生生物活性物质，发生免疫反应，致使发生皮肤的反应。另外，夏季出汗多，也是导致皮肤过敏的原因之一。75% 乙醇具有催眠和消毒防腐的作用，兼有局部麻醉及止痛的功能。因此使用 75% 乙醇湿敷可达到局部麻醉及止痛功效。75% 乙醇能降低细胞张力，且易挥发，可有效减轻组织细胞水肿；同时 75% 乙醇挥发时带走机体热量，使局部皮肤温度降低而起到冷敷作用，可抑制局部细胞活动，降低神经末梢敏感性而减轻瘙痒症状；此外，75% 乙醇湿敷可扩张血管，促进血液循环，改善组织细胞功能，从而加快皮肤修复。

【经验与体会】

（1）PICC 穿刺点周围皮肤过敏是造成患者非正常拔管的原因之一，穿刺前要询问好过敏史，PICC 维护操作中严格无菌操作，发现异常及时给予正确处理。

（2）当患者发生 PICC 穿刺点周围过敏性皮炎时，首先分析发生过敏的原因，寻找变应原并切断与其接触的途径，必要时请皮肤科会诊以协助诊断。

（3）75% 乙醇湿敷前要主动向患者介绍其作用，做好心理护理，使患者放松，配合治疗。

（4）75% 乙醇湿敷时应注意：①询问 75% 乙醇过敏史。② 75% 乙醇具有刺激性，勿使用在皮肤破溃部位；75% 乙醇可使蛋白凝固变性，因此湿敷前，用生理盐水清洗皮肤，以免影响湿敷效果。③ 75% 乙醇易挥发带走热量，切勿大面积湿敷，特别是老年患者，易导致体温低下。

（5）75% 乙醇湿敷治疗 PICC 穿刺点周围过敏性皮炎，临床工作中可以借鉴。

第十一节　磺胺片用生理盐水稀释后治疗 PICC 相关性皮炎和湿疹

【病例资料】患者，男，14 岁，诊断为非霍奇金淋巴瘤，2014 年 8 月 28 日在笔者所在医院行超声引导下 PICC 置管术，置管过程顺利。在患者左侧贵要静脉，一针穿刺成功，送管顺利，置入长度：45cm；臂围：22cm；体外露：5cm，位于上腔静脉中下段。患者长期在笔者所在医院治疗，2014 年 10 月 24 日再次入院行化疗，入院后发现 PICC 导管周围皮肤有 6cm×5cm 红斑、硬结，渗出物为水状，诉有痒感，立即请皮肤科会诊，确诊为 PICC 穿刺点周围湿性皮炎。

【处理方法】遵医嘱以生理盐水清洁患处，再将生理盐水 100ml 稀释磺胺片 1 片（含磺胺甲噁唑 0.4g，甲氧苄啶 80g），浸湿无菌开口纱布一块覆盖患处，使药物与创面充分接触，纱布剪口于 PICC 穿刺处，纵向贴紧皮肤，将导管体外部分置于纱布上，外盖无菌干纱布与之对齐，覆盖导管，然后用纸胶布固定好，最后用弹性绷带固定；换药第 3 天，患处红、肿范围缩小至 3cm×4cm，渗液消退，皮肤干燥，可见裂痕，有硬结，仍诉痒感；换药第 4 天，患处红、肿范围缩小至 3cm×3cm，硬结较前松软，遵医嘱将地塞米松 2mg 加磺胺片 1 片加入生理盐水 100ml 湿敷；换药第 6 天，患处皮肤明显脱屑，有色素沉着，自诉痒感消失；换药第 8 天，患处皮肤干燥，硬结消失。

【分析】PICC 穿刺点周围湿性皮炎，是 PICC 穿刺点周围皮肤过敏的症状之一，该患者由于化疗后机体免疫力下降加上局部皮肤因长期受到透明贴膜的刺激，发生 PICC 穿刺点周围湿性皮炎。磺胺类药物能抑制伤口表面的细菌感染，常外用于溶血性链球菌及葡萄球菌等易感的浅表伤口。它可吸附、收敛创面的渗液，减轻创面的水肿，减少渗出，促进创面的干燥，抑制细菌的生长繁殖，预防创面感染，避免痂下积脓发生，促进创面及早愈合。磺胺类药物湿敷有效治疗 PICC 穿刺点周围湿性皮炎，减轻躯体不适，保证 PICC 导管的安全性，使 PICC 导管达到有效留置。

【经验与体会】

（1）该病例提醒临床护理人员在 PICC 的维护操作中应加强责任心，严格遵守操作规程，发现异常及时给予正确处理，并加强对患者带管期间的健康教育。

（2）当患者发生 PICC 穿刺点周围湿性皮炎时，首先分析发生皮炎的原因，寻找变应原并切断与其接触的途径，必要时请皮肤科会诊以协助诊断。

（3）皮炎治疗期间，应在护理记录单中详细记录换药过程及伤口情况，换药时严格无菌操作。

（4）换药前应询问患者是否有磺胺类药物过敏史，是否属于过敏体质。

（5）磺胺类药物加地塞米松加无菌生理盐水湿敷换药治疗 PICC 穿刺点周围湿性皮炎的方法，工作中可以借鉴。

第十二节　局部和全身联合用药治疗重度过敏性皮炎

【病例资料 1】 患者，白某，男，64 岁，诊断为右肺癌Ⅳ期（$T_2N_3M_1$），右锁骨上、肺门及纵隔淋巴结转移、多发脑转移、骨转移，于 2014 年 7 月 31 日在笔者所在科室行超声引导下 PICC 置管术（经右侧肘上贵要静脉置入），过程顺利，置管长度为 42cm，外露导管为 6cm，X 线定位导管尖端位于右侧第 7 后肋水平、达上腔静脉中下段，次日开始行多西他赛 / 顺铂方案化疗。PICC 穿刺处常规换药，透明敷料固定，无渗血、渗液。置管后第 5 天，出现穿刺点周围瘙痒及红斑（面积约为 4cm×5cm 大小），停用透明敷料，改用纱布及绷带包扎。置管后第 7 天症状无改善，红疹范围扩大至约 10cm×12cm 大小，皮肤科会诊，诊断：过敏性皮炎。给予依巴斯汀口服；局部换药，以糠酸莫米松乳膏外涂患处，每天 1 次，仍用纱布及脱脂绷带包扎固定，带管出院（图 10-22）。出院期间返院换药，每天 1 次，局部症状有所缓解，皮损转为暗红色。但置管后第 20 天，再次入院拟行第 2 次化疗，出现局部症状明显加重，红肿硬结，散在小水疱（面积扩大，约 10cm×12cm 大小），全身出现片状红斑，丘疹，暗红色，以胸腹部为主，伴瘙痒。皮肤科会诊，诊断：过敏性皮炎（重度）（图 10-23）。

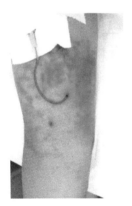
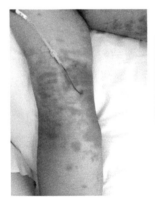
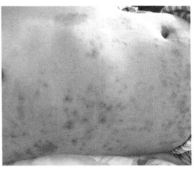

图 10-22　患者 PICC 置管后 5 天出现穿刺点周围瘙痒及红斑。停用透明敷料，改用纱布及绷带包扎。2014 年 8 月 7 日置管后第 7 天症状无改善，红疹范围扩大至约 10cm×12cm 大小，皮肤科会诊，诊断：过敏性皮炎。给予依巴斯汀口服；局部换药，以糠酸莫米松乳膏外涂患处每天 1 次，仍用纱布及脱脂绷带包扎固定，带管出院

图 10-23　2014 年 8 月 20 日置管后第 20 天，再次入院拟行第 2 次化疗，出现局部症状明显加重，红肿硬结，散在小水疱面积扩大，约 10cm×12cm 大小，全身出现片状红斑、丘疹，暗红色，以胸腹部为主，伴瘙痒。皮肤科会诊，诊断：过敏性皮炎（重度）

【处理方法】

（1）PICC 局部处理

1）停用 75% 乙醇消毒，用 0.5% 碘伏消毒后，硼酸洗液擦拭。

2）充分待干后，用无菌方式涂抹糠酸莫米松乳膏（注意用无菌棉签轻轻按摩至药物吸收），再待干。

3）再以纱布敷盖、绷带包扎（注意包扎不要过厚，以免增加出汗），使用低敏的纸胶加固，换药 1 次 / 天。1 周后局部皮疹消退，留有色素沉着，改用透明敷料（爱孚贴）固定，每周换药 1～2 次（图 10-24）。2 周后继续使用 75% 乙醇及 0.5% 碘伏消毒换药, 透明敷料（爱孚贴）固定。

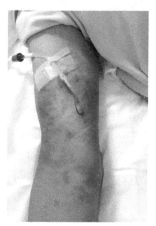
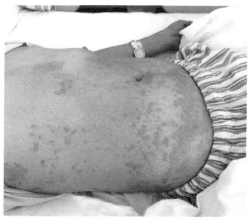

图 10-24　2014 年 8 月 27 日，经综合治疗后局部皮疹消退，留有色素沉着，改用透明敷料（爱孚贴）固定, 每周换药 1～2 次, 全身皮疹明显缓解

（2）抗过敏及止痒治疗：遵医嘱给予依巴斯汀 10mg 口服，1 次 / 天；多塞平 25mg 口服，1 次 / 晚，肤痒颗粒 1 包口服，3 次 / 天，PICC 导管周围以外的全身皮损部位以皮肤康洗液外涂 1 次 / 天，炉甘石洗剂外涂 3 次 / 天。

（3）沟通与健康教育：耐心与患者解释沟通，取得信任，使患者积极配合换药；指导患者室内适当活动，避免活动幅度过大，预防导管滑脱；注意个人卫生，避免搔抓。专人换药追踪，细心观察与护理。

（4）转归：综合治疗 1 周后（置管后 27 天）全身及局部症状基本缓解，皮肤留有色素沉着（图 10-25），未出现导管滑脱及感染，顺利完成 4 个疗程化疗及辅助治疗。带管 159 天后顺利拔管，全身皮损基本消退（图 10-26）。

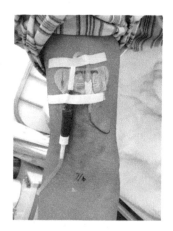

图 10-25　2014 年 9 月 4 日, 患者 PICC 穿刺点皮肤基本正常, 继续透明敷料敷盖

【分析】

（1）肿瘤患者多次放化疗后（曾于 2013 年 12 月在笔者所在医院行头部病灶放射治疗,

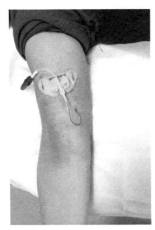 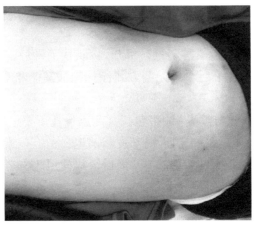

图 10-26　2015 年 1 月 6 日，患者带管第 159 天，来院复诊，顺利拔管，全身皮损基本消退

2014 年 1 月 4 日于笔者所在医院行 4 个周期多西他赛 / 顺铂方案化疗），免疫力下降，皮肤敏感性增加。另外患者属于过敏体质，哌拉西林药敏试验阳性。

（2）夏季气温高，患者出汗多，透明贴膜不透气，局部潮湿刺激，易出现湿疹与过敏。

（3）留置过程中需频繁更换敷贴，由于消毒液的化学刺激、清洗擦拭时引起的物理刺激，使局部皮肤薄，抵抗力下降。换药时观察发现使用 75% 乙醇消毒后，使局部好转的皮肤再次泛红。

（4）护理操作不规范：护士因工作量多，换药时间仓促，消毒不严格或未待局部皮肤完全干燥，即粘贴透明贴膜，易导致湿疹与过敏、感染等情况发生。

（5）全身综合治疗不及时，导致皮疹泛发至全身。

【经验与体会】

（1）置管前充分评估，在置管早期，或针对敏感体质可选用透气性好、低敏的透明敷料，如超薄型泡沫敷料（爱立敷），能吸收伤口的渗液和皮肤的汗液，保持局部干燥，减少菌落生长，且具有良好的顺应性和粘贴性，黏皮肤时能很好地顺应皮肤和 PICC 管道，并起到固定作用。

（2）规范护理换药操作，严格培训，落实无菌操作原则，消毒液充分待干，碘伏待干 > 2 分钟，保证消毒液足够干燥再贴敷料，能减少湿气聚集，消除未干消毒液对皮肤刺激。

（3）由于科室 PICC 带管患者较多，每周二、周五设立换药班，专人进行 PICC 维护，保证维护质量，避免了护士因为换药工作量大、时间不足等导致的维护质量下降，诱发相关并发症。

（4）消毒液选择：换药时细心观察，合理选择消毒液，出现接触性皮炎时，应避免使用 75% 乙醇消毒，减少 75% 乙醇对皮肤的刺激。笔者发现本例患者在应用 75% 乙醇消毒后，局部已经好转的皮损再次出现红肿。消毒剂可以选择氯己定或 0.5% 碘伏消毒后，再以硼酸洗液等刺激性小的消毒剂擦拭，或用生理盐水将消毒液擦干。

（5）根据患者皮肤情况，适当增加换药频次。夏季天气炎热，室内温度高时，或根据个体差异对出汗较多、易过敏等患者适当增加换药次数为一周 2 次。出现痒、刺痛、红疹、潮湿、渗出、贴膜卷边及可疑污染时随时给予换药。

（6）合理调节室内温度：夏季天气炎热，局部容易出汗，应合理调节室内温度，并注意个人及室内卫生状况。

（7）综合治疗：出现接触性皮炎时，要尽早积极干预。请专科会诊，遵医嘱给抗过敏药物治疗，患处给予抗过敏性皮炎、湿疹性皮炎的乳膏外涂，注意无菌操作，保证导管妥善固定。

（8）加强沟通与宣教：置管前后充分告知、谈话，讲解相关注意事项，细心观察与护理，取得患者信任，在遇到相关并发症时患者及家属才能积极配合，不至于因局部痛痒不适、换药不便或情绪烦躁不耐受等导致非预期性拔除导管。

【病例资料 2】 患者，苑某，女，44 岁，诊断：①右肺中分化腺癌Ⅳ期；②双肺转移；③颅内转移，2014 年 2 月于笔者所在医院行头部伽马刀放射治疗，超声引导下经左侧肘上贵要静脉 PICC 置管（右侧上肢及下肢乏力、麻木，伴运动功能障碍），疗程结束，拔除导管（带管 45 天，未出现相关并发症）。后给予吉非替尼靶向治疗，于 2014 年 10 月 12 日复查胸部 CT 示双肺病灶较前增大、增多，拟予多西他赛 / 顺铂方案化疗，于 10 月 15 日在笔者所在科室行超声引导下经左侧肘上肱静脉 PICC 置管术，过程顺利，置管长度为 45cm，外露导管为 6cm，X 线定位导管尖端位于右侧第 7 后肋水平，达上腔静脉中下段；PICC 穿刺处常规换药，每周 1 次，透明敷料固定，无渗血、渗液。带管出院，化疗间歇期 21 天，于当地卫生院进行导管维护。来院行第 3 ～ 4 周期化疗时发现 PICC 穿刺点周围直径约 12cm 范围轻微红肿，无瘙痒，按常规换药后症状好转出院（住院 3 天）。2015 年 1 月 7 日来院拟行第 5 周期化疗时，发现 PICC 穿刺点周围约 15cm × 20cm 范围大片红斑，上肢轻度肿胀，伴全身轻度瘙痒，皮肤科会诊，诊断：过敏性皮炎（图 10-27）。

【处理方法】

（1）PICC 局部处理

1）去除致敏物质，停用 75% 乙醇消毒，用 0.5% 碘伏消毒待干后，生理盐水擦拭。

2）待干后，用无菌方式涂抹卤米松乳膏（注意用无菌棉签轻轻按摩至药物吸收，避开穿刺点）。

3）再以纱布敷盖、绷带包扎，使用低敏的纸胶加固，换药 1 次 / 天。1 周后局部皮疹消退，留有色素沉着（图 10-28），改用透明敷料（施乐辉Ⅳ 3000）固定，每周换药 1 ～ 2 次。

（2）抗过敏及止痒治疗：遵医嘱给予咪唑斯汀缓释片 10mg 口服，1 次 / 晚；PICC 周围以外的皮肤瘙痒部位以炉甘石洗剂外涂，2 次 / 天。

（3）沟通与健康教育：耐心与患者沟通，解释导致过敏的因素，即将采取的应对措施，消除患者紧张情绪，并取得信任，从而积极配合换药；指导患者室内适当活动，避免活动幅度过大，预防导管滑脱；注意个人卫生，避免搔抓。专人负责追踪，细心观察与护理。患者每次出院时配带 3 片透明贴膜（施乐辉Ⅳ 3000），暂不更换使用其他透明贴膜；并告知局部出现红肿、瘙痒时勿使用 75% 乙醇等刺激性强的消毒液。

（4）转归：1 周后局部及全身症状基本缓解，皮肤留有轻度色素沉着，出现导管脱出

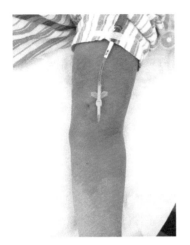
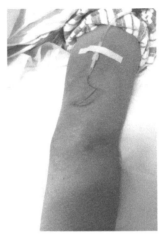

图 10-27　2015 年 1 月 7 日 PICC 穿刺点周围大片红斑，伴瘙痒

图 10-28　2015 年 1 月 14 日症状基本缓解，留有暂时性皮肤色素沉着

3cm，导管尖端位于上腔静脉中段，不影响使用，未出现全身感染、血栓等其他并发症，顺利完成 8 个周期化疗及辅助治疗，已经带管 180 天。

【分析】

（1）肿瘤患者多次放化疗后免疫力下降，皮肤敏感性增加。

（2）患者在当地卫生院维护时使用的透明贴膜透气性不佳，消毒后未充分待干，局部潮湿摩擦刺激，易出现过敏。

（3）根据患者自诉，在当地卫生院换药时因局部刺痒，反复使用 75% 乙醇消毒液擦拭以缓解刺痒感，由于消毒液的反复刺激、清洗擦拭导致局部稍有好转的皮肤再次出现红斑并加重。

（4）导管维护、换药在两地交替进行，换药操作者经常更换，不能满足连续动态观察，及时处理，导致症状加重。

【经验与体会】

（1）各班加强导管的观察与交接，及时发现异常，及时汇报处理。

（2）做好带管患者健康教育与出院指导，并提供书面出院指导及联系电话。

（3）做好带管出院患者的延伸护理，了解带管者出院后的导管维护地点及技术水平，必要时提供换药材料、维护操作流程手册或视频，为方便基层护理人员学习，提高维护质量，以利于患者长期带管。

【病例资料 3】患者，安某，男，43 岁，诊断为右股转移性恶性黑色素瘤。主因"右足背恶性黑色素瘤切除术及化疗后 9 年，同侧股部转移 1 年"入院，为行化疗于 2014 年 9 月 16 日超声引导下经右侧肘上贵要静脉 PICC 置管，置管长度为 43cm，外露导管为 6cm，导管尖端位于右侧第 7 ～ 8 后肋间水平，达上腔静脉中下段。化疗间歇期指导患者前往当地医院进行 PICC 导管维护，但家属在家中自行换药，期间导管向外脱出约 4cm，

X 线定位导管尖端位于右侧第 5 ～ 6 后肋间水平。5 天前出现红疹、瘙痒未就诊，于 2015年 1 月 6 日入院以行第 5 次化疗，发现患者右上臂 PICC 置管周围水疱形成，皮疹，全身瘙痒不适，影响夜间睡眠（图 10-29）。皮肤科会诊，诊断：接触性皮炎。

【处理方法】

（1）PICC 局部处理（图 10-30，图 10-31）

1）去除致敏物质，停用 75% 乙醇消毒，用 0.5% 碘伏消毒后，生理盐水擦拭。

2）待干后，用无菌方式涂抹卤米松乳膏（注意用无菌棉签轻轻按摩至药物吸收，避开穿刺点）；穿刺点应用银离子藻酸盐抗菌敷料，以吸收渗液及抗感染。

3）再以纱布敷盖、绷带包扎，使用低敏的纸胶加固，换药频率为 1 次 / 天。1 周后局

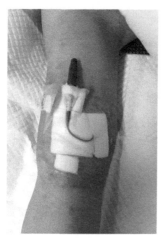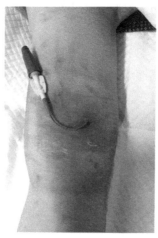

图 10-29　2015 年 1 月 6 日患者入院时观察 PICC 穿刺点周围约 12cm×15cm 范围红疹，水疱，伴渗液，周身瘙痒不适，无寒战、发热等

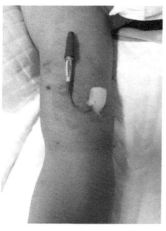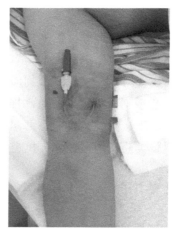

图 10-30　2015 年 1 月 9日治疗 3 天后，患者穿刺点局部皮肤状况

图 10-31　2015 年 1月 12 日治疗 6 天后，患者穿刺点局部皮肤状况

部皮疹消退，留有色素沉着。改用透明敷料（施乐辉Ⅳ 3000）固定，每周换药 1 ~ 2 次。

（2）抗过敏及止痒治疗：遵医嘱给予咪唑斯汀缓释片 10mg 口服，1 次 / 晚；肤痒颗粒 1 包口服，3 次 / 天。

（3）沟通与健康教育：耐心与患者沟通，解释导致接触性皮炎的相关因素、将采取的应对措施，消除患者紧张情绪，并取得信任，从而积极配合换药；指导室内适当活动，避免活动幅度过大，预防导管滑脱；注意个人卫生，避免搔抓。专人负责追踪，细心观察与护理。指导出院后遵医嘱由专业人员进行导管维护，勿家中自行换药，以免再次引起相关并发症甚至严重后果。

（4）转归：1 周后局部症状明显缓解，全身瘙痒症状基本缓解。局部皮肤留有轻度色素沉着，导管保留成功未滑脱，未出现全身感染、血栓等其他并发症，顺利完成 8 个周期化疗及辅助治疗，带管 232 天。

【分析】

（1）患者皮肤敏感性增加：该患者多次化疗后免疫力下降，皮肤敏感性增加，维护导管期间，发现该患者对 3 种透明敷料均出现不同程度的局部瘙痒、发红症状，不能耐受。

（2）换药操作不规范：患者依从性欠佳，因前往医院换药不方便，且对当地医院维护导管技术不信任，故执意在家中由家属进行换药，剪刀采用煮沸消毒或 75% 乙醇擦拭消毒方法，无法保证灭菌效果及操作规范。据患者自诉，当局部出现刺痒时，未及时就诊，反复使用 75% 乙醇消毒擦拭以缓解刺痒感，由于消毒液的反复刺激、清洗擦拭导致局部症状并加重。

（3）换药间隔时间过长：自诉有时 8 ~ 10 天换药 1 次，局部出汗，卫生状况不佳。

【经验与体会】

（1）做好带管患者健康教育与出院指导，提高遵医行为，不要尝试在家中自行维护导管。

（2）做好带管出院患者的延伸护理，提供书面出院指导及联系电话。了解带管患者出院后的导管维护地点及技术水平，必要时提供换药材料、维护操作流程手册或视频，为方便基层护理人员学习，提高维护质量，以利于患者长期带管。

（3）指导患者注意个人卫生，保持局部清洁干燥，如有潮湿、红疹、刺痒等则及时就诊。

（4）出现过敏、皮疹时及时去除过敏物质，给予纱布及绷带包扎。选用刺激小的消毒液如碘伏、氯己定、硼酸或消毒后用无菌盐水棉球擦拭。注意无菌操作，保证导管妥善固定。

（5）综合治疗：出现接触性皮炎时，要尽早积极干预。请专科会诊，遵医嘱给予抗过敏药物治疗，如抗组胺类药物内服止痒、抗炎及过敏性皮炎、湿疹性皮炎的乳膏外涂。

第十三节　地塞米松与庆大霉素的混合液湿敷治疗
PICC 相关性皮炎和湿疹

【病例资料】患者，高某，女，54 岁，诊断为右侧乳腺癌，于 2011 年 4 月 29 日入院，无既往病史，入院后行术前常规检查，结果均正常，于 2011 年 5 月 4 日在全身麻醉下行右侧乳腺癌改良根治术，术后病理检查结果为右侧乳腺浸润性癌Ⅲ级，ER（++），PR（++），

HER-2（－），拟行 6 个周期的 TE 方案化疗，评估患者无 PICC 置管禁忌证，2011 年 5 月 15 日行传统 PICC 置管术（导管为 4F 单腔中心静脉导管），穿刺血管为左侧正中静脉，穿刺点为左肘横纹下 2cm，一针穿刺成功，送管顺利，置管长度为 49cm，外露导管为 7cm，臂围为 29cm，X 线片提示导管尖端位于胸骨前右侧第 3 肋间隙。5 月 16 日给予表柔比星 140mg，多西他赛 140mg 化疗，于 2011 年 8 月 24 日第 4 周期化疗结束出院，在回家途中由于天气炎热贴膜下被汗渍浸湿，未予更换，8 月 25 日皮肤瘙痒感明显，透明贴膜下皮肤出现散在红斑，在就近社区卫生服务站更换贴膜，未做其他处理，8 月 26 日贴膜下皮肤奇痒，出现红斑、水肿（图 10-32）前来笔者所在医院就诊。

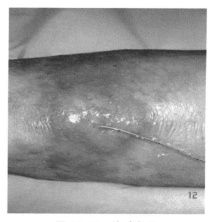

图 10-32　发病初期

【处理方法】

（1）评估患者 PICC 相关性皮肤过敏的临床分级，属于重度。

（2）用无菌生理盐水清洗创面后，用 2% 氯己定消毒液棉球沿穿刺点由中心向外螺旋式消毒置管处皮肤 3 遍，上下达 20cm，两侧至臂缘，完全待干。

（3）再用无菌生理盐水冲洗，减少消毒液对皮肤刺激，再次待干。

（4）再用生理盐水 10ml 加地塞米松 10mg 和庆大霉素 8 万 U 的混合液浸湿的纱块湿敷创面 20 分钟，湿敷范围大于创面 3cm，待干后在 PICC 穿刺点周围创面处用氟轻松维生素 B_6 乳膏均匀外擦，面积大于病变范围 2cm，穿刺处用无菌纱块剪口后将导管固定，导管外露部位用单层纱布与皮肤隔离，低敏纸胶布固定，再用无菌纱布覆盖，最后以专用弹力护套固定，急性期每天换药 2 次，治疗后 4 天（图 10-33）患者瘙痒显著减轻，渗出停止，丘疹、红斑消退＞60%，显效，然后每天换药 1 次，治疗第 9 天（图 10-34）瘙痒消失，置管处皮疹全部消退，无再次新发皮疹，局部皮肤色素样沉着，患者痊愈，改用 IV 3000 透明敷料固定，正常使用导管至治疗结束。全程由本科室 PICC 专科护士进行处理。

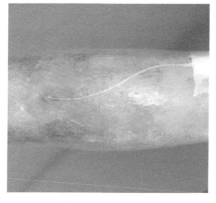

图 10-33　治疗 4 天后

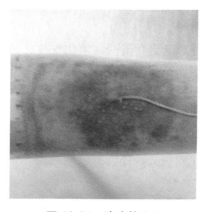

图 10-34　治疗第 9 天

【分析】PICC 置管后局部皮肤发生过敏性皮炎因素较复杂：其一肿瘤患者因为化疗周期长，需长时间携带 PICC 导管，直至治疗结束，因此在整个治疗期间由于患者长期使用敷贴，导致 PICC 局部皮肤不透气，特别是夏季，大量汗液对局部皮肤的严重刺激，有部分患者对敷贴、胶带过敏等；其二 PICC 局部皮肤反复长期接受消毒液刺激，还有肿瘤患者化疗后机体抵抗力下降，皮肤黏膜保护屏障能力下降，Robinson 通过研究 4 种刺激物对不同性别人群的刺激程度的研究结果发现，男性比女性对各种刺激反应更加敏感，因此多方面的原因导致 PICC 相关性皮炎的发生。护理人员应不断总结经验，分析 PICC 导管引起过敏的原因，总结处理方法，有效延长 PICC 导管的使用寿命，减轻患者痛苦，提高 PICC 患者的生活质量。

氟轻松维生素 B_6 乳膏联合庆大霉素和地塞米松湿敷治疗 PICC 相关性皮炎能获得满意的疗效，其机制可能与以下因素有关：首先地塞米松是一种糖皮质激素，糖皮质激素具有很强的抗感染作用，对各种因素（包括细菌性、化学性、机械性和过敏性等）所引起的炎症反应，均有明显抑制作用。在炎症早期能抑制炎症细胞向炎症部位移动，抑制前列腺素和白三烯等致炎活性物质的合成，稳定溶酶体膜，减少 5 - 羟色胺、缓激肽、慢反应物质的释放，增加血管对儿茶酚胺的敏感性，使血管收缩，降低毛细血管通透性，减少渗出，从而缓解红、肿、热、痛等症状。同时患者因为贴膜不透气和汗液的刺激，PICC 穿刺点周围皮肤容易有细菌滋生，单纯使用地塞米松治疗无法起到杀菌、灭菌的作用，而庆大霉素属广谱抗生素，对革兰氏阴性菌和革兰氏阳性菌都有较强抑菌、杀菌作用，吸水性强，湿度和 pH 变化稳定。联合使用庆大霉素可以起到杀菌、灭菌的作用，止痛止痒，减少局部皮肤的分泌物，缩短治疗的疗程，让患者充满信心。氟轻松维生素 B_6 乳膏的主要成分有维生素 B_6、蜂蜜、蜂王浆、醋酸氟轻松，属于肾上腺皮质激素类药。外用可使真皮毛细血管收缩，抑制表皮细胞增殖或再生，抑制结缔组织内纤维细胞的新生，稳定细胞内溶酶体膜，防止溶酶体酶释放所引起的组织损伤。具有较强的抗感染及抗过敏作用。其可用于过敏性皮炎、异位性皮炎、接触性皮炎、脂溢性皮炎、湿疹、皮肤瘙痒症、银屑病、神经性皮炎。

【经验与体会】

（1）PICC 置管患者发生局部皮肤过敏反应后，会产生紧张、恐惧、焦虑等情绪，护理人员应耐心地做好心理安慰，介绍治疗方法，提高患者治疗的依从性，对患者提出的疑问给予耐心解释。

（2）指导患者进食清淡易消化饮食，多饮水，禁食刺激、辛辣食物，避免高温下户外活动和用手搔抓局部。贴膜被汗液浸湿或出现痒、红斑等其他异常情况时要及早进行处理，以免加重皮肤过敏。

（3）指定专人换药，密切观察穿刺点局部皮肤情况。

（4）局部皮肤湿敷结束后，覆盖导管的敷料依然很重要，IV 3000 高通透性透明敷料不仅粘贴固定效果好，还能有效地减少导管滑脱或导管的机械性刺激，让患者更舒适、更安全。

（5）三者联合使用治疗 PICC 相关性皮炎，增强了抗感染、止痒、抑菌等功效。效果显著，方便操作，易于掌握，取材方便，经济实用，值得临床推广。

第十四节　藻酸盐银敷料治疗念珠菌间擦疹患者 PICC 局部皮损

【病例资料】患者，徐某，男，84 岁，入院诊断为肺部感染，2013 年 2 月 28 日在某院行超声引导下 PICC 置管术，置管过程顺利。导管为三向瓣膜式单腔中心静脉导管（型号为 4F），管深为 44cm，外露为 5cm，臂围为 24cm。2013 年 8 月 12 日患者出现腹股沟、会阴、腋下及肘部（PICC 置管贴膜处）等处大片红斑、糜烂，伴明显渗液，置管处皮肤有 15cm×10cm 残溃物，胸背部及头面部可见大片斑丘疹，根据创面分泌物细菌学结果诊断为念珠菌间擦疹（图 10-35 ～图 10-37）。

【处理方法】为防止穿刺点感染，不使用 75% 乙醇或碘伏等刺激性消毒剂，只用无菌生理盐水浸湿棉球，清洗擦拭穿刺点及以外 20cm 的皮肤，将皮屑、坏死组织、结痂及渗液慢慢清除彻底，再用藻酸盐银敷料以穿刺点为中心置于穿刺部位，外用纱布绷带包扎固定，隔天维护 1 次。使用 2 天后穿刺部位渗出明显减少，出现薄层结痂。直接使用无菌生理盐水棉球清洗皮肤后，用无菌镊子轻轻揭除结痂，继续使用藻酸盐银敷料。5 天后穿刺点无分泌物及渗液，穿刺点周围皮肤红疹、水疱面积缩小，停用藻酸盐银敷料。为防止导管脱出，根据患者情况，在局部皮肤情况好转后，纱布成为首选敷料。每天用无菌生理盐水棉球清洗待干后，第一层用无菌细纱布覆盖，第二层覆盖无菌粗纱布，再将弹性绷带在外缠绕 2 周，松紧适度，最后用胶布粘贴在绷带上加以固定。30 天后，患者病情好转，局部皮肤愈合使用透明敷料固定后无异常反应（图 10-38）。

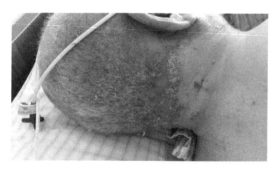

图 10-35　念珠菌间擦疹，患者枕后部皮损

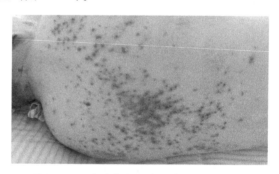

图 10-36　念珠菌间擦疹，患者后背部皮损

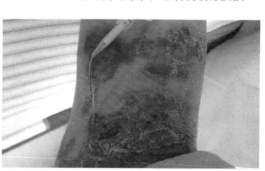

图 10-37　念珠菌间擦疹，患者 PICC 局部皮损

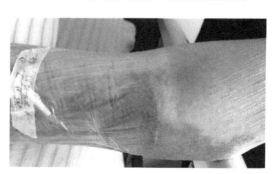

图 10-38　念珠菌间擦疹，患者 PICC 局部护理 30 天后

【分析】老年患者因长期卧床、四肢僵硬、双上肢呈内收状态，需要用小垫枕或毛巾垫在腋下或肘部才能将上臂与身体两侧勉强分开，上臂 PICC 穿刺处长期处于湿热不透气状态，尤其在夏天，患者出汗较多，极易引起局部皮肤的感染。使用藻酸盐银敷料能快速吸收渗液、分泌物、汗液等，避免了渗液、分泌物、汗液浸泡导管周围皮肤，可达到长效抑菌、抗感染的目的。在处理患者 PICC 局部皮肤的同时对于患者全身各部位出现破溃、损伤的皮肤、黏膜护理也采取个性化护理措施。在患者住院期间，治疗除系统地使用适量糖皮质激素外，根据感染菌种，先后遵医嘱静脉输入伏立康唑、氟康唑等进行抗真菌治疗。该患者还存在低蛋白血症，遵医嘱给予白蛋白、球蛋白等营养支持疗法。保证了患者在住院期间未继发感染，痊愈出院。

【经验与体会】

（1）老年患者尤其是在夏天如果局部皮肤发炎、破损，易引起细菌及真菌感染，严重时引起全身性感染，甚至影响 PICC 导管局部皮肤，给护理工作带来一定的难度。

（2）当遇到因为皮肤损伤而引起导管固定困难时首先根据皮肤情况防止导管脱出，必要时请皮肤科会诊。

（3）不能给老年患者使用长毛绒的垫枕、被服，四肢摆放功能位的同时注意保持颈部、枕后、腋下、后背、腹股沟、阴囊的清洁干燥，及时更换潮湿衣裤及床单、被套。减少不必要的探视，防止交叉感染。

（4）局部使用藻酸盐银敷料能快速吸收渗液，保持局部干燥，将藻酸盐银敷料覆盖于穿刺点上，可达到长效抑菌、抗感染的目的。对预防穿刺点感染有一定作用，工作中值得借鉴。

第十五节　PICC 过敏导致血疱的处理

【病例资料】患者，男，70 岁，主因直肠癌根治术后行化疗住院。患者入住笔者所在医院外科后，根据化疗需要，计划给患者置入 PICC 导管。超声评估血管，选择右上肢肘上 10cm 处贵要静脉，在超声引导下 +MST 穿刺置入 PICC 导管，置管成功后，贴膜固定，胸片定位导管尖端位置在第 7 后肋水平。入院第 2 天给予常规更换贴膜，开始化疗。置管后第 7 天患者透明贴膜覆盖处皮肤开始出现血疱，更换贴膜位置，血疱不断出现，外科请求 PICC 小组会诊，经讨论制订处理方案，更换为低致敏、透气性强的贴膜，裁剪贴膜避开血疱位置，血疱痂脱落皮肤涂抹芦荟胶等一系列处理，患者皮肤恢复正常，PICC 导管保留 8 个月，化疗结束后拔管（图 10-39 ~ 图 10-41）。

【处理方法】如图 10-42 ~ 图 10-46 所示。

【分析】PICC 置管后，由于患者的个体差异，部分患者出现对透明敷料的过敏，一般症状为皮肤发红、瘙痒，散在的皮疹，严重的可出现皮肤破溃渗出，以至于皮肤无法固定贴膜而拔除导管。皮肤的结构分为表皮和真皮及皮下组织，皮肤表面有一层角质层，它的生理代谢周期为 28 天，PICC 置管后常规更换贴膜为每 7 天 1 次，每次揭除贴膜可能都去除皮肤表面一部分的角质层，久而久之皮肤处于高致敏状态。另外，护士更换敷料时，揭

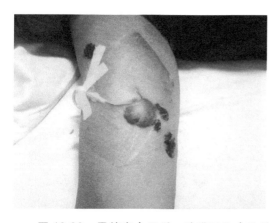

图 10-39　置管半个月后，贴膜覆盖皮肤处反复出现血疱

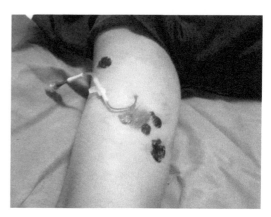

图 10-40　会诊后处理：酒精湿润后轻轻揭除贴膜，不弄破血疱，注射器抽出血疱内液体

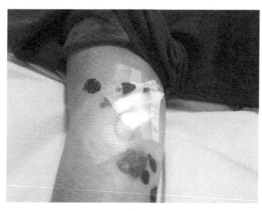

图 10-41　裁剪贴膜，避开血疱位置，无张力固定贴膜

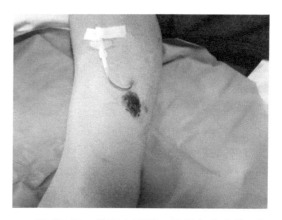

图 10-42　处理 1 周后，周围血痂脱落，新形成的血疱已结痂

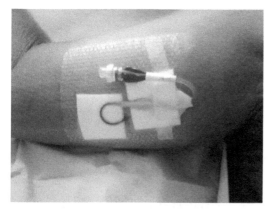

图 10-43　血痂及导管外连接处各垫一块纱布后，贴膜固定

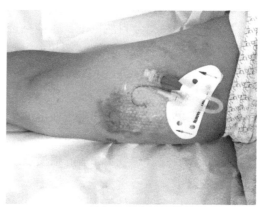

图 10-44　处理 2 周后血痂脱落，裁剪贴膜避开血痂处固定

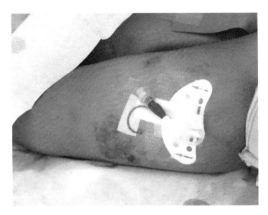

图 10-45　处理第 3 周，血痂脱落后皮肤有散在的小皮疹

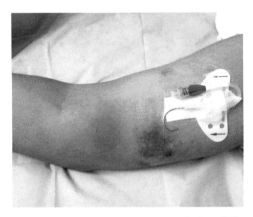

图 10-46　处理后第 4 周，血痂形成处皮肤涂抹赛肤润

除贴膜的手法不对，未遵照 0° 及 180° 方法揭除贴膜，易造成皮肤的损伤；消毒剂未完全待干；固定贴膜未采用无张力固定贴膜，都易造成皮肤损伤，还易产生压力性损伤。本例患者皮肤过敏出现血疱较少见，笔者分析为多种因素造成，天气炎热，患者穿着过多，局部皮肤出汗，患者使用化疗药物协同作用，使皮肤处于高致敏状态，加之护士换药时揭除贴膜手法不对，固定贴膜有张力，出现血疱后处理不当，造成患者皮肤反复出现血疱，患者皮肤奇痒以至于要求拔管。

【经验与体会】

（1）PICC 置管后并发症之一为医用黏胶相关性皮肤损伤，较难处理，部分患者因此拔管，此病例未见文献报道，我们发挥静脉小组的作用，大家分析讨论后制订了处理方法。

（2）此病例首先是血疱的处理，据文献报道血疱形成后 3 天内渗出最多，此期间不宜抽出血疱内的液体；保持血疱皮肤的完整性，以利于皮肤尽快痊愈。

（3）换药使用的消毒剂问题，我国静脉治疗规范规定氯己定、碘伏、酒精、复合制剂均可以作为皮肤消毒剂，但碘伏对皮肤的刺激性最小，但碘伏消毒皮肤待干时间较长，须大于 2 分钟，必须充分自然风干，才能贴透明敷料。

（4）揭除透明贴膜时，必须采用 0° 或 180° 手法，如果贴膜残胶多不易揭除时，可用酒精浸泡贴膜，然后轻轻揭除。固定贴膜时，需无张力放置贴膜，采用捏、抚、压固定贴膜，以最大程度地减少对皮肤的损伤。

（5）固定贴膜前，应避开出现血疱的皮肤，先用导管固定翼固定导管，然后裁剪贴膜，无张力固定。

（6）嘱患者穿着透气、舒适的棉质衣服，以防天气炎热出汗捂着皮肤而导致湿疹出现，加重皮肤的过敏。

（7）根据患者的具体情况选择合适的透明敷料，患者出现皮肤过敏后，应尽早更换低致敏、透气性强的透明敷料。

（8）加强 PICC 专科护士的相关知识的培训，规范 PICC 换药的流程，降低 PICC 并发症的发生率。

第十六节　儿童及婴幼儿 PICC 过敏和皮疹的处理

PICC 现已广泛应用于临床，小儿的 PICC 导管会出现与成人不同的并发症。对于儿童来说，临床最常见的并发症应属置管后局部皮肤皮疹的损害。由于儿童皮肤薄嫩，遇刺激易反应等特点及白血病患儿治疗时所需药物的特点，儿童置管后局部皮肤的护理成为重中之重。

【病例资料 1】患儿，孙某，女，12 岁，诊断为急性淋巴细胞性白血病，2015 年 2 月 4 日在笔者所在医院 PICC 门诊行 PICC 穿刺置管术，置管长度为 28cm，外露为 2cm，导管尖端位于上腔静脉中下段。患儿化疗结束后回家休疗期间，在家中感到贴膜内皮肤瘙痒、发红，来门诊进行再次换药。

【处理方法】

（1）给予洗必泰醇消毒液消毒皮肤（图 10-47）。

（2）给予尤卓尔软膏外涂过敏皮肤（图 10-48）。

（3）纱布覆盖，2 天更换一次纱布敷料或使用 IV 3000 透气敷料（剪小）贴膜时尽量避开过敏皮肤。

【分析】患儿出汗较多，且皮肤较为娇嫩，长期更换敷料则易造成皮肤角质层的损伤，容易引起皮肤过敏。

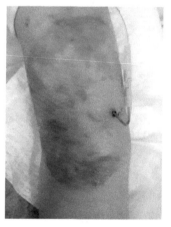

图 10-47　给予洗必泰醇消毒液消毒皮肤

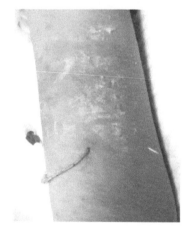

图 10-48　给予尤卓尔软膏外涂过敏皮肤

【经验与体会】

（1）PICC 导管维护时，在贴敷料时可先涂一层 3M 皮肤保护膜，以保护皮肤角质层不被损伤。

（2）出现皮炎时，可用洗必泰醇消毒液进行皮肤消毒，因为洗必泰醇的过敏反应较少，但小于 2 个月婴儿不宜使用。

（3）皮炎严重者，可遵医嘱给予抗过敏药膏涂抹（避开穿刺处），贴膜可选用透气性较强的敷料（Ⅳ 3000）或用纱布覆盖，纱布敷料应在 2 天内更换。

（4）嘱咐患儿家属不要给患儿穿太多的衣服，防止过热，夏天建议开空调，以免出汗过多刺激皮肤而引起皮炎。

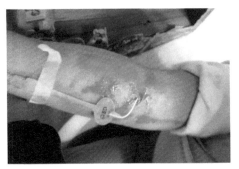

图 10-49　2015 年 2 月 6 日患者 PICC 导管局部皮肤出现大量红色皮疹，可见水疱，有淡黄色液体流出，伴刺痒感

【病例资料 2】患者，梁某，男，3 岁 2 个月，诊断为急性淋巴细胞白血病，2014 年 11 月 18 日在笔者所在科室采用塞丁格技术行 PICC 置管术，导管选用尖端开放式导管，利用床单包裹固定法将患儿固定好，选择右侧正中静脉，一针穿刺成功，送管顺利，置管长度为 28cm，外露导管为 0cm，导管尖端位置平第 7 胸椎、位于上腔静脉中下段。患儿长期在笔者所在医院住院治疗。2015 年 2 月 6 日来院就诊，PICC 导管局部皮肤出现大量红色皮疹，可见水疱，有淡黄色液体流出，伴刺痒感（图 10-49）。

【处理方法】如图 10-50、图 10-51 所示。

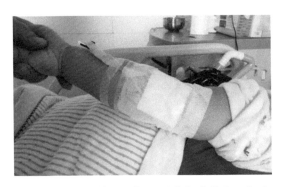

图 10-50　给予局部 Ⅱ 型安尔碘消毒，彻底干燥后给予纱布敷贴，每天更换敷贴，保持局部干燥通风

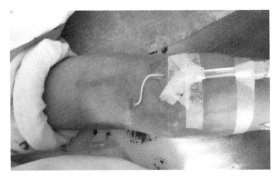

图 10-51　2 月 17 日患儿局部皮肤明显好转，更换回透明敷贴

【分析】儿童置入 PICC 导管后，局部皮肤皮疹的并发症占主要地位，尤其到了夏季，儿童 PICC 导管局部皮疹的并发症十分常见，护理的关键在于减少皮疹的出现，及时更换透明贴，做好宣教工作，保持患儿回家后家庭室温不要过高，夏季尽量减少患儿活动，避免出汗，出汗后随时更换透明贴，防止局部汗疱疹的形成。

第十七节　PICC 穿刺点周围发生水疱的处理

PICC 导管除了安全固定外，其周围皮肤的管理在置管后维护中常常被忽略，事实上处理好这类皮肤问题，对患者来说可减轻其带管生活的负担，更便于护理者的后续维护。固定导管后敷贴周围的皮肤常常因敷贴残胶或机械力的刺激，局部出现发红、水疱，通过以下病例，希望带给您处理相关问题的一点启示，以及操作手法上的一点建议。

　　【病例资料 1】患者，蒋某，女，73 岁，诊断为恶性 B 细胞淋巴瘤，2015 年 1 月 23 日在笔者所在医院肿瘤科行超声引导下 PICC 置管术，置管过程顺利。患者当时右侧静脉条件不佳，在患者左侧贵要静脉穿刺成功，送管顺利，置管长度为 39cm，外露导管为 3cm，导管尖端在第 5 及第 6 胸椎中点，位于上腔静脉中下段。患者在肿瘤科行 FOLFOX 方案化疗 1 次，出院后按时在门诊 PICC 换药一次，于 2 天后来肿瘤科就诊，主诉敷贴边缘处瘙痒难忍，查体局部有水疱一个，大小为 1cm×2cm，呈月牙形。

　　【处理方法】如图 10-52 ～图 10-54 所示。

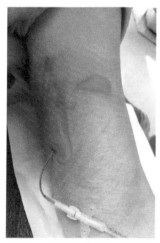

图 10-52　轻缓揭除敷贴，常规清洁消毒，充分待干

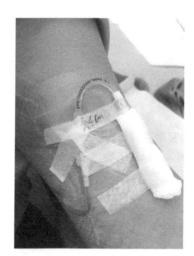

图 10-53　予透明贴，覆盖水疱处皮肤

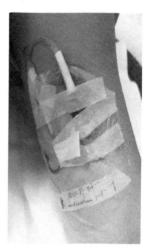

图 10-54　透明敷料轻缓无张力覆盖，固定导管及延长管

　　【分析】患者的主诉是最重要的，患者在门诊换药后，当天晚上感觉敷贴边缘有瘙痒感，而后不适感加重，来院就诊时见敷贴边缘起水疱，可能与敷贴粘贴时牵拉过紧有关，边缘出现张力性水疱，处理方法是保护起疱处皮肤，使其缓慢自我吸收，最终皮肤愈合。张力性水疱形成原因常见于局部皮肤过度肿胀和受压过久，血液循环障碍。静脉回流受阻、局部静脉淤血、血管的通透性增大致表皮产生小水疱。出现张力性水疱若不及时处理，水疱破裂后很容易引起感染。若单纯抽出水疱液体，则复发率比较高。

　　【经验与体会】

　　（1）导管维护者认识到固定导管时无张力覆盖敷贴的重要性和必要性。

　　（2）胶带使用时常见的问题之一就是粘贴胶带时牵拉过紧。

　　（3）皮肤通常会出现瘙痒、充血、红肿、皮肤撕脱或水疱，本病例就是典型的敷贴边缘出现张力性水疱。

　　（4）预防的方法为单手持膜，轻放、导管塑形，轻柔抚摸敷贴边缘。

　　（5）严禁双手牵拉敷贴后固定导管，不能用力压迫敷贴及导管。

　　【病例资料 2】患儿，毛某，女，11 天，诊断为新生儿呕吐、早产儿，2014 年 3 月 5 日在笔者所在医院新生儿科行 PICC 置管术，导管经左侧腋静脉穿刺，导管尖端位于上腔静脉中下段。置管长度为 15cm，外露为 3cm，穿刺置管后 16 小时皮肤出现脓样分泌物，立即给予消毒，重新更换敷料（图 10-55）。

【处理方法】如图 10-55 ～图 10-58 所示。

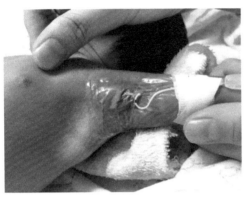

图 10-55　穿刺后 16 小时穿刺点周围出现脓样分泌物，立即给予碘伏消毒皮肤，生理盐水脱碘待干

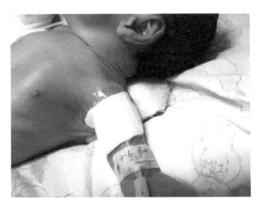

图 10-56　予纱布覆盖，固定

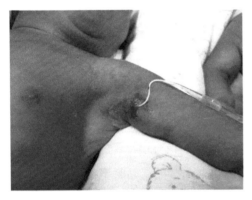

图 10-57　第 2 天，继续予碘伏消毒皮肤，生理盐水脱碘待干，予水胶体敷料避开导管贴于皮肤破损处

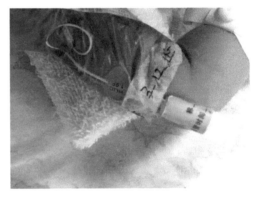

图 10-58　予水胶体敷料避开导管贴于皮肤破损处。3 天后皮肤痊愈出院

【分析】由于新生儿皮肤特别娇嫩，在贴敷料时未使用无张力粘贴方法而造成皮肤局部损伤。

【经验与体会】

（1）行 PICC 置管术时，在粘贴敷料时要注意使用无张力粘贴方法，避免造成皮肤损伤。

（2）新生儿不建议使用洗必泰醇消毒液，用碘伏消毒后，必须予生理盐水脱碘，同时充分待干。

（3）水胶体敷料有优越的吸收渗出液性能；保持伤口湿润，促进创面愈合，减轻疼痛；能防水、透气，阻隔外界细菌入侵；易撕揭，并与创面不黏结，不造成二次损伤，减少痛苦，临床应用效果较好。

第 11 章　PICC拔管困难的处理

　　PICC 导管完成了治疗需求，或留置时间已达 1 年，或出现不能解决的并发症时需要拔管，然而拔管也是 PICC 技术的一个重要环节，大多数患者可顺利拔除导管，但仍有少部分患者出现拔管困难，据文献报道，有 7%～12% 的 PICC 导管曾发生拔管困难。造成拔管困难的原因：①血管痉挛和血管收缩。当正常拔管时，由于某种因素激惹，如精神过度紧张、焦虑、恐惧可使交感神经兴奋性增强，引起血管痉挛或血管收缩。②导管异位。由于上腔静脉压力增高、血管畸形等因素，导管常异位于腋静脉、颈内静脉、胸外侧静脉迂曲反折，由于导管反折处静脉狭窄致拔管有阻力感。③静脉炎。静脉导管插入和对静脉血管化学刺激导致炎症的形成。④感染。在 PICC 置管期间，皮肤细菌经穿刺点沿导管进入体内而引起感染，局部因肿胀、硬结挤压血管，管腔狭窄，导致拔管时疼痛有阻力感。⑤当血管内膜受到损伤，促发凝血的内皮下细胞处基质裸露，促使血栓形成。临床上发生 PICC 拔管困难时，如处理不当易致血管损伤、导管断裂或栓塞，增加患者痛苦，严重者甚至引起其他无法预测的意外而造成医疗纠纷，故必须引起医护人员的高度重视。在整个导管留置过程中和拔管前后均存在影响拔管困难的相关因素。在导管维护时及时发现和处理相关并发症、拔管前取正确体位、做好心理护理，当拔管遇阻力时正确应对等，这些都是成功拔除导管的关键。关于 PICC 拔管困难有关因素和对策，目前还缺乏有力的证据支持，但已明确不是单一因素作用的结果。为 PICC 拔管困难的患者制订集束化的干预策略，如对护理人员进行导管并发症相关知识培训、拔管前的心理护理、制订拔管困难时的处理流程等，是未来我们需要关注的重点。拔管遇到阻力时，应立即停止，不可强行拔管，否则易引起导管断裂。血管痉挛导致的拔管困难时，如果强行粗暴拔管会导致导管断裂于体内；另外任何中心静脉导管在留置期间都有可能发生静脉血栓，当血栓和导管、静脉壁粘连在一起时，会出现拔管困难，当拔除 PICC 导管有可能造成血栓脱落，严重者可引起肺栓塞甚至死亡。拔除 PICC 导管似乎是很简单的操作，但也有一定风险，因此当遇到拔管困难时，究竟应该如何解决，笔者想通过以下病例的处理给予启示。

第一节　局部热敷拔管法

　　【病例资料】患者，黄某，男，62 岁，诊断为多发性骨髓瘤，2015 年 4 月 14 日入院治疗，患者入院时带入外地医院置入的左侧贵要静脉 PICC 导管一根，穿刺点无结节增生，无发红。入院后行常规胸片定位，示导管尖端平第 3 胸椎，影像学提示置管位置不佳。根据患者后期治疗方案及用药等多方面因素，遵医嘱予拔除导管。按照常规拔管流程进行，拔管至 25cm 时，明显有导管外拔紧抓感，于是暂停，并予局部湿热敷，仍没有明显改善，患者情绪紧张，汇报医生后予暂停拔管，预约局部血管 B 超，并安慰患者，继续予以患者 PICC 置管处局部湿热敷，早晚各 1 次，每次 30 分钟。4 月 15 日局部血管彩超显示基本正常。于是再次予以拔管。拔管前先给予局部湿热敷，并予患者安慰，放松患者心情，拔管时缓慢，采用紧松紧的方法，遇阻力时，把握拔管力度，继续与患者交流以放松患者心态，在患者无感觉中，顺利将导管拔除，拔除后检查导管完整，无缺损。

【处理方法】如图 11-1 ～图 11-3 所示。

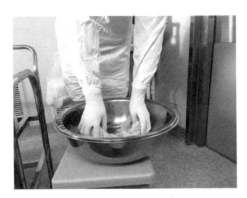

图 11-1　将毛巾放入 40 ～ 60℃的温水中，浸湿后拧干

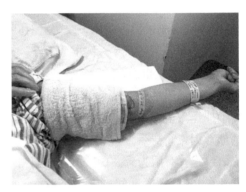

图 11-2　将湿热毛巾敷在穿刺部位

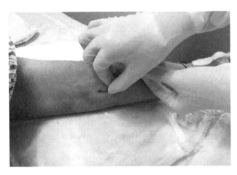

图 11-3　按正常拔管手法缓慢将导管缓慢向外拔出

【分析】拔管困难首先要考查患者置管过程及使用过程中有无导管并发症发生，如静脉炎、血栓、导管相关血流感染等问题。该患者于 2003 年因全身骨痛伴盗汗，到笔者所在医院检查确诊为多发性骨髓瘤，至今已有 12 年病史。患者早期治疗后处于疾病稳态，2010 年 4 月复查发现骨髓瘤有复发趋势，于是开始继续治疗直至本次入院。患者长期在外地医院就诊治疗，治疗期间共有 5 次置管经历，第 1 及第 2 次置管及拔管均顺利，第 3 次置管开始，置管均有多次穿刺经历。2014 年 3 月中旬患者经历第 4 次置管，置管过程费时较长，放管费力，置管后又继发静脉炎，于是于 12 月治疗时再次拔除，拔管过程颇费力。了解患者的病史及置管史有助于准确评估患者情况，然后在进行处理时，能够有的放矢。另外，患者为外院置管者，往往无法准确了解外院置管情况，所以，无论在进行治疗前还是在拔管前均应进行常规导管位置定位及局部血管 B 超检查。

该患者有多次置管经历，且有置管与拔管不愉快的经历，对再次拔管和后来的再次置管存有较强的心理恐惧感，加之患者为外院治疗患者，对笔者所在医院护理团队的置管、维护、拔管技术有着怀疑和不信任感，所以也造成了该患者在拔管前的紧张和焦虑，从而引起了局部血管的收缩。

　　患者的多次置管经历造成了局部静脉的损伤和局部静脉解剖位置、生理功能的变化，这些都是造成本次拔管困难的因素。

　　通过 B 超确定了患者置管部位血管位置良好，局部采用湿热敷法使局部血管扩张，又给予心理安慰，最后将导管顺利拔除。

【经验与体会】

　　（1）利用此病例，提醒所有置管和拔管护士，在进行操作前必须对患者病情及置管经历进行评估。

　　（2）对于外院治疗的患者，在使用导管治疗前应进行影像学定位，必要时进行 B 超下血管检查。

　　（3）在进行操作时可以采用湿热敷法对局部静脉进行理化治疗，使拔管过程顺畅。

　　（4）在拔管期间遇到困难时，拔管者一定要淡定，对患者进行心理安慰，树立患者正确面对及成功拔管的信心。

　　（5）拔管时如果遇到拔管不畅，不要暴力拔管，一定要耐心分析原因，进行综合考虑后再选择合适的方法进行处理。此病例较为少见，但遇到的问题和处理方法值得大家借鉴。

第二节　热敷配合康复操拔管法

　　【病例资料 1】患者，夏某，女，52 岁，诊断为右侧乳腺癌，2014 年 6 月 20 日在笔者所在医院乳腺科行超声引导下 Power PICC 置管术，置管过程顺利。患者当时为首次化疗。选择患者左侧上臂贵要静脉，一针穿刺成功，送管顺利，置管长度为 44cm，外露导管为 4cm，导管尖端位置平第 6 胸椎、位于上腔静脉中下段。患者在本院实施化疗 6 个疗程结束后予以拔管，导管拔至体内剩余 15cm 处时出现拔管困难。患者在有效期限内使用 PICC 导管，带管时间为 118 天。置管侧肢体血管超声、血管造影显示 PICC 导管通畅且管头无粘连。

　　【处理方法】如图 11-4 ～图 11-13 所示。

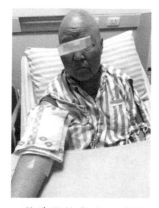

图 11-4　首选湿热敷法：采用温热毛巾（38 ～ 41℃）对置管侧上臂沿血管走向进行湿热敷，时间为 30 分钟，此方法在原来的基础上拔出约 1.5cm

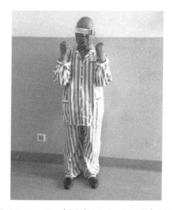

图 11-5　屈肘握拳运动：两臂自然下垂，掌心向前，前臂前屈 180°，同时进行握拳运动，还原

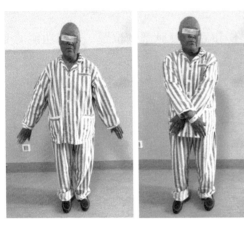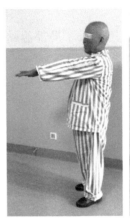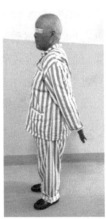

图 11-6　收展运动：双手向两侧展开 45°，掌心向后，左右两手向斜下于腹前交叉，重复展开

图 11-7　前臂运动：双前臂向前平举，掌心向下，双臂由前向下后方摆动，双前臂向前恢复平举

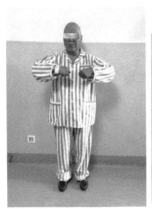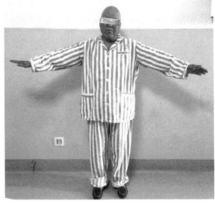

图 11-8　扩胸运动：两手握拳，抬至胸前平屈，向两侧展开，恢复至平屈

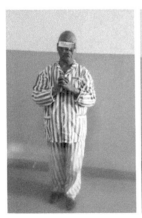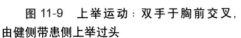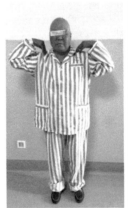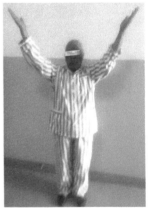

图 11-9　上举运动：双手于胸前交叉，由健侧带患侧上举过头

图 11-10　伸展运动：双手放至肩部，向上举于头两侧，向两侧平举

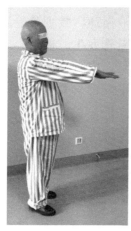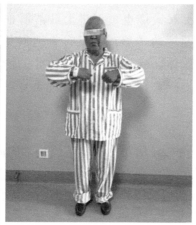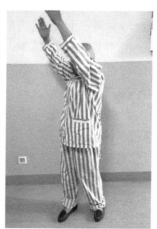

图 11-11　体转运动：两腿分开，双臂侧平举，身体左转，于胸前击掌一次，身体右转，双臂伸直侧上举

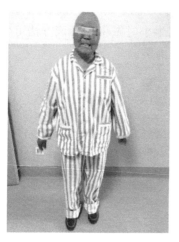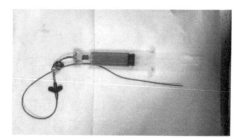

图 11-12　整理运动：原地踏步，双手前后摆动　　图 11-13　拔除的 PICC 导管

【分析】拔管困难的原因主要有血管痉挛和收缩、导管异位、静脉炎、感染和血栓形成。本例患者在排除穿刺点感染、静脉炎、导管异位后，评估引起拔管困难的原因，主要为血管痉挛或血栓形成（因本例患者未行血管造影，故无法确认），可首选湿热敷方法。

PICC 的优点在于操作简单，置管后不限制肢体的正常活动，但在临床上患者置管后由于担心导管移位或断裂而活动受限，即使告知其可以正常活动，但有相当一部分患者仍然局限于简单的肢体活动，影响了生活质量。首先，康复操的使用，明确的告知了患者如何活动，双上肢共同活动，以一侧肢体带动另一侧，可以有效地促进肢体功能的恢复。其次，血流淤滞是静脉血栓形成的重要因素，康复操是以患肢循序渐进的功能锻炼为依据，借助上臂肌肉等张收缩与等长收缩的协同作用，带动附着肌群的筋膜与血管运动，通过主动运动、被动运动等方法可以改变肢体血液淤滞状态，可促进上肢血液循环，同时适当的握拳锻炼也可促进上肢静脉血液循环，减少了静脉血栓的形成；由于其不强调频率与幅度的增加，可以有效地避免断管发生。最后，康复操强调局部与全身的活动，强身健体，既促进了上肢功能的恢复，同时也加速了全身的血液循环，减少了静脉血栓的形成。针对拔管困难，康复操可变被动的处理为主动的预防，大大提高了拔管的成功率。

【经验与体会】

（1）当遇到拔管困难时首先分析不同个体导管不能拔除的原因，必要时开病例讨论会和进行会诊。

（2）当出现拔管困难时，评估引起拔管困难的原因，主要为外周侧血管痉挛时，可尝试借助湿热敷＋康复操的方法拔管。

（3）乳腺癌术后的康复操不强调频率与幅度的增加，可以有效地避免断管发生。

（4）康复操强调局部与全身的活动，既促进了上肢功能的恢复，也加速了全身的血液循环，减少了静脉血栓的形成。建议康复操在患者拔管前2周即可以开展，每天做2次，上午9：00，晚上8：00，每次约20分钟，拔管前半小时做1次。该方法可变被动的处理为主动的预防，能提高拔管的成功率，工作中值得借鉴。

第三节　导管内注入尿激酶溶栓拔管法

【病例资料1】患者，张某，女，45岁，诊断为右侧乳腺癌，于2013年11月12日以"右侧乳腺肿块"收入院，入院后行麦默通活检术，病理诊断"浸润性导管癌"，ER（++），PR（++），HER-2（-），需行静脉化疗。于2013年11月16日在笔者所在医院置管室行超声引导下PICC置管术（导管为4F单腔中心静脉导管），穿刺血管为左侧贵要静脉，穿刺点为左肘横纹上5cm，一针穿刺成功，送管顺利，置管长度为40cm，外露导管为6cm，X线片提示导管尖端位于胸骨前右侧第2～3肋间隙。带管期间患者共行8周期化疗（术前2个周期新辅助化疗，术后6个周期辅助化疗），于2013年6月20日治疗全部结束，遵医嘱予以拔管。拔管方法：安置患者取平卧位，左臂外展与身体成90°角，操作护士常规消毒铺巾，佩戴无菌手套，轻轻旋转导管并缓慢拔管，刚开始拔管非常顺利，当导管拔出体外31cm时，操作护士感觉有阻滞感，让患者休息5分钟后再度拔管，仍觉阻力很大，遂停止拔管，并行X线透视检查，确定导管体内无打折。

【处理方法】如图11-14～图11-16所示。

【分析】发生PICC拔管困难的原因复杂，当遇到拔管困难时应该认真分析每个个体导管不能拔除的原因，对该患者来说导管留置的时间较长，再加上该患者为肿瘤患者，血液处于高凝状态，导管的表面有可能被少量纤维蛋白鞘

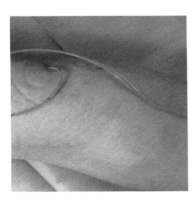

图11-14　按照PICC导管置入时皮肤消毒的原则消毒皮肤，同时消毒导管

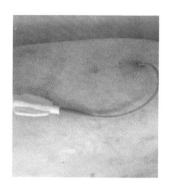

图 11-15　修剪导管，安装连接器和减压套筒，在距穿刺点上 12cm 处系止血带，向导管内缓慢注入 5000U/ml 的尿激酶 2ml，3 分钟后松止血带，固定好导管，24 小时再拔管

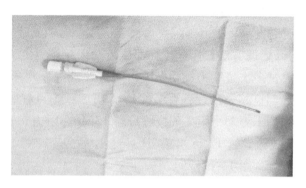

图 11-16　24 小时后拔除的导管

包裹，拔管时纤维蛋白鞘随着导管的拔除逐渐与之剥离，最终卡在穿刺点血管出口处，从而导致导管余下的部分不能拔除。另外要注意的是导管在体内是否打折，通过拍片或透视予以排除后，将导管重新修剪安装，在距穿刺点上 12cm 处系止血带，向导管内缓慢注入 5000U/ml 的尿激酶 2ml，5 分钟后松止血带，固定好导管，24 小时后再拔管，目的是为了溶解纤维蛋白鞘，利于导管拔除。还要注意导管的材质，硅胶材质的导管密度小，抗拉性相对较差，导管断裂的风险较大，拔管时腋下放置止血带，一旦导管断裂，立即扎紧止血带，防止导管脱落于心脏。

【经验与体会】

（1）当遇到拔管困难时首先分析不同个体导管不能拔除的原因，不同的原因应采取不同的处理方法，不能强制拔除。

（2）该患者刚开始拔出 31cm 时非常顺利，后出现拔管困难，经拍片观察，排除体内打折情况。

（3）将导管重新修剪安装，在距穿刺点上 12cm 处系止血带，向导管内缓慢注入 5000U/ml 的尿激酶 2ml，在短时间内保证穿刺点血管出口处尿激酶的浓度，5 分钟后松止血带，固定好导管，24 小时后再拔管，目的是为了溶解纤维蛋白鞘，利于导管拔除。

（4）注意导管的材质，硅胶材质的导管密度小，抗拉性相对较差，导管断裂的风险较大，拔管时腋下放置止血带，一旦导管断裂，立即扎紧止血带，防止导管脱落于心脏。

【案例资料 2】外籍患者，男，52 岁，诊断为肺癌。在国外置入聚氨酯 PICC 导管，留置 10 个月，治疗结束来笔者所在医院拔管。拔管初期比较顺利，当拔至最后 15cm 时发生拔管困难。

【处理方法】首选热敷，等待 15 ～ 20 分钟再次拔管仍有阻力。暂停拔管，从导管内推注尿激酶 1 万 U，导管盘起并用无菌敷料固定。第 2 天，顺利拔除导管。

【病例资料3】患者，女，65 岁，诊断为白血病，化疗前置入 PICC 导管且留置 13 个月，拔管时发生困难。外院曾多次尝试拔管均未成功。

【处理方法】查看穿刺部位，发现穿刺点红、肿、热、痛，存在明显感染，可能与外院尝试多次拔管未成功有关，同时 X 线片发现导管尖端位于锁骨下静脉。建议暂停拔管，先局部抗感染治疗（百多邦），1 周后穿刺点红肿消退，但拔管仍未成功，予导管内注入尿激酶 1 万 U，第 2 天拔除导管 15cm 遇阻力，暂停，再于导管内注入尿激酶 1 万 U，第 3 天拔除导管 10cm 再遇阻力，再次暂停，继续导管内注入尿激酶 1 万 U，第 5 天顺利拔除导管（图 11-17）。

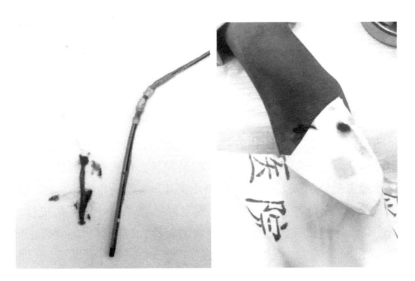

图 11-17　PICC 导管有纤维蛋白鞘包裹

【分析】拔管困难的原因较多，但本病例拔管困难与血管痉挛和血管收缩、感染、纤维蛋白鞘形成有关。

（1）患者为中年女性，对拔管方法和注意事项不了解，且因院外反复拔管困难而存在恐惧心理，导致血管痉挛和收缩。

（2）拔管前穿刺点周围软组织皮肤有肿胀、硬结，范围为 5 ～ 10cm，存在发热及呈蜂窝织炎的表现，因局部皮肤肿胀、硬结可导致挤压血管，管腔狭窄，故拔管困难伴疼痛。

（3）拔管前经 X 线拍片确定导管尖端在锁骨下，说明 PICC 带管后期导管有脱出，故导管异位，而导管异位致静脉血栓和纤维蛋白鞘形成，如图 11-17 所示，故拔管困难。

【经验与体会】

（1）通过本例 PICC 拔管困难患者总结出 PICC 拔管前要与患者及家属充分沟通，讲解可能出现的问题。临床中出现 PICC 拔管困难时，借助影像学手段查找并确定原因，再采取相应措施。切忌反复试拔管，以免出现断管危险或血栓形成栓子脱落而危及患者生命。

（2）根据本病例提示我们遇到拔管困难者，除拍胸片定位外还应做血管超声检查，请超声诊断科和血管外科共同会诊，分析不同导管不能拔除的原因，并制订拔管方法。切不可盲目拔管和擅自处理，以免导管断裂。

（3）本病例提示我们老年女性、导管留置时间一年以上，且有感染、异位，是拔管困难高危因素，故拔管前应常规做血管 B 超检查和拍胸片，以筛查导管与血管有无粘连及是否有血栓、纤维蛋白鞘。

第四节　穿刺点局部扩张拔管法

【病例资料】患者，杨某，男，4 岁，诊断为急性淋巴细胞白血病，2012 年 8 月 22 日在笔者所在医院门诊行超声引导下 PICC 置管术，置管过程顺利。患儿当时 2 岁 8 个月，在患儿右侧贵要静脉，一针穿刺成功，送管顺利，置管长度为 24cm，外露导管为 6cm，导管尖端位置平第 6 胸椎、位于上腔静脉中下段。患儿长期在北京人民医院住院治疗。因拔管困难于 2014 年 1 月 13 日来笔者所在医院门诊就诊，患儿超期使用 PICC 导管，带管时间为 510 天，就诊后给予拍胸片，PICC 导管尖端位置正常，置管侧肢体血管超声、血管造影显示 PICC 导管通畅且管头无粘连。

【处理方法】如图 11-18 ～图 11-22 所示。

【分析】当遇到拔管困难时应该首先分析每个个体导管不能拔除的原因，对该患儿来说导管超期使用 4 个多月，最担心导管和血管壁粘连，所以首先做血管超声和血管造影来检查和排除，通过 PICC 导管注入 5000U/ml 的尿激酶 2ml，目的是为了溶解导管上纤维蛋白鞘，利于导管拔除。另外查体发现，患儿穿刺点处有结缔组织增生，高度怀疑导管和穿刺点处的组织粘连在一起，所以在局部麻醉下穿刺点局部用血管鞘进行扩张。该患者导管留置时间过长，

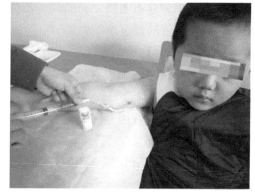

图 11-18　PICC 导管内注入 5000U/ml 的尿激酶 2ml，保留 30 分钟，再次拔管，导管仍然不能拔除

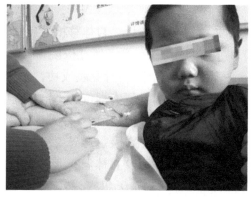

图 11-19　PICC 穿刺点局部消毒并注射利多卡因局部麻醉

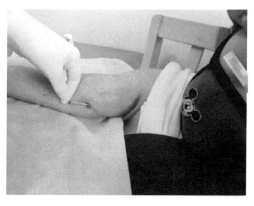

图 11-20　穿刺点局部用血管鞘进行扩张

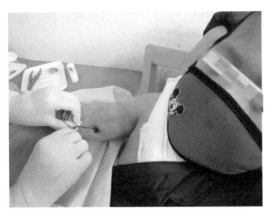

图 11-21　棉签缠绕法缓慢拔管

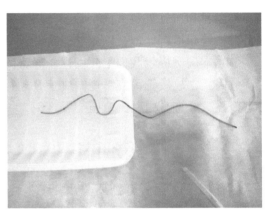

图 11-22　拔除的 PICC 导管

有导管老化的可能，导管断裂的风险较大，拔管时腋下放止血带，一旦导管断裂，立即扎紧止血带，防止导管脱落于心脏。硅胶 PICC 导管弹性较大，当拔管困难时硅胶导管会被拉长变细，感觉并不明显，易断裂。用棉签缠绕法缓慢拔管，保持棉签在据穿刺点 3cm 处左右，避免导管的过度牵拉而断管。

【经验与体会】

（1）利用这个病例教育所有 PICC 置管患者，严格遵医行为，不要自行尝试超期使用导管。

（2）当遇到拔管困难时首先分析不同个体导管不能拔除的原因，必要时开病例讨论会和进行会诊。

（3）当出现拔管困难，PICC 穿刺点处有结缔组织增生时，可尝试采用穿刺点局部扩张法拔管。

（4）用棉签缠绕法拔管，保持棉签在据穿刺点 3cm 处左右，缓慢拔除导管，可以避免硅胶导管过度牵拉而变细，对预防断管有一定好处，工作中可以借鉴。

第五节　利多卡因局部浸润和按摩拔管法

【病例资料】患者，吴某，女，29 岁，诊断为间变性大细胞性淋巴瘤、自体移植术后复发，行无关 HLA 全相合供者造血干细胞移植后，2014 年 5 月 12 日在笔者所在医院血液科行超声引导下双腔 PICC 置管术，当时，在患者左肘上臂贵要静脉，一针穿刺成功，送管顺利，置管长度为 42cm，导管外露为 3cm，术后行全胸片，显示导管尖端位置平第 6 胸椎，位于上腔静脉中下段。患者长期间断在笔者所在科室住院治疗。2014 年 6 月 5 日，体温为 39.6℃，伴有畏寒，即行抽血培养及静脉导管培养；6 月 6 日血培养及静脉导管培养报警，予患者左侧手臂双腔 PICC 封管、右侧手臂单腔 PICC 拔管；至 6 月 9 日体温连续正常 3 天，予双腔 PICC 开管正常输液；因 6 月 10 日体温再次升高至 38℃，无畏寒，6 月 5 日血培养及静脉导管培养回报均提示洋葱霍尔德伯克菌阳性，再次予双腔 PICC 封管；6 月 11 日，体温 37.7℃且伴有畏寒、发冷，予拔双腔 PICC 导管，拔出至 18cm 时患者主诉手臂疼痛，导管不能拔出，即予暂停拔管，予胸片及彩色多普勒超声示 PICC 导管尖端位置在左侧腋静脉处、左前臂贵要静脉远心段不能压瘪，考虑血栓形成。2014 年 6 月 12 日联系笔者所在医院介入科会诊，在介入影像下再次拔管困难，血管显影显示 PICC 导管在腋静脉处且头端无粘连。

【处理方法】

（1）拔管前做好患者的解释工作，向患者解释拔管程序，告知导管一般不会与血管粘连，与患者交谈以分散其注意力，可以避免由于患者拔管时担心、紧张的情绪所导致的拔管困难。

（2）拔管前向患者说明保持正确体位的重要性，指导其摆放体位：患者取平卧位，左上肢与人体躯干保持 90°，同时左上肢充分外展。

（3）用 2% 利多卡因 5ml 纱布湿敷双腔 PICC 穿刺点处 2 ~ 3 分钟，然后沿 PICC 置管走向缓慢拔管，至 2cm 左右时感牵拉感，予穿刺点处上方 3cm 左右轻揉，再次拔管后顺利拔除导管。

（4）在原 PICC 穿刺点处无菌纱布敷贴压迫固定。

【分析】

（1）PICC 拔管困难是拔管时常见的并发症之一，是由于各种因素的作用而导致在拔管过程中出现牵拉感或弹性回缩，致使拔管过程不畅，无法拔除。该患者为非正常拔管困难，由于导管相关感染而导管功能丧失，患者预定治疗尚未结束，不得已而拔除导管。

（2）在拔管时，由于各种心理因素的作用，如精神过度紧张、焦虑和恐惧，可使交感神经兴奋增强，并反射性刺激迷走神经，引起血管痉挛和血管收缩，导致拔管困难。

（3）拔管时体位不当与当时拔管操作者未采取正确的体位有关。PICC 导管从周围静脉到达上腔静脉途经的血管距离较长，体位不正或上肢外展不充分，使腋静脉转弯处成角加大，当上肢与人体躯干平行时，腋静脉转弯处与锁骨下静脉成直角，拔管时当导管通过此转弯处时会形成一阻力支点，增加滑动摩擦力，诱发血管痉挛，导致拔管困难；而当局部受压，导管通过该受压部位血管时很容易碰到静脉瓣引起血管痉挛。

【经验与体会】

（1）加强 PICC 维护人员培训，所有 PICC 导管拔管者，必须严格按拔管流程执行操作。经过专业培训的 PICC 小组成员负责置管操作和进行导管维护，其静脉炎等并发症的发生率均低于相关的文献报道。

（2）当遇到拔管困难时，先分析个体导管不能拔出的原因，并向 PICC 导管置管者了解当时置管过程、选择的血管、送管是否顺利等情况，同时，向护士长汇报、进行科室特殊病例讨论和请介入科会诊。

（3）血管收缩、痉挛是引起拔管困难的一个重要原因。因此，PICC 导管具有一次置管成功率高、拔管无痛苦、可重复穿刺等优点，但作为一种异物长期留置在人体内，且存在各种潜在的并发症，所以拔管时要做好患者心理状态的评估。

（4）采用利多卡因局部浸润麻醉，可解除血管收缩、痉挛所致的拔管困难。

（5）体位不当时可经调整体位和手臂位置后再试拔管，仍有阻力时，可配合按摩和热敷后再试拔管。

第六节 皮下注射低分子肝素拔管法

【病例资料】 患者，王某，男，28 岁，诊断为原发纵隔弥漫大 B 细胞淋巴瘤，2013 年 11 月 15 日在外地医院行超声引导下右侧贵要静脉 PICC 置管术，置管过程顺利，置入耐高压单腔 4F 导管一根，置管长 39cm，外露 3cm，导管尖端位于上腔静脉中下段。患者在外地医院治疗 9 个月后为行自体造血干细胞移植来笔者所在医院，于 2014 年 9 月 23 日行自体造血干细胞移植术，移植过程顺利，于 10 月 17 日出院，患者导管留置时间将近 1 年，准备拔除导管。拔管至剩余 20cm 时出现导管不易拔除，请介入科会诊后在 DSA 下行导管拔除术，仍无法拔除，行造影检查，显示导管尖端约 5cm 处有包裹物。

【处理方法】 如图 11-23、图 11-24 所示。

【分析】 当遇到拔管困难时需要分析个体拔管困难的原因，该例患者留置导管 1 年，在 PICC 导管正常使用时间内，床边进行拔管时，前 19cm 拔除顺畅，至 20cm 时拔除困难，给予心理疏导、变换体位、温水局部热敷等方法均无效，请介入科会诊后在 DSA 下行导管试拔，并在拔除时在导管内放入一导丝，借助导丝的缓冲力，减轻导管张力，但试拔未成功，血管造影显示导管前端约 5cm 处有包裹物，导管可往内送，但外拔时在腋窝处时即发生嵌顿无法拔除。说明该患者腋窝处静脉较狭窄，如果强行拔除可能损伤血管甚至导致导管上包裹物剥脱后发生栓塞。导管前端包裹物高度怀疑为纤维蛋白鞘，纤维蛋白鞘是包裹于中心静脉导管表面，由细胞成分和非细胞成分组成的膜状物，国外学者研究显示，感

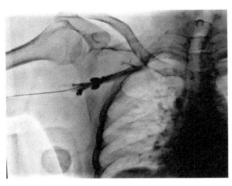

图 11-23 DSA 下行血管造影，可见距导管前端约 5cm 处有包裹物嵌顿而致导管拔除不畅

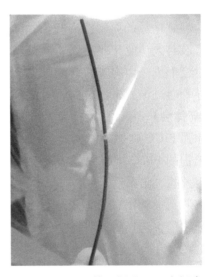

图 11-24 给予低分子肝素钙皮下注射，3 天后顺利拔除导管，在距导管尖端 5cm 处有一白色纤维蛋白鞘残留物

染、纤维蛋白和内皮血栓形成是导致拔管困难的主要原因。该患者为自体造血干细胞移植后，免疫功能重建，凝血功能正常，经医护共同商讨可以给予速碧林皮下注射以溶解导管上的纤维蛋白，速碧林为低分子肝素钙注射液，其活性成分肝素与血浆蛋白、纤维蛋白原相结合而发挥作用。该患者皮下注射速碧林 3 天后，再次进行拔管即顺利拔除导管。

【经验体会】

（1）当遇到拔管困难时，首先注意患者的心理状况，该例患者在出现拔管困难时即对其进行大量的解释说明，在注射速碧林期间每天关心患者，不只是拔除导管，患者未发生心理焦虑，故良好的沟通在出现问题时尤为重要。

（2）当拔管遇到困难时切记暴力拔管，当常规的心理疏导、变换体位、局部湿热敷等措施使用后没有效果时，即应及时停止拔管，积极寻找拔管困难的原因。

（3）介入影像学检查可在一定程度上帮助明确拔管困难的原因，介入指导临床对症处理，从而能保证导管顺利的拔除体外。

第七节　PICC 导管内放置导丝拔管法

【病例资料 1】患者，王某，男，3 岁，诊断为急性淋巴细胞白血病，2013 年 6 月 5 日在笔者所在医院门诊以改良型塞丁格方式行 PICC 置管术，置管过程顺利。患儿当时 2 岁 2 个月，在患儿右侧贵要静脉，一针穿刺成功，置入优力捷 PICC 导管 25cm，外露导管 1cm，导管尖端位置平第 5 胸椎的右下缘、位于上腔静脉中下段。患儿长期在山东大学齐鲁医院住院治疗。因拔管困难于 2013 年 5 月 13 日来笔者所在医院门诊就诊，就诊后给予拍胸片，PICC 导管尖端位置正常，置管侧肢体血管超声、血管造影显示 PICC 导管通畅且管头无粘连。

【处理方法】拔管过程中感觉 PICC 导管在患儿上肢处有很大的阻力，导管被拉长变细。侧位片显示 PICC 导管在肘窝上方约 2cm 处有打折，正位片显示在肘窝上方 2cm 以下的 PICC 导管明显被拉长变细。经 PICC 导管放入一血管鞘的导丝，连同导管及导丝反复旋转并拔除，经过多次的拔除及旋转，感觉导管突然有些松动，成功拔除导管（图 11-25）。

【分析】当遇到拔管困难时应该首先分析每个个体导管不能拔除的原因，回顾该患儿的病史，该患儿 PICC 置管后约 3 个月时发生过穿刺点感染，穿刺点有脓液，经过局部使用莫匹罗星软膏（百多邦）及加强换药，穿刺点感染已治愈。拔管困难，患儿右上肢 X 线片显示患儿肘窝上方约 2cm 处有结缔组织增生，高度怀疑导管和该处组织粘连在一起。该患儿 PICC 导管留置近 1 年，有导管老化的可能，导管断裂的风险较大，拔管时腋下放上止血带，一旦导管断裂，立即扎紧止血带，防止导管脱落于心脏。聚氨酯 PICC 导管韧性较大，当拔管困难时导管会被拉长变细。为避免导管过度牵拉而断裂，尝试将血管鞘的导丝重新放入 PICC 导管内，在导丝引导下，借助导丝缓冲力，减缓导管牵拉张力，最终将导管顺利拔除。

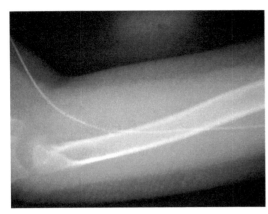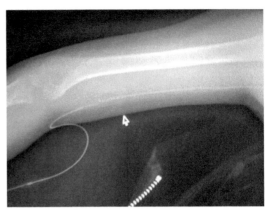

图 11-25　经 PICC 导管放入导丝，连同导管及导丝反复旋转并拔除导管

【经验与体会】

（1）当遇到拔管困难时首先分析不同个体导管不能拔除的原因，必要时开病例讨论会和进行会诊。

（2）当患者曾经出现过穿刺点感染时，经过治疗感染已控制的，PICC 导管容易在感染处与周围结缔组织增生或粘连，导致最后的拔管困难。

（3）为避免导管过度牵拉而断裂，尝试将血管鞘的导丝重新放入 PICC 导管内，在导丝引导下，借助导丝缓冲力，减缓导管牵拉张力，最终将导管顺利拔除。

（4）当穿刺点感染治愈后进行 PICC 维护时，适当外撤 PICC 导管 0.5 ~ 1.0cm，以免造成导管与周围组织的粘连，导致最后的拔管困难。

【病例资料 2】 患儿，女，12 岁，诊断为慢性粒细胞白血病，于 2012 年 10 月经左上肢贵要静脉置入三向瓣膜式 PICC 导管，型号为 4F，穿刺点为肘下 2cm，置入体内 46cm，外露 7cm，X 线定位显示导管尖端平第 7 胸椎。经过 10 个疗程化疗，期间严格定期行 PICC 维护。导管留置 14 个月后拔管，拔管时发生困难。

【处理方法】

（1）第一步：X 线片未发现导管异位。嘱患者用热毛巾湿热敷左上肢，以促使血管平滑肌松弛，但效果不佳。

（2）第二步：在导管内推注尿激酶 1 万 U。第二天尝试拔管仍然不行，继续在导管内推注尿激酶 1 万 U。

（3）第三步：第 3 天拔管依旧困难，同时担心反复用力牵拉致硅胶导管断在体内，遂采用无菌导丝插入导管内，借助支撑导丝用力拔除导管（图 11-26，图 11-27）。

【分析】 拔管困难的原因有很多，包括血管痉挛和血管收缩、导管异位、静脉炎、血栓形成、纤维蛋白鞘形成等。

（1）血管痉挛和血管收缩：由于某种因素激惹，如精神过度紧张、焦虑、恐惧，可使交感神经兴奋性增强，引起血管痉挛或血管收缩。

（2）导管异位：导管常异位于腋静脉、颈内静脉、胸外侧静脉迂曲反折处，由于导管反折处静脉狭窄致拔管有阻力感。临床表现为推注生理盐水时肩胛部疼痛不适，导管抽不

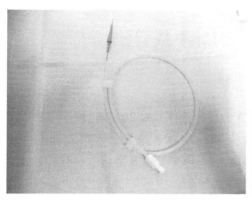
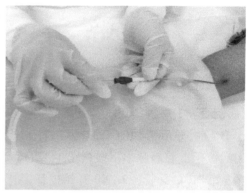

图 11-26　无菌导丝插入 PICC 导管内

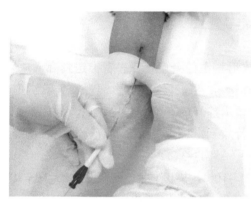
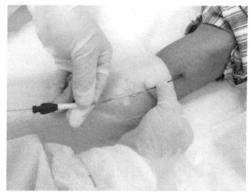

图 11-27　借助支撑导丝用力拔除导管

到回血；穿刺侧肢体的上臂或肩胛处肿胀；输液时药液滴入不畅或滴速减慢；X 线片可证实导管异位。

（3）静脉炎：曾经发生过严重静脉炎的患者，因损伤血管内膜、药物的化学刺激致血管内皮增生、静脉瓣炎症、肿胀致静脉管腔狭窄，拔管时有阻力感。

（4）血栓形成：当血管内膜受到损伤，促发凝血的内皮下细胞处基质裸露，促使血栓形成。

（5）纤维蛋白鞘形成：肿瘤患者的血液处于高凝状态，肿瘤细胞膜上可产生少量凝血酶而引起血小板黏附与凝集，血流动力差促进了血液中的纤维蛋白黏附于 PICC 导管外，形成纤维蛋白鞘。

【经验与体会】遇拔管困难时不能强行、暴力拔管，以免发生导管断裂或血管及组织损伤，要循序渐进，不要急于求成，拔管速度要慢。请求专科护士、介入科、血管外科协助会诊治疗。不要盲目延长留置时间。严格执行无菌操作，防止感染。

总之，为预防拔管困难而要注意置管前充分评估患者穿刺部位和穿刺血管，特别是选择相适应型号的导管，提高穿刺维护技术，预防静脉炎和感染发生，确保导管尖端位置正确，正确做好冲封管，治疗结束后尽早拔除导管。因此，在护理工作中加强科室管理，制订严格的无菌操作规程，置管和换药时严格无菌操作，减少因护理人员操作不当而引起的感染。

第八节　血管造影引导下拔管法

一、血管造影引导下缓慢拔管法

【病例资料】患者，王某，女，36 岁，诊断为乳腺癌术后，2013 年 12 月 23 日在右上肢肘上 B 超引导下行 PICC 置管术，置入长度为 41cm，术程顺利，术后胸部正位片显示导管尖端位于上腔静脉中下段（图 11-28）。2014 年 4 月 8 日患者最后一次化疗结束，4 月 9 日予拔除 PICC 导管。9：40 开始拔管，开始过程顺利，拔至 23cm 时遇到阻力，立即停止拔管，协助患者调整置管肢体位置，嘱患者深呼吸，分散患者注意力，再次尝试，仍遇阻力，热毛巾热敷 5 分钟后拔管顺利，但拔至 13cm 时又遇阻力，立即停止拔管，汇报护士长，护士长到床边安慰患者，用无菌敷料固定导管。

【处理方法】

（1）电话请医院静脉治疗学组组长、介入放射科主任会诊。将患者推送到介入放射科，14：20 在 DSA 下，经 PICC 导管同侧前臂外周静脉留置针推入造影剂观察导管、血管情况，明确导管尖端位于近腋静脉处，静脉造影显示静脉内有附壁血栓形成，外周静脉继续推注生理盐水无阻力，缓慢抽动导管，尝试拔管顺利，检查导管完整无异常，穿刺点处予无菌透明敷料覆盖，患者无不适主诉（图 11-29 ～ 图 11-31）。

（2）患者 16：20 返回病房，医嘱予速碧林 4100U 皮下注射，每天 2 次，指导其原置管侧肢体 3 天内仅做伸指、握拳运动，尽量避免肢体大幅度活动，患者表示理解并配合。随访患者 1 周，无不适主诉。

【分析】PICC 导管拔除困难的原因有血管收缩或痉挛、静脉血栓、导管异位、导管打折等，严重时可致导管破损或断裂。该病例是导管周围静脉附壁血栓形成导致的导管拔管困难。

【经验与体会】

（1）当遇到拔管困难时首先初步分析不同个体导管不能拔除的原因，采取改变肢体体位、热敷、嘱患者放松等常规方法后仍拔管困难时应立即停止拔管，不要强行拔管，以免

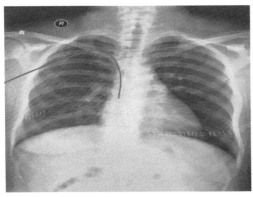

图 11-28　导管置入后，胸部正位片显示导管尖端位于上腔静脉中下段

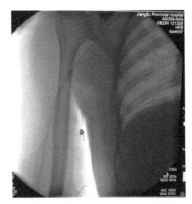

图 11-29　DSA 显示导管尖端位于近腋静脉处，无打折、弯曲

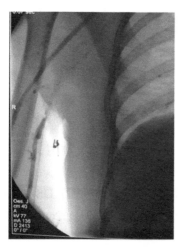
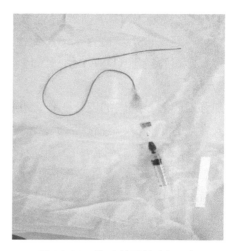

图 11-30　静脉造影显示有静脉血栓形成，且发现导管途径的静脉并非是贵要静脉，可能是一侧支静脉直接汇入腋静脉

图 11-31　拔除的导管完好无损

发生体内断管。

（2）请专家会诊，可行摄片定位、置管部位血管 B 超检查，检查导管体内有无打折、受压及血栓形成情况。必要时在 DSA 下确定有无血栓形成、导管与血管是否有粘连；DSA 直视下尝试拔管，观察导管如有松动，可稍用力拔除导管。

（3）拔管后应严密观察，谨防栓塞的发生。疑似或明确静脉血栓形成的患者，拔管后遵医嘱使用抗凝、溶栓药物治疗。

（4）置管时尽可能选用上臂贵要静脉、肱静脉置管，超声下置管前要检查穿刺点上方静脉的走向，避免导管进入较细的属支静脉。

（5）PICC 导管的安全置入已受到广大护理人员的高度重视，但 PICC 导管维护及拔管人员的培训及资质要求也应得到管理者的关注。医院应制订相关护理工作流程及质量标准、应急预案。

二、血管造影引导下用微导丝拔管法

【病例资料】患者，苏某，男，57 岁，诊断为左肺癌，于 2014 年 8 月 5 日在笔者所在医院置管室行超声引导下 PICC 置管术（导管为 4F 单腔中心静脉导管），此次为第三次置管，因右侧血管条件差，穿刺血管为左侧肱静脉，穿刺点为左肘横纹上 5cm，一针穿刺成功，当时出现导管尖端异位，多次调整导管仍未到达上腔静脉，导管尖端位于左侧头臂静脉，经会诊并征得患者同意后保留导管，置管长度为 40cm，外露导管为 5cm。主要用重组人血管内皮抑制素（恩度）和培美曲塞治疗，于第 2 周期化疗时（8 月 29 日），滴注不畅，考虑导管内可能有纤维蛋白鞘或血栓，采用尿激酶溶栓后导管通畅，其他无任何不适，于 2014 年 12 月 23 日治疗结束，遵医嘱拔除导管，出现拔管困难。血管造影示导管在锁骨下静脉的内侧段出现一个活结，造影剂进入颈外静脉，怀疑导管打结处有破损，并怀疑导管进入静脉夹层，后做 CT，显示导管位于静脉内。24 日血管彩超：①左侧头臂静脉内栓子形成可能，建议进一步检查；②左侧颈内静脉血流反向。介入科、麻醉科医生会诊后决定在数字减影血管造影（DSA）引导下应用微导丝引导拔管,导管拔除,检查导管无破损。

【处理方法】

（1）加强对患者及家属的安抚工作，获得患者及家属的理解与支持。

（2）安置患者于 DSA 室治疗床上，取平卧位，穿刺侧手臂外展与躯干成 90°角。

（3）常规消毒铺巾,旋转拧下正压输液接头,在透视下从 PICC 远端注入 2ml 泛影葡胺,确认导管通畅，见 PICC 导管近心端位于锁骨下静脉内，标记导管位置。

（4）在无菌操作下，通过扭转器使微导丝于导管内旋转前进，在 DSA 下能清晰地看到微导丝的走向和尖端摆动前进，微导丝超出 PICC 导管近心端位置 2cm 时停止前进，将 PICC 导管连同导丝一起缓慢撤出。

（5）穿刺点压迫止血，无菌纱布覆盖。

（6）穿刺点处连续换药 3 天，每天 1 次，换药时观察穿刺点无出血，患肢无肿胀，活动无障碍。

【分析】该患者由于受自身血管条件的限制，导管尖端未能到达上腔静脉，考虑到治疗的需要，通过与主管医生沟通，并征得患者同意后保留导管，在使用导管的过程中严密观察有无并发症发生，结果除了在第 2 周期化疗时（8 月 29 日），出现滴注不畅，考虑导管内可能有纤维蛋白鞘或血栓，采用尿激酶溶栓后导管通畅外，其他无任何不适，于 2014 年 12 月 23 日治疗结束遵医嘱拔除导管，出现拔管困难，行血管造影，提示导管在锁骨下静脉的内侧段出现一个活结，造影剂进入颈外静脉，怀疑导管打结处有破损，并怀疑导管进入静脉夹层。后做 CT 证实导管位于静脉内。24 日做血管彩超，提示：①左侧头臂静脉内栓子形成可能，建议进一步检查；②左侧颈内静脉血流反向。介入科、麻醉科医生会诊后决定在 DSA 引导下应用微导丝引导拔管，凭借微导丝纤细、柔软的顺应性，对导管和人体血管无损伤且能穿过导管体内活结的特性，而借助微导丝的支撑将导管顺利拔除，以防导管体内断裂。

【经验与体会】

（1）按《静脉治疗护理技术操作规范》要求，导管尖端最佳位置应位于上腔静脉的中下 1/3 处，但在临床实际工作中，由于多种原因，个别患者不能达到要求，本病例就属于此种情况。由于导管尖端位于左侧头臂静脉，发生并发症的概率相对较高，在临床中应用 PICC 进行治疗时应严密观察，PICC 导管在血管内打结虽不常见，但其软而细的特性使其在血管内打结的风险增加，也可能导致拔管困难。使用过程中一旦发现患者出现导管异位的相关临床表现，如导管抽不到回血、输液时药液滴入不畅或滴速减慢等时，应及时处理。本病例在第 2 周期化疗时（8 月 29 日），出现滴注不畅，考虑导管内可能有纤维蛋白鞘或血栓，采用尿激酶溶栓后导管通畅，其他无任何不适。

（2）在治疗结束后拔管前，要充分做好患者的准备工作，通过喝热饮或在穿刺点上方热敷来扩张血管，缓解血管痉挛；分散患者注意力，引导患者放松，缓解紧张情绪，以避免由于精神过度紧张、焦虑等使交感神经兴奋性增强，出现血管痉挛或血管收缩情况。

（3）当拔管遇到阻力时，护士应首先保持镇定，全面评估患者自身情况和导管因素，采取综合措施，力求以最小伤害拔除导管。

（4）为避免 PICC 拔管时发生体内断管，操作时应动作轻柔，保持高度警惕。

（5）心理护理：发生拔管困难时，需患者中断操作去介入导管室，患者及家属会出现紧张、焦虑的情绪，因此要重视对患者及家属的安抚工作，获得患者及家属的理解与支持。

（6）在 DSA 引导下应用微导丝引导下拔除导管的方法，操作简单，不容易体内断管，效果好、安全，可以作为正常拔管出现困难的一种应急措施。

第九节　静脉切开手术拔管法

【病例资料1】患者，王某，男，74 岁，诊断为硅沉着病，2015 年 3 月 3 日在笔者所在医院 MICU 于盲穿下行 PICC 置管术，置管过程顺利。在患者右侧头静脉，一针穿刺成功，送管顺利，置管长度为 48cm，外露导管为 6cm，导管型号为 4F，X 线显示导管尖端位置平第 6 胸椎、位于上腔静脉中下段（图 11-32）。患者长期在内蒙古包钢医院住院治疗。患者 3 月 8 日转笔者所在科室普通病房治疗，3 月 9 日病房护士打电话诉导管堵塞，家属要求拔除 PICC 导管。在拔除导管过程中剩余 6cm 时导管拔不出，请普外科医生切开表皮及皮下组织取出导管，导管尖端完整，导管外端可见纤维蛋白鞘形成。

【处理方法】如图 11-33～图 11-36。

【分析】该患者导管使用 6 天，导管堵塞，家属拒绝超声检查，在正常拔管过程中出现拔管困难，调整导管角度仍然不能拔除，觉得有梗阻现象，请普外科血管专科医生会诊，建议切开穿刺点。切开穿刺点后导管顺利拔除，分析蛋白鞘形成的原因，可能与维护不到位，以及患者输注刺

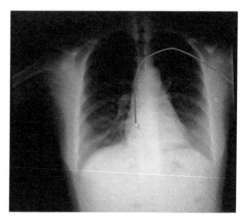

图 11-32　X 线片，导管尖端为箭头指示位置

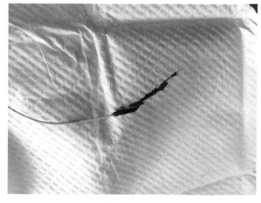

图 11-33　切开穿刺点皮肤及皮下组织取出导管

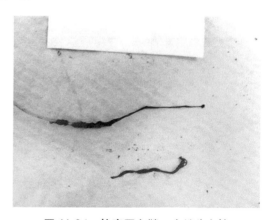

图 11-34　拉直蛋白鞘，尖端为血栓

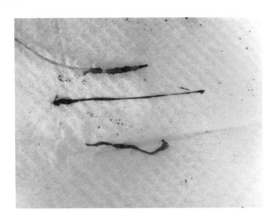

图 11-35　导管尖端完整

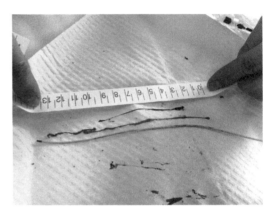

图 11-36　蛋白鞘长约 13cm，血栓约 7cm

激性药物、黏稠液体输入时间长，其沉积于导管壁而形成纤维蛋白鞘有关。

【经验与体会】

（1）通过这个病例教育护理人员在输注不相容的药液和液体的前后用生理盐水冲管来保持导管通畅。

（2）当遇到拔管困难时首先分析不同个体导管不能拔除的原因，必要时开病例讨论会和进行会诊。

（3）当出现拔管困难，PICC 穿刺点处有结缔组织增生时，可尝试采用穿刺点静脉切开手术拔管法。

【病例资料 2】患者，韩某，女，38 岁，诊断为左侧乳腺癌，2012 年 7 月 1 日在笔者所在医院普外科于盲穿下行 PICC 置管术，置管过程顺利。在患者左侧贵要静脉，一针穿刺成功，送管顺利，置管长度为 41cm，外露导管为 5cm，导管型号为 4F，导管尖端位置平第 5 胸锥、位于上腔静脉中下段。于 2012 年 10 月 17 日治疗结束后计划拔管，拔管前行超声检查未发现异常，在拔管过程中拔至 5cm 左右出现拔管困难。

【处理方法】请普外科血管专科医生会诊，建议采取切开穿刺点方法取出导管，采取切开扩皮方法后导管取出，导管完整，导管外端可见纤维蛋白鞘形成（图 11-37 ～图 11-41）。

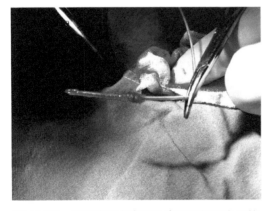

图 11-37　切开穿刺点皮肤及皮下组织取出导管

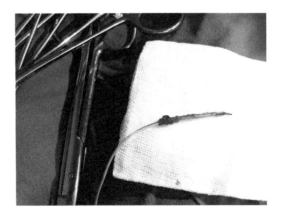

图 11-38　蛋白鞘及导管尖端

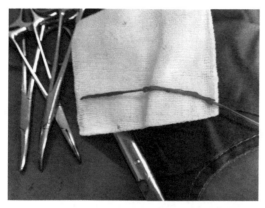

图 11-39　拉直后蛋白鞘（蛋白鞘中间断裂）

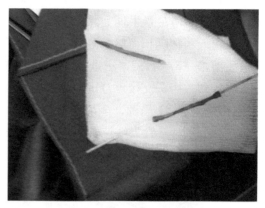

图 11-40　导管尖端完整

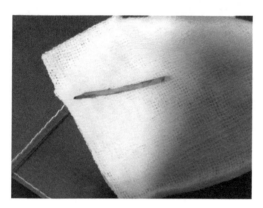

图 11-41　纤维蛋白鞘前端

【分析】该患者导管使用 107 天，无异常表现，超声检查无异常，在正常拔管过程中出现拔管困难，调整导管角度仍然不能拔除，觉得有梗阻现象，请普外科血管专科医生会诊，建议切开穿刺点。切开穿刺点后导管顺利拔除，分析蛋白鞘形成的原因，可能与导管留置时间长，以及跟患者输注刺激性药物、黏稠液体长期大量输入，其沉积于导管壁而维护不到位时，形成纤维蛋白鞘有关。

【经验与体会】

（1）通过这个病例教育护理人员在输注不相容的药液和液体的前后用生理盐水冲管来保持导管通畅。

（2）当遇到拔管困难时首先分析不同个体导管不能拔除的原因，必要时开病例讨论会和进行会诊。

（3）当出现拔管困难，PICC 穿刺点处有结缔组织增生时，可尝试采用穿刺点静脉切开手术拔管法。

（4）做好导管维护：PICC 导管并发症与导管维护密切相关，因此，对护士进行 PICC 导管维护知识的培训，使护士规范导管维护，以延长导管使用寿命。在导管使用期间每 1 ~ 2

周用 4% 碳酸氢钠溶液封管 1 次；尽量避免经导管采血，如需经导管采血或输血，采血或输血完毕及时用足量生理盐水冲洗导管，输注黏稠度高的药液后用足量生理盐水冲洗导管，以免血块或药物沉积而堵塞导管；每次导管使用完毕，用生理盐水→药物注射→生理盐水→肝素溶液（SASH）方法进行冲封管，防止导管堵塞；采用正压封管以防堵管，病区将置管患者列入床头交接班范围，以及时发现置管后的并发症

【病例资料 3】患者，李某，女，57 岁，2013 年 4 月 3 日置入 4F 三向瓣膜 PICC 导管，置管过程顺利，导管尖端位置正常，治疗完成后于 2013 年 8 月 2 日拔管，出现拔管困难。

【处理方法】如图 11-42 ～图 11-44 所示。

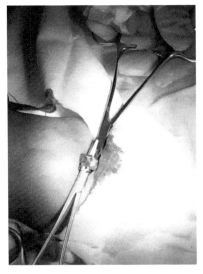

图 11-42 找出 PICC 导管嵌顿部位，局部切开，分离出静脉，进行静脉切开

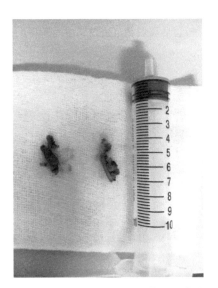

图 11-43 剥离去除导管和静脉之间的粘连物

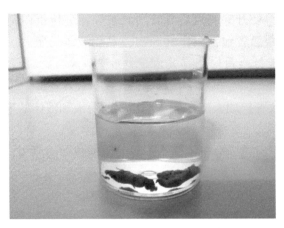

图 11-44 PICC 导管分段拔除，先拔除近心端导管，再拔除远心端导管

【病例资料 4】患者，周某，男，54 岁，2013 年 1 月 7 日置入耐高压 5F 双腔导管，置管过程顺利，导管尖端位于上腔静脉下段与右心房入口交界处，治疗完成后于 2013 年 9 月 23 日拔管，B 超显示置管静脉无血栓，当导管拔至 28cm 时，出现拔管困难，导管无法拔除，注入尿激酶后第 2 天导管仍然无法拔除。

【处理方法】如图 11-45 ～图 11-49 所示。

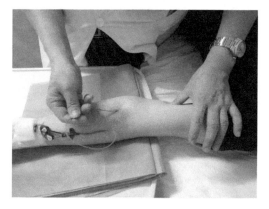

图 11-45　找出 PICC 导管嵌顿部位

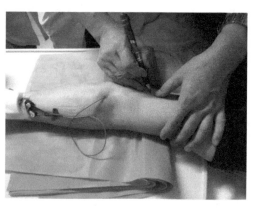

图 11-46　在 PICC 导管嵌顿部位做好标记

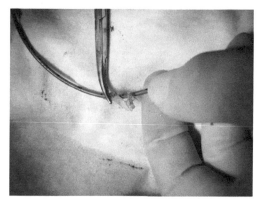

图 11-47　局部切开，把 PICC 导管上的纤维蛋白鞘剥离

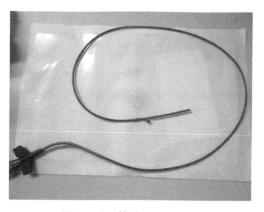

图 11-48　拔除 PICC 导管

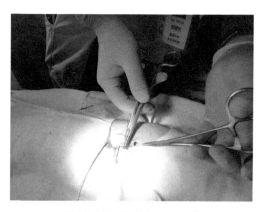

图 11-49　缝合伤口，包扎

【病例资料 5】患儿，霍某，3 岁，诊断为急性淋巴细胞白血病，2012 年 6 月 14 日在门诊行超声引导下 PICC 置管术，一针穿刺成功，置管顺利，导管尖端位置正常，位于第 6 胸椎下缘，患儿外地住院治疗，超期使用导管，带管 1 年半后出现导管不能拔除，2013 年 10 月 8 日来北京就诊要求拔除 PICC 导管，先给予 1 : 5000U 的尿激酶导管注入，30 分钟后再次拔管，导管仍然无法拔除，用局部扩张法拔管失败，局部静脉切开剥离导管上的纤维蛋白鞘，导管仍然无法全部拔除。再次给予尿激酶导管内注入，嘱患者第 2 天再来就诊，2013 年 10 月 19 日徒手拔管失败，寻找导管的嵌顿点，再次静脉切开剥离导管上的纤维蛋白鞘后拔除导管。

【处理方法】如图 11-50 ～图 11-53 所示。

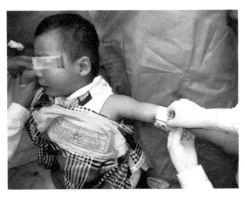

图 11-50 出现拔管困难后首先注入尿激酶和用局部扩张法拔管，导管仍然无法拔除

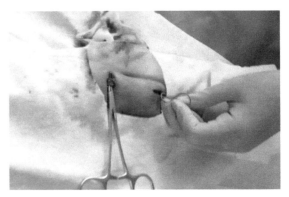

图 11-51 静脉切开剥离导管上的纤维蛋白鞘后能拔出部分导管，后又出现嵌顿，导管不能拔除，两处静脉切开剥离导管上的纤维蛋白鞘后才拔除导管

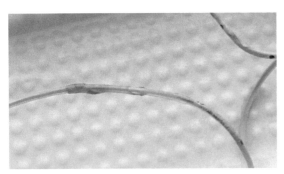

图 11-52 导管上的纤维蛋白鞘

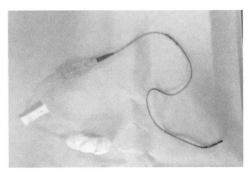

图 11-53 拔除的 PICC 导管

【分析】从以上 3 个病例中，可以看出 PICC 导管不能拔除的主要原因是血栓形成和纤维蛋白鞘形成，所以当导管不能拔除时，应该首选尿激酶导管内注入，最好先用无创伤的和一些物理方法拔管，如果导管仍然不能拔除则可以用局部静脉切开剥离导管上的纤维蛋白鞘和血栓后拔除导管。导管绝对不能超期使用。

【经验与体会】

（1）对遵医行为比较差的患者一定要告诫其超期使用导管的后果。

（2）当出现拔管困难时应该首选尿激酶导管内注入溶栓的方法拔管。

（3）局部静脉切开剥离导管上的纤维蛋白鞘和血栓后拔除导管方法比较简单、有效，创伤相对较小。

【病例资料6】患者，杨某，女，58 岁，诊断为左侧乳腺浸润性导管癌，行左侧乳腺癌改良根治术，术后给予 TEC 方案（环磷酰胺 0.8g，第 1 天、艾达生 120mg，第 1 天、艾素 140mg，第 2 天）化疗，于 2013 年 4 月 5 日在笔者所在医院置管室行超声引导下 PICC 置管术（导管为 4F 单腔中心静脉导管），穿刺血管为右侧肱静脉，穿刺点为右肘横纹上 6cm，一针穿刺成功，送管顺利，导管置入长度为 38cm，外露导管为 5cm，左右上臂围为 26cm，胸部 X 线片检查显示 PICC 导管尖端位于第 6 胸椎水平，7 月 17 日入院时胸片显示导管位置正确（PICC 导管尖端位于第 6 胸椎水平），2013 年 7 月 20 日完成第 6 个疗程化疗，生命体征平稳，血常规正常，遵医嘱拔除 PICC 导管后拟出院。拔管前向患者解释，评估患者置管侧手臂有无肿胀、疼痛、皮温升高或穿刺点渗液等，患者取平卧位，右手臂外展与躯干成 90°，由取得 PICC 资质的护士按规范常规消毒皮肤，嘱患者放松，动作轻柔，每次拔出约 1cm 左右，慢慢外拔，拔出 32cm 顺利，当 PICC 导管外拔至剩余 6cm 时出现拔管困难，稍用力感觉有阻力，导管回缩，难以拔除，遂停止拔管，通过喝热饮或在穿刺点上方热敷等处理，仍难以拔除，患者未诉胸闷等不适，生命体征平稳。

【处理方法】

（1）报告主管医生，请血管外科会诊，遵医嘱将导管给予一定张力固定（导管体外部分用宽胶布牵拉固定），使其与周围组织松脱。

（2）次日穿刺点上方出现局部肿胀，上肢血管彩色多普勒检查显示右上肢局部肱静脉血栓形成。

（3）遵医嘱在局部麻醉下行右肱静脉探查术，术中发现深静脉导管皮下走行部位被纤维结缔组织包绕，游离分解后顺利拔除导管，肱静脉内膜面脱落，白色血栓形成，清除血栓及内膜片，注入肝素盐水通畅，予缝合肱静脉，关闭切口，弹性绷带、纱布包扎。

（4）术后继续抗凝治疗，予低分子肝素钙（速碧林）0.4ml 皮下注射，每 12 小时 1 次，并观察病情变化，右上肢切口无渗血，愈合良好，末梢血运良好，无水肿。遵医嘱于 7 月 24 日出院。

【分析】本例患者是左侧乳腺癌改良根治术后，不能行患肢置管，而右侧肘部无肉眼可见或能触摸到的血管，因此选择了相对管径较粗，走向较直，管腔显影较清晰的肱静脉进行 PICC 穿刺。本例患者带管期间无肢体肿胀、疼痛等不适，左右臂围无明显变化，在张力固定后出现肢体肿胀，行上肢血管彩色多普勒检查发现肱静脉血栓形成，可能与反复试拔管使血管内膜受到损伤，促发凝血的内皮下细胞处基质裸露，促使血栓形成有关。拔管困难的主要原因可能与肱静脉位置较贵要静脉深，导管进入肱静脉时成角，加之导管皮下走行部位被纤维结缔组织包绕，右上肢局部肱静脉血栓形成有关。

【经验与体会】

（1）临床中出现 PICC 拔管困难时，首先应立即停止拔管，再评估患者心理状态、体位情况，分析原因从而采取有针对性的措施。及早借助影像学手段查找并确定原因，再采取相应措施。切忌反复试拔管，以免出现断管危险或血栓形成后栓子脱落而危及患者生命。

（2）加强心理护理：出现拔管困难后立即安慰患者，嘱其深呼吸、放松，与患者交流以分散其注意力，有助于拔管。

（3）严密观察病情：给予张力固定期间观察生命体征的变化，倾听患者主诉，测量双上肢臂围，观察右上肢皮肤颜色、温度等，检查固定的胶布有无松脱。

（4）确诊血栓形成后立即抬高患侧肢体高于心脏水平 20 ~ 30cm，嘱患者不宜按摩患肢，以免造成栓子脱落。嘱患者作握拳动作，以促进静脉回流，减轻肢体肿胀。观察患肢皮肤颜色、温度、感觉及桡动脉搏动，并记录，积极完善术前检查（血常规、出凝血时间、凝血酶原时间）。

（5）经手术取出 PICC 导管后，密切观察生命体征，注意切口有无渗血、肢体有无肿胀、右上肢血运情况，包括皮肤颜色、温度、感觉、桡动脉搏动，并记录。

（6）使用低分子肝素钙期间，每周监测血小板计数 1 次，观察出血倾向，如牙龈出血、皮下瘀斑、黑便、注射部位血肿等。

第十节　介入手术拔管法

【病例】患者，杨某，男，67 岁，诊断为直肠癌，腹壁皮下、腹膜、肝、胰体尾、肺、骨多发转移。2014 年 11 月 14 日在笔者所在医院门诊行超声引导下 PICC 置管术，置管过程顺利。置入导管为 4F 抗高压导管，置管部位为右侧贵要静脉，一针穿刺成功，送管顺利，置管长度为 37cm，导管尖端位置平第 6 胸椎下缘、位于上腔静脉中下段。于患者 12 月 3 日维护时发现导管抽不出回血，推注有阻力，给予尿激酶封管后抽回血断断续续，12 月 5 日患者再次就诊，情况同前，给予拍胸片，结果显示导管尖端在无名静脉及上腔静脉的入口处打折。与患者及家属沟通，了解到患者有呕吐史，但无特殊不适。鉴于存在导管尖端打折情况准备拔管，拔管时有阻力，导管回缩。联系介入科医生在 DSA 下拔管，医生使用介入导丝插入导管，缓慢将导管退出，期间发现在拔导管时血管中有固定架构，考虑患者存在陈旧性血栓，询问患者无任何不适，所以决定暂时先保留导丝，借助导丝的伸缩逐渐退出 PICC 导管，最终拔除的导管完整。随即给予低分子肝素 4100U 皮下注射，然后将导丝缓慢退出。之后行血管 B 超检查，显示右侧腋静脉、锁骨下静脉及右颈内静脉存在血栓。其后给予低分子肝素 4100U 皮下注射，每天 1 次，12 月 8 日复查超声：颈内静脉血栓较前略有吸收。继续给予低分子肝素 4100U 皮下注射，地奥司明片和华法林钠片口服。

【处理方法】如图 11-54 ~ 图 11-59 所示。

【分析】

（1）该患者开始拔管时即有阻力，并有回缩现象，考虑是导管异位或血栓引起的拔管困难。

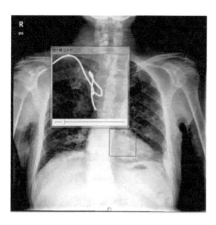

图 11-54　2014 年 12 月 5 日 X 线片显示导管异位

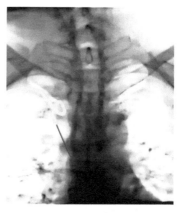

图 11-55　当天在介入室，用介入导丝插入导管（黄色为导管，红色为导丝）

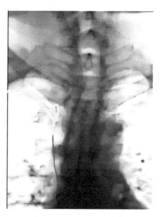

图 11-56　导管拔除时有阻力，显示导管打折

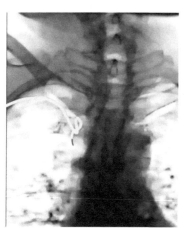

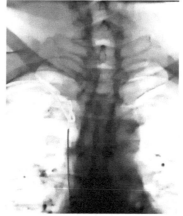

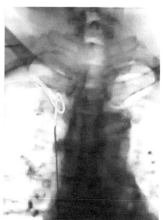

图 11-57　通过导丝的伸缩，将打折的导管逐渐退出

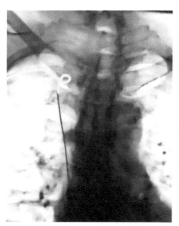

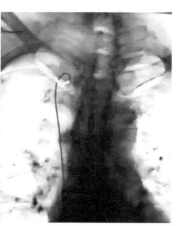

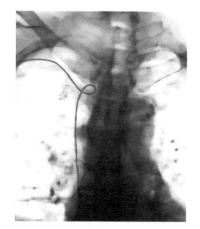

图 11-58　导管逐渐退出过程

图 11-59　导管完全退出

1) 拔管有阻力且回缩,考虑有导管打折的可能。导管异位是引起拔管困难的原因之一。由于上腔静脉压力增高、血管畸形等因素,导管常异位于腋静脉、颈内静脉、胸外侧静脉迂曲反折处,由于导管反折处静脉狭窄致拔管有阻力感。该患者拍 X 线片后确认导管在无名静脉及上腔静脉的入口处打折。

2) 其次考虑该患者有血栓形成的可能,继而引起拔管困难。有研究证明,导管放置部位在周围静脉的血栓发生率为 60%,若位于中心静脉,血栓发生率则为 21%。当导管尖端移至上腔静脉以外的静脉,由于其他血管管径较小、血流量较少,引起血流动力学缓慢,使高渗液体或化疗药物等与内膜接触的时间延长,损伤血管内壁,最终导致 PICC 导管相关性静脉血栓形成。该患者由于导管尖端异位使导管尖端位于中心静脉外而发生了血栓,血管超声也确诊为多发静脉内血栓形成。

3) 根据 X 线的显示、拔管时的影像及患者有呕吐史,考虑患者是由胸膜腔内压瞬间增高而引起的继发性导管异位,导管先异位于同侧颈内静脉,然后又翻转回落打折。中心静脉压升高所致的导管异位:胸膜腔内压突然变化,包括剧烈咳嗽、恶心、呕吐、呃逆、憋气、大哭、用力排便等导致胸腔内压急剧变化,中心静脉压力及血流也随之改变,血流的反复改变增加了可漂浮导管异位的可能。该患者是由于呕吐而导致了继发性异位。

(2) 拔管中和拔管后 DSA 影像显示血管内的固定架构一直存在,介入科医生分析患者有血栓形成,且血栓不是新鲜形成的,血管超声也确诊了血栓形成。鉴于导管相关的静脉血栓常见管理措施包括在拔除或未拔除中心血管通路装置的情况下,进行系统性的抗凝所以即给予该患者低分子肝素 4100U 抗凝治疗,最后才将导丝撤出。

【经验与体会】

(1) 每次使用前,护士应该对导管的功能进行评估;观察临床症状和体征,包括有无血液回流;中心血管通路装置是否存在冲管困难或不能冲管;异常的肩膀、胸部和背部的疼痛、水肿;主诉在导管插入同侧部位听见汩汩声或水流声;感觉异常。

(2) 继发性中心血管通路装置的位置不正确,如尖端异位,可发生在导管留置期间的任何时间,并且与胸膜腔内压突然变化(如咳嗽和呕吐)、充血性心力衰竭、颈部或手臂的运动、正压通气、高压注射或冲管等有关。

(3) 当出现拔管有阻力时,尽早借助影像学和血管超声判断拔管困难的原因,并正确处理。

(4) 本例患者拔管过程中有阻力,并有回缩现象,考虑拔管困难,同时又确诊血栓形成,需要介入科医生共同处理。这种情况下护士拔管有可能出现血栓脱落或断管,而在介入科处理则可以在 DSA 机器下可视操作,并且有专业的器材提供保障。

(5) 当 PICC 穿刺点处有结缔组织增生且引起拔管困难时,可尝试采用穿刺点局部扩张法拔管。

(6) 当 PICC 导管因纤维蛋白鞘包裹引起拔管困难时,可尝试用尿激酶溶解后拔管。

(7) 当出现拔管困难时,切忌反复和强行拔管,以免发生断管或出现血栓脱落而产生危及生命的风险。

第十一节　静脉切开连同介入手术拔管法

【病例资料】患者，女，20 岁，确诊为急性白血病 2 年余，患病期间于 2011 年在左侧上肢头静脉曾行 PICC 置管术，置入长度为 45cm，外留 5cm。2012 年 3 月 17 日由持有 PICC 资格证的护士再次行 PICC 置管（导管为 4F 三向瓣膜式单腔导管，长 60cm），于右肘横纹处头静脉穿刺，穿刺过程顺利，置入 47cm，外留 5cm，测臂围 25cm。X 线片提示导管尖端位于右侧胸后肋第 7～8 肋，即右心房入口处。之后予静脉化疗 9 个周期，进行骨髓移植，后又接受腰椎穿刺 + 鞘内注射 5 次。期间按 PICC 护理要求定期维护，患者化疗过程中通过 PICC 导管用药顺利，平时按常规 1 周维护 1 次，导管置入 13 个月，2013 年 4 月 18 日遵医嘱予以拔除 PICC 导管，当地医院专职培训护理人员尝试拔管不成功后，B 超下发现粘连，4 月 22 日转入笔者所在医院进行拔管。

【处理方法】

（1）应急处理：当护士拔除 PICC 导管困难，按常规处理仍不能顺利拔除导管时立即停止拔管动作，启动拔管困难应急预案；妥善固定好导管后进行胸片定位、置管部位血管 B 超检查，检查导管在体内有无打折、受压及血栓形成的情况。

（2）请血管外科、介入科会诊。

（3）拔管前预处理：严格无菌操作，在导管内放置无菌导丝一根，以作支撑导管之用，防止导管断裂在体内。

（4）DSA 协助拔管：DSA 直视导管的情况下进行拔管，用力拔管后，导管远端在体外延长，但体内的位置丝毫未动，考虑导管与血管粘连，再用力后，导管在体内断裂，据皮肤穿刺点 5cm 左右，使用导管抓捕器在体内进行拔管，经多次尝试，未能成功，考虑导管与血管粘连较紧，遂使用扩血管鞘在穿刺点向上进行扩张血管，将导管与血管分离，尝试后未成功（图 11-60）。

（5）血管外科协助拔管：消毒，在上臂中段部位，可触及的条索状静脉上方切开皮肤、皮下组织，找到头静脉，静脉内包裹导管，结扎头静脉上下端，小心分离导管与血管，发现粘连严重，导管破裂，从导管中取出导丝，继续分离，导管远心端断开 2cm，用血管钳夹住近心端，因导管尖端被抓捕器抓住，故需在 DSA 下松开导管尖端，松开时因导管在套管中位置较深，抓捕器松开不顺利，故松开远心端血管钳，导管顺利从股静脉中取出（图 11-61，图 11-62）。

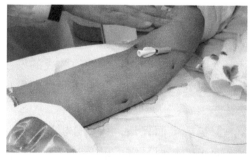

图 11-60　导管内置无菌导丝，用力拔管后导管断裂

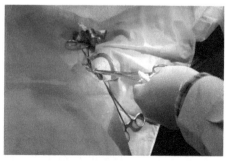

图 11-61　血管外科医生找到粘连的导管与血管，结扎、切开

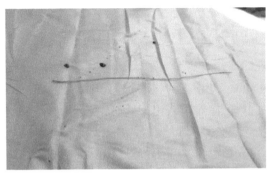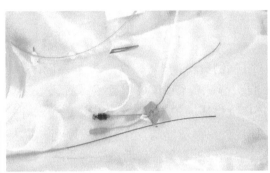

图 11-62 拔除的导管

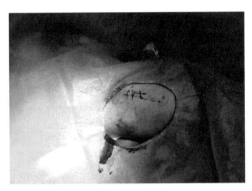

图 11-63 缝皮完成

（6）血管切开后处理：血管外科医生结扎血管、缝皮，无菌敷贴覆盖缝线处，指导患者拆线前保持干燥，勿沐浴、沾水，为术后防感染，行抗感染治疗，并观察手术切口恢复情况。患者无发热及手术切口化脓感染等症状，顺利出院（图 11-63）。

【分析】PICC 导管拔除困难的原因有血管收缩或痉挛、静脉血栓、导管异位、导管打结等，严重时可致导管破损或断裂。结合以往的经验对该例导管拔管困难进行综合分析：该患者因导管穿刺点在右肘关节处，且置入的静脉是头静脉，患者置管后不久即出现穿刺部位上段血管发硬现象，当时并未引起重视，无任何治疗静脉炎的相关处理措施，血管炎性反应持续存在。加之右上肢活动较频繁，造成导管频繁刺激皮肤，激活皮肤愈合系统，使结缔组织围绕穿刺点受刺激部位生长，包裹导管，致使导管拔除困难。

【经验与体会】

（1）利用这个病例教育所有的 PICC 置管患者，严格遵医行为，不要自行尝试超期使用导管。

（2）当遇到拔管困难时，首先分析不同个体导管不能拔除的原因，必要时开病例讨论会和进行会诊。

（3）导管的安全留置成为广大护理人员的重要目标，置管、维护人员的培训及是否有资质是我们要关注的问题。

（4）在穿刺过程中细节的关注很重要，如穿刺点的选择，穿刺血管避免选择头静脉，尽可能选用上臂的静脉置管，穿刺过程使用 B 超辅助。

（5）导管留置过程中要正规维护，维护前需全面地评估有无机械性静脉炎的发生，每次维护时轻轻松动导管，防止导管与皮肤粘连，及时处理增生的皮肤组织。早期发现并有效处理并发症能预防类似严重并发症的发生。

（6）导管拔除困难常规考虑请介入科会诊，但也要全面评估，认真分析导管拔除困难的原因，尽量减少不必要的介入手术，避免随之而来的辐射暴露，以及对患者的创伤和费用的增加。真正达到为患者提供更为安全、优质的护理服务目的。

第12章 超声引导下PICC置管评估与穿刺技巧

PICC 一般选择肘部的肘前浅静脉置管，首选贵要静脉，其次为肘正中静脉或头静脉，对于无法经肘部静脉置管的患者，颈外静脉、腋静脉及下肢的股静脉、大隐静脉、腘静脉也可作为 PICC 的置管途径。

静脉超声检查时，检查室和患者应保证足够温暖以防止外周血管的收缩而导致静脉变细，以致超声检查困难。考虑到静脉穿刺的因素，超声检查通常取仰卧位，上肢呈外展和外旋姿势，掌心向上，受检者外展角度与躯干成 60°～90°，充分暴露上肢，上肢浅静脉系统位置表浅，多位于皮下，一定要注意轻压探头，否则静脉会因为被压瘪而不能被探及。下肢取卧位（头高脚低位），有严重呼吸困难者也可取半卧位。

静脉超声观察内容包括：静脉走行变异、内膜、管腔内回声情况；静脉管腔内是否有自发性血流信号及血流充盈情况。通过压迫试验、挤压远端肢体试验和瓦氏（Valsalva）试验观察静脉有无血栓及检查静脉瓣功能等。插管前超声评估内容包括预插管静脉的内膜是否粗糙、血管壁薄厚、血管直径、血液流速、血管曲直等（图 12-1，图 12-2）。

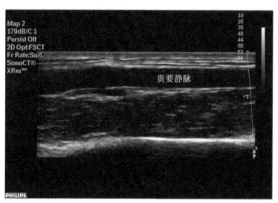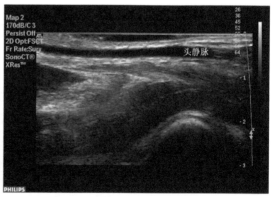

图 12-1　正常静脉，显示为无回声的静脉管腔，静脉壁光滑菲薄

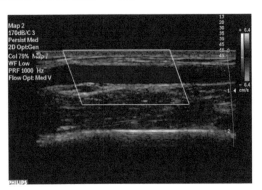

图 12-2　彩色多普勒显示静脉内血流呈低速回心血流信号，管腔内血流充盈完全

第一节　正常静脉的超声显示

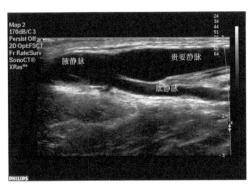

图 12-3　纵切静脉时显示的肘正中静脉与贵要静脉汇合处，下方为肱动脉

由于肘前浅静脉距离体表近，超声探查时静脉容易压闭，于上臂直接寻找各支静脉比较困难。通常于上肢外展位的腋窝处探及腋静脉后向下追踪扫查浅静脉的分支更为容易。追踪到贵要静脉后探头横切静脉向下继续扫查，至肘窝处即可发现肘正中静脉外斜走行于肘前（图12-3 所示肘正中静脉与贵要静脉汇合处，下方为肱动脉）。头静脉位于肱二头肌外侧，内径变化较大，于肘上 1cm 处较易扫查，向下可追踪至肘正中静脉汇合处。正常四肢静脉有以下四个二维超声特点：①静脉壁菲薄；②内膜平整光滑；③管腔内血流呈无回声，高分辨率超声仪器可显示流动的红细胞而呈弱回声；④可压缩性，探头加压可使管腔消失。彩色多普勒：正常四肢静脉内显示单一方向的回心血流信号且充盈整个管腔，浅表静脉或小静脉可无自发性血流，但挤压远端肢体时，管腔内可出现血流信号。当使用一定的外在压力后静脉管腔消失，血流信号也随之消失。脉冲多普勒：正常四肢静脉具有五个多普勒特征，即自发性、呼吸期相性、瓦氏反应、挤压远端肢体试验血流信号增强及单向回心血流。

【图像判断】与动脉比较，浅静脉壁菲薄，缺少动脉管壁的三层结构，在灰阶超声上甚至难以显示。探头加压后极易压扁，而动脉不易变形。彩色多普勒显示低速、单向的回心血流信号，脉冲多普勒血流的呼吸期相性变化，上肢静脉表现为吸气时流速增加，呼气时减低，由于上肢静脉距离心脏较近，并可随心脏呈现搏动性变化。瓦氏试验时（即深吸气后憋气），静脉内径明显增宽，血流信号减少、短暂消失甚至出现短暂反流。挤压远端肢体血流信号增强。具体图像如图 12-1 ～图 12-5 所示。

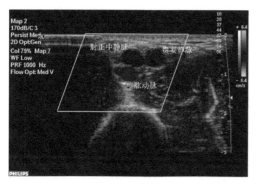

图 12-4　横切肘前浅静脉，显示两者的分叉处，彩色多普勒显示的肘前浅静脉及下方的血流方向相反的肱动脉

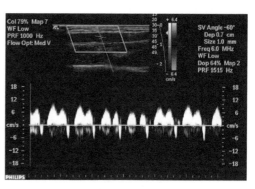

图 12-5　频谱多普勒显示的随心脏周期和呼吸运动呈现搏动性变化的静脉频谱信号

第二节　静脉血栓的超声表现

彩色多普勒超声不仅具有安全方便、无创伤、无禁忌证等特点，而且图像直观，能迅速地显示置管静脉的解剖结构，可观测到血栓前状态及静脉血栓的部位、范围、类型等血流动力学资料，不仅可为临床提供治疗依据，客观评价临床治疗效果，而且对预防 PICC 相关静脉血栓形成也具有十分重要的意义，是诊断静脉血栓的首选影像学方法。文献报道，彩色多普勒超声对上肢静脉血栓诊断的敏感性和特异性分别为 100% 和 93%，四肢静脉血栓超声的主要诊断标准：管腔不能被压瘪，管腔内充填不均质实性回声，彩色多普勒血流成像（CDFI）显示管腔内血流信号充盈缺损或消失，血流频谱失去期相性改变，瓦氏反应消失或减弱，挤压远端肢体血流增强消失或减弱等。

一、完全型静脉血栓超声表现

二维横切置管静脉血管呈类圆形，与健侧对比管径增宽、饱满，无压瘪感。纵切面管腔内充满实质低回声团块，内回声不均匀，或管腔内见细小密集点状回声，管壁毛糙。CDFI 显示管腔内无彩色血流信号，阻塞远端血流无自发性血流频谱，呈现不随呼吸变化的连续性血流频谱。

二、不完全型静脉血栓表现

不完全型静脉血栓表现为管腔内仍有部分液性区，彩色多普勒可探及狭窄或断续的血流信号，局部可探及血流频谱。形成再通时，彩色多普勒显示血栓内呈"溪流样"细束血流，以血管周边部最为明显，远端静脉内自发性血流消失，近侧段血流较对侧明显降低；完全再通者，静脉腔内基本充满血流信号，做 Valsalva 动作时可见较长时间的反向信号，静脉瓣生理功能完全丧失。

三、静脉血栓分期标准

静脉血栓分期标准：急性血栓（2 周以内）、亚急性血栓（数周后，一般指 2 周到 6 个月）

和慢性血栓（6 个月以上血栓）。

【图像判断】

（1）急性血栓：CDFI 表现为血栓形成部位血管显著增宽，但管壁规整、清晰，血栓呈均匀低回声，管腔内完全或部分性阻塞，阻塞部位以下管腔可见泥沙样流动回声，CDFI 不能探及血流或仅有部分血流显示（图 12-6 ~ 图 12-8）。

（2）亚急性血栓：CDFI 表现为血栓回声较急性阶段增强，血栓逐渐溶解和收缩，导致血栓变小且固定，静脉管径也随之变化为正常大小，血栓处静脉管腔不能被压瘪。由于血栓的再通，静脉腔内血流信号逐渐增多（图 12-9，图 12-10）。

（3）慢性血栓：CDFI 表现为管径正常或变细，管壁模糊而不规整，血栓呈中等或较高回声，有机化再通者 CDFI 可探及沿血管边缘或中心分布的彩色血流，血栓部位以下侧支循环开放，血流增快（图 12-11）。

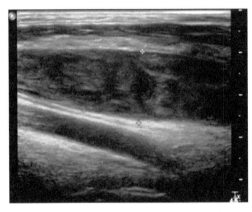

图 12-6 急性血栓完全型，表现为管径增宽，内充满较为均匀的低回声区

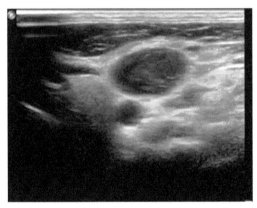

图 12-7 横切面显示急性血栓完全型，管腔完全阻塞

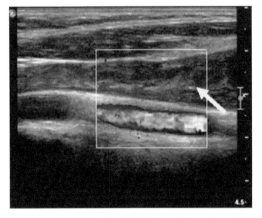

图 12-8 急性血栓完全型，彩色多普勒显示无血流信号通过，下方伴行动脉内可见血流信号

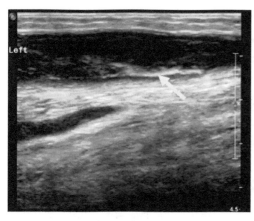

图 12-9　亚急性血栓，血栓已出现回声增强变化（箭头所示的强回声）

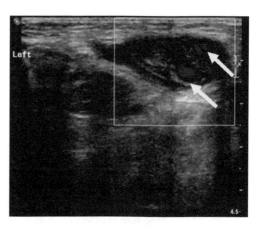

图 12-10　亚急性血栓不完全型，CDFI 显示的箭头所示处的血流信号表明管腔已部分再通

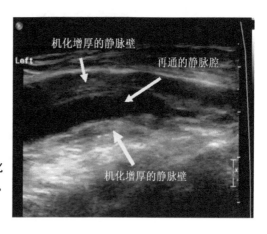

图 12-11　慢性血栓不完全型，管壁机化增厚，模糊而不规整，血栓呈中等或较高回声，静脉管腔部分再通

第三节　血栓前状态的超声表现

血栓前状态指机体在有症状的血栓形成前，已存在着有利于血栓形成的各种因素或因子异常。如果能够及早发现血栓前状态则能更好地防治血栓对患者的危害。随着超声技术的发展，特别是超声分辨率的提高，能对静脉管腔内的血栓前状态提供影像学诊断。红细胞聚集征是血栓前状态的超声特征性表现。健康人的红细胞在血液中是单个分开呈游离状存在的，这样有利于携带氧气到细胞。红细胞聚集征通俗地说就是红细胞聚集在一起，超声下静脉管腔内出现"云雾状"或"团簇状"回声（图 12-12 ～图 12-14），血红细胞聚集时，血液黏稠度增加，管腔内的血流速度缓慢，是血栓形成的重要原因之一。

血液高凝状态和深静脉血流淤滞均是形成血栓的主要原因，长期卧床制动、创伤、手术应激导致机体呈高凝状态。当出现红细胞聚集征时，红细胞处于高凝状态，说明有形成血栓的危险。当彩色多普勒超声诊断仪显示下肢深静脉管腔内血流缓慢，呈"云雾状""团簇状"回声，且随呼吸缓慢流动等现象时，此时如临床及时给予相应预防治疗，可以避免血栓前状态向血栓形成阶段进展，大幅度降低患者深静脉血栓形成的概率。

【图像判断】如图 12-12 ～图 12-14 所示。

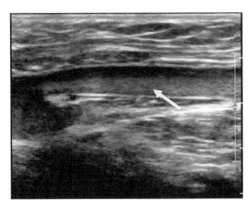

图 12-12　静脉管腔内出现的"云雾状"回声是红细胞聚集征的特征表现

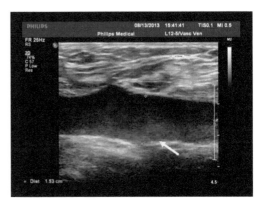

图 12-13　静脉管腔增宽，内见"云雾状"回声，血流速度减低

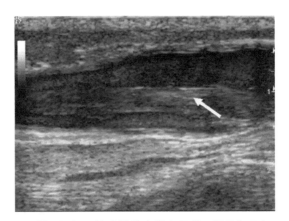

图 12-14　静脉管腔内除了见"云雾状"回声，中心部分已可见血栓形成（箭头所示的中强回声处）

第四节　PICC 置管术后的超声显示及位置判定

　　PICC 置管术后正常声像图纵切面表现为静脉管腔内平行双线长管状回声（图 12-15），导管沿静脉走行延伸，表面光滑，没有异常回声附着，横切面呈"套环"征象。CDFI 可以显示静脉管腔内血流充盈状况，导管的双线状回声有时可在彩色血流信号中浮现（图 12-16）。追踪 PICC 导管及其置管静脉可精确地监测 PICC 导管尖端位置。

　　通常 PICC 导管经外周静脉穿刺，尖端送达中心静脉，由于中心静脉血流量大，药物通过 PICC 导管到达中心静脉后迅速被稀释，从而有效地保护周围静脉，避免了对血管壁的损伤，同时也避免药物对局部组织的刺激及药物外渗引起的化学性静脉炎和组织坏死。故导管尖端应位于上腔静脉的中下 1/3，上腔静脉与右心房交汇处上方 3 ～ 4cm，下腔静脉膈肌以上部分，不能进入右心房或右心室。尖端理想位置靠近上腔静脉与右心房交界处。

　　重症监护医生多使用床旁超声，它可精确监测上腔静脉与右心房连接处导管尖端的位置。使患者处于左侧体位或仰卧位进行经胸超声心动图的定位，采用 3.5MHz 传感器探头于剑突下两腔切面纵向视图进行探查，可清晰地显示上腔静脉及下腔静脉和右心房连接，可以辨别静脉内导管存在或不存在，确保没有静脉导管异位。在患者有开腹部及胸部引流管、肥胖、水肿等因素下，可经胸在心脏不同的部位进行多种视图的查看，其中至少有一个部位的视图能诊断导管异位。在临床疗效中比较，典型的手术后重症监护患者，使用经胸超声心动图确定置入 PICC 导管的尖端位置的成功率可能远高于其他类型患者。另外经食管超声心动图也可用来指导导管的放置。

【图像判断】如图 12-15 ～图 12-18 所示。

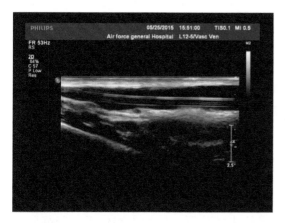

图 12-15　静脉管腔内平行双线长管状回声，表面光滑

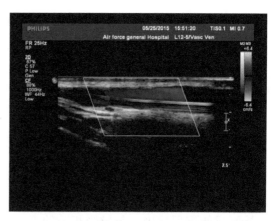

图 12-16　CDFI 可以显示静脉管腔内血流充盈状况，导管的双线状回声可在彩色血流信号中浮现

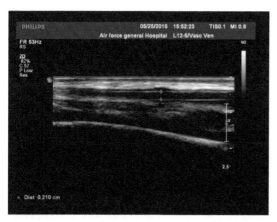

图 12-17　PICC 管腔内径清晰可见，持续追踪显示头静脉处的导管回声

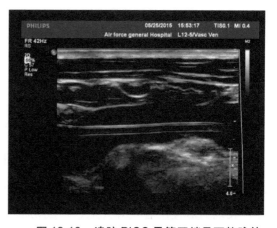

图 12-18　追踪 PICC 导管至锁骨下静脉处，此时扫查同侧颈静脉如无导管回声即可初步判定导管位于正常位置可能性大

第五节 PICC 相关静脉血栓的超声显像

一、PICC 相关静脉血栓概述

PICC 导管尖端位于上腔静脉内，为静脉管腔中的异物，PICC 也存在如感染、堵塞、脱落、血栓形成等并发症，其中导管相关性静脉血栓是较严重的并发症甚至可引发肺栓塞而危及生命。据报道，PICC 相关性深静脉血栓发生率为 4% ～ 5%，无症状性血栓发生率更难以在临床被发现，发生率为 29% ～ 72%。上肢静脉血栓会导致感染、肺栓塞及血栓后综合征，有研究表明，PICC 相关上肢静脉血栓导致肺栓塞的发生率高达 35%，与下肢静脉血栓导致肺栓塞的概率一致，所以对 PICC 相关血栓的研究显得尤为重要。

导管相关血栓指导管外壁或血管内壁血凝块的形成，纤维蛋白鞘也是导管相关血栓的一种，此类血栓不是常说的附壁血栓，而是附着于导管外壁。血栓形成后超过一半患者无明显临床症状，有症状上肢静脉血栓的典型表现一般为上肢发红、肿胀，有导管的部位或邻近部位触痛。血栓后综合征一般表现为静脉高压、上肢水肿及轻微疼痛。

血栓形成的主要因素有三个方面：①血液的高凝状态。一般常见于恶性肿瘤已发生转移的患者。②静脉壁受损或炎症。由于导管尖端位置不理想，输注强刺激的化疗药，PICC 导管较长又长期漂浮在血管中，会使血液形成涡流而产生微血栓。③血液淤滞。患者年龄大，血管硬化，血管壁弹性差，不能平卧、长期卧床致血流速度慢等因素也是 PICC 术后血栓形成的主要原因。与导管相关的因素：①导管尖端位置。导管尖端位于上腔静脉下 1/3 时，血流量大，PICC 相关上肢深静脉血栓发生率低；文献报道，若 PICC 尖端异位于腋静脉、锁骨下静脉或无名静脉，50% 患者确诊有静脉血栓。②导管直径。有研究发现，PICC 相关血栓发生率与导管直径成反比。一项回顾性研究中发现直径 3F 以下的 PICC 无静脉血栓形成，4F 发生率为 1%，5F 为 6.6%，6F 为 9.8%。③导管材质：较硬的聚氨酯 CVC 对血管的刺激也是诱发血栓形成的重要因素。

有症状的 PICC 相关血栓导致拔管的研究表明，70% 发生在置管后第 1 周，30% 发生在置管后第 2 周。PICC 相关血栓发生的时间为 13 ～ 15 天。静脉造影术是确诊静脉血栓的金标准，但作为一种侵入性操作，费用高且易造成造影剂负荷和放射损害。超声检查具有无创、安全、快捷、费用低等特点，是 PICC 相关血栓首选的诊断方法。

二、PICC 相关静脉血栓的超声表现

PICC 相关静脉血栓超声声像图表现：PICC 相关性上肢静脉血栓具有较特异的超声声像，表现为血栓附着在导管上，形成初期或溶栓过程中多与血管壁分离，PICC 相关性静脉血栓的超声声像图为静脉管腔增宽，其内 PICC 周围包绕着实质回声，完全栓塞时可充满静脉管腔，CDFI 不能显示血流；不完全栓塞时实性回声团与静脉壁分离，CDFI 显示为不规则血流迂曲通过，狭窄处呈现色彩倒错的彩色血流图像（因速度范围较低所致）。

三、静脉血栓分级

静脉血栓分为 I 级、Ⅱ 级和Ⅲ级。

血栓 I 级：置管静脉腔内可见小团块低回声和（或）导管外壁小丘形团块回声（即血栓），以孤立型为主，彩色多普勒血流成像（CDFI）显示静脉血流通畅，血管横断面狭窄小于 30%。直视下见管壁及血管内低回声，彩色血流充盈欠佳，频谱期相性变化不明显（图 12-19，图 12-20）。

血栓 Ⅱ 级：置管静脉腔内和导管周围可见血栓形成，可有多处，CDFI 显示静脉血流较通畅，血管横断面狭窄 30% ~ 50%。直视下管壁及血管内有连续低回声，彩色血流充盈部分缺损，频谱期相性变化仍不明显（图 12-21，图 12-22）。

血栓Ⅲ级：为堵塞型血栓，静脉腔内及导管周围多处血栓形成，以融合型为主，静脉腔内可见大片状以融合为主的血栓，大面积管腔被血栓充填，CDFI 仅见部分血流信号或无血流信号从狭窄通道通过，血管横断面狭窄大于 50%。直视下血管内大量低及中回声，血管内几乎不见血流充盈，血管壁不能压扁，Valsalva 运动时，多普勒频谱无任何改变，

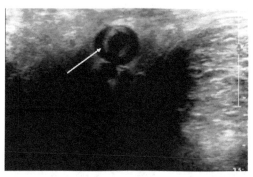

图 12-19　血栓分级 I 级：横切面显示血栓形成初期 PICC 导管周边的纤维蛋白鞘（箭头处 PICC 导管周边的强回声），周边静脉壁并未见血栓形成，血流可以正常通过

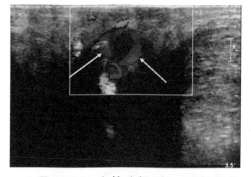

图 12-20　血栓分级 I 级：CDFI 显示周边静脉壁并未见附壁血栓形成，血流可以正常通过（箭头所示 PICC 纤维蛋白鞘周边的静脉血流）

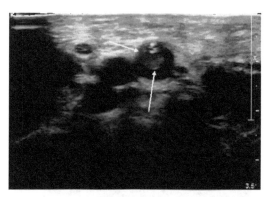

图 12-21　血栓分级 Ⅱ 级：PICC 周边的纤维蛋白鞘逐渐增大，部分形成静脉腔内的附壁血栓

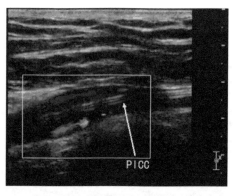

图 12-22　血栓分级 Ⅱ 级：锁骨下动脉处 PICC 导管周边低回声区域血栓，周边血流可正常通过

为持续平坦血流。浅静脉附壁血栓范围较小时，纵切面因超声伪像会造成漏诊，这时横切面连续性扫查可发现局部管腔内见小团块状实质低回声隆起（图 12-23 ～图 12-28）。

【图像判断】如图 12-19 ～图 12-28 所示。

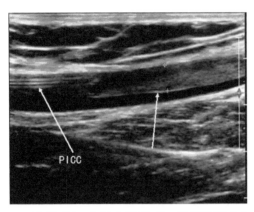

图 12-23　血栓分级 III 级：纵切面显示血栓更为清晰

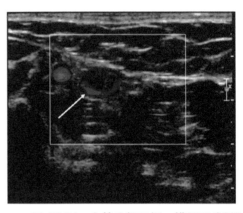

图 12-24　血栓分级 III 级：横切面 CDFI 显示静脉管腔内血流绕行

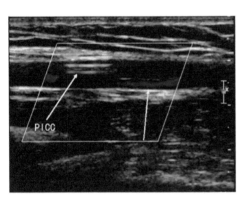

图 12-25　血栓分级 III 级：纵切面 CDFI 显示静脉管腔内血流束被压缩

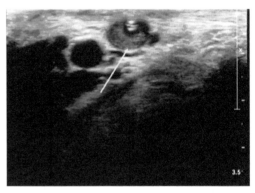

图 12-26　血栓分级 III 级：箭头所示静脉管腔已完全被血栓填充

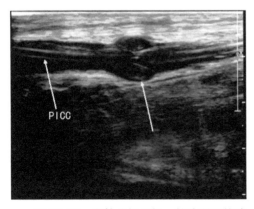

图 12-27　血栓分级 III 级：箭头所示静脉瓣区域内血栓完全填充

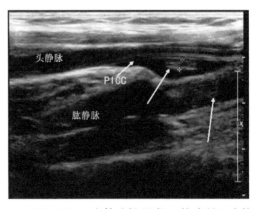

图 12-28　血栓分级 III 级：箭头所示头静脉 PICC 导管周边血栓，血栓并累及肱静脉

四、彩色多普勒超声在 PICC 相关静脉血栓中的作用

彩色多普勒超声能显示 PICC 导管尖端的位置及在血管内的走行，明确有无相关性静脉血栓形成。PICC 相关性上肢静脉血栓具有较特异的超声声像，表现为血栓附着在导管上，血栓形成初期或溶栓过程中多与血管壁分离，而单纯静脉血栓则附着在血管壁上。值得一提的是，个别患者在穿刺点附近导管壁与血管壁贴合在一起，CDFI 显示没有血流信号，进入较宽的肱静脉后血流通畅，可能与穿刺点附近导管与血管直径相似，或局部血管受刺激而引起痉挛有关，需要与完全型静脉血栓形成相鉴别。对于临床怀疑肺栓塞的患者，彩色多普勒超声还能观察心脏结构和功能间接评估肺栓塞的可能性及严重程度。由于血栓形成与置管时间的关系不明确，PICC 患者出现置管侧上肢肿胀疼痛或其他不适时应及时进行彩色多普勒超声检查以明确诊断，及时处理。发生血栓后急性期应卧床休息，适当抬高患肢以避免受压，限制剧烈活动，以免血栓脱落引起肺栓塞。测量并记录健侧、患侧臂围，比较患肢肿胀消长情况。治疗方案应结合临床根据个体制订，可分别选择静脉滴注尿激酶等溶栓药物、口服华法林或注射肝素等抗凝治疗，必要时行血栓切除术，患者全身状况差或血栓局限于外周时可临床观察。症状好转并复查彩色多普勒超声，明确血栓消融后 7～14 天拔除 PICC 导管，并采取其他给药方式。发生过血栓的患者还应定期随访彩色多普勒超声，观察有无再发血栓及血栓后综合征。总之，彩色多普勒超声能显示导管在血管中的状态，明确有无脱落或血栓形成，是检测 PICC 上肢静脉并发症发生、随访治疗效果的首选检查方式。

第六节　超声引导下的 PICC 置管技巧

一、超声直视下的穿刺方式

超声引导下的 PICC 置管技术，可以在超声直视下采取多种穿刺方式，穿刺方式可分为带引导架空刺术和不带引导架徒手式穿刺术，穿刺切面可分为纵向穿刺和横向穿刺（图 12-29～图 12-31）。相对而言，徒手穿刺术穿刺操作自由、灵活，穿刺角度可调，操作步骤少，但对操作者的穿刺技术要求较高，需要穿刺方向与超声探查切面保持一致；而带引导架穿刺方式穿刺步骤较多，穿刺角度固定，但穿刺准确，穿刺过程全程直视，操作者较易掌握。

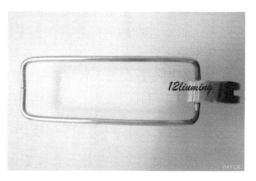

图 12-29　高频超声探头穿刺引导架，左边边框为探头固定框，右边凹槽为穿刺引导槽（正对探头侧中心），穿刺角度可自由调整

二、应用导针器的穿刺技巧

操作者根据皮下脂肪厚度选择 30°～45° 角，将少量无菌耦合剂涂于 B 超探头上并用无菌塑料套套好，用无菌橡皮筋把无菌塑料套扎紧在探头手柄上。将无菌耦合剂涂于皮

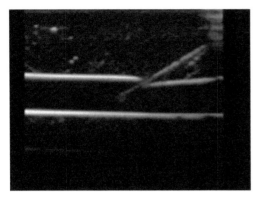

图 12-30　纵向穿刺的超声示意

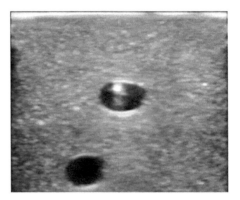

图 12-31　横向穿刺的超声示意

肤上，左手持探头垂直于皮肤进行探查，找出拟穿刺的贵要静脉，将导针器套上探头的卡槽，左手固定探头使血管影像位于屏幕的中间，右手持穿刺针插入导针器的沟槽，操作者双眼看着显示屏图像，右手施压缓慢进针进行穿刺，当在超声图像上看见靶血管横切面顶部有被外力压迫略微变形之后又恢复原状的动态画面，就是穿刺针尖刺破血管进入血管的图像，此时可见到回血从穿刺针尾部溢出，这时停止进针并保持穿刺针位置，小心地移开探头，随即降低进针角度，左手放好探头后接替右手立即扶住穿刺针，推入导丝，退出针芯，右手将血管鞘沿导丝送入血管，然后置入 PICC 导管。

三、连续法徒手横向穿刺技巧

首先选择置管静脉和穿刺点后横切静脉，移动探头使静脉位于屏幕中心，紧贴探头侧边中心边缘斜下 45°角进针，直至屏幕出现针尖强回声，斜下进针的同时连续向上平移探头，保持针尖始终显示在屏幕中央，即连续追踪穿刺针尖直至引导针尖进入置管静脉腔内（如图 12-32～图 12-34）。

四、断续法徒手横向穿刺技巧

与连续法的区别在于断续法并不连续向上平移探头，而是斜向下进针后再平移探头寻找穿刺针头，追踪到针尖后，继续进针后再平移探头寻找针尖，重复上述步骤直至引导针尖进入静脉腔内。

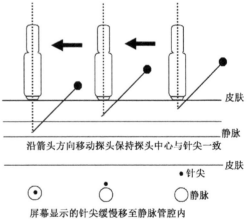

沿箭头方向移动探头保持探头中心与针尖一致

屏幕显示的针尖缓慢移至静脉管腔内

图 12-32　徒手横向穿刺正确的穿刺手法为"平移法"，平移探头使探头扫查中心始终与针尖一致，直至将针尖完全导入静脉腔内

横向法常见的引导困难在于由于不能显示穿刺过程，操作者往往不能正确判定针尖而导致穿刺失败，是穿刺中常见的错误手法（图 12-35）。

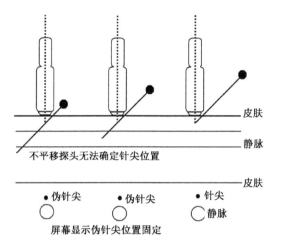

图 12-33　错误手法一：探头位置不动，仅仅穿刺针移动，屏幕上显示的为"伪针尖"，实际针尖已经丢失

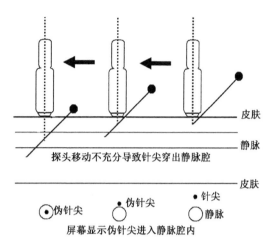

图 12-34　错误手法二：探头移动不充分，屏幕显示的为"伪针尖"，实际针尖位置已经丢失

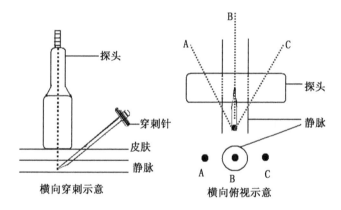

图 12-35　徒手横向穿刺时，穿刺点须位于探头横侧边中央处，沿血管轴向 B 方向穿刺，向 A 和 C 方向穿刺都是错误方向

五、纵向穿刺技巧

带引导架与不带引导架徒手纵向穿刺方法基本一致，区别在于带引导架纵向穿刺依靠引导架导槽保持穿刺方向始终与静脉保持平行，徒手则要求操作者自己保持穿刺方向与静脉一致。纵向穿刺时，探头纵切静脉长轴，显示清晰后，于探头端侧中心进针，保持探头纵轴、静脉长轴与穿刺进针方向在同一平面上，全程显示进针路线直至引导穿刺针进入静脉腔内。

纵向法可以全程监测穿刺过程，简单易行，其难点在于保持探头扫查平面、静脉长轴与穿刺方向在同一平面，初学者常常由于穿刺方向错误而穿刺失败（图 12-36）。因此采用纵向法推荐使用引导架。

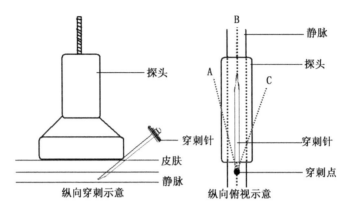

图 12-36　徒手纵向穿刺时，穿刺点须位于探头侧边中心处，严格
保持穿刺方向与探头中心在一个平面上（B方向），A和C都是错误方向

六、超声下穿刺导丝送入困难因素

1. 超声引导结合塞丁格技术对操作者要求较高，穿刺时应目视超声仪器，不应低头看穿刺部位，否则会发生穿刺偏离血管或穿刺深度过深，而导致导丝送入困难。

2. 操作者在将引导架与穿刺针分离时，穿刺针发生移位，穿刺针穿透血管壁或移出血管，从而使穿刺针前端出现错位，导致导丝送入困难。

3. 助手解开止血带时速度过快，充盈的血管迅速改变位置，导致穿刺针移出血管外。因此，穿刺成功后，分离引导架与穿刺针时先不解开止血带，保持持针的手稳定，先将导丝送入血管，再缓慢解开止血带，从而提高了一次置管的成功率。导丝送入时如全程在超声监测下进行则可极大限度地避免导丝送入困难。

第七节　超声引导下的 PICC 置管优势

彩色多普勒超声引导下 PICC 置管能确定穿刺血管，检测静脉血管内壁、直径、血流速度等指标，提高穿刺成功率、缩短穿刺时间、降低局部组织损伤发生率和 PICC 相关血栓形成等并发症。穿刺过程中使用超声技术还可以诊断和探查血管的解剖变异、血管病变和导管是否正确到达上腔静脉等。从而提高置管安全性和有效性。

常规肘下置管的"盲穿"作为基本的穿刺技术，凭借肉眼或触摸进行血管穿刺，对肥胖或局部血管条件差的患者存在耗时长、局部组织损伤大等局限性。改良型塞丁格技术能提高穿刺成功率而使患者最大限度内通过外周静脉置入 PICC 导管。置管前使用超声技术能有效帮助辨识血管从而提高穿刺和置管成功率。超声引导下结合改良型塞丁格技术的置管成功率则达 98%。众多研究均报道，使用超声技术置管可显著提高 PICC 穿刺和置管成功率，并减少穿刺点出血。彩色多普勒超声引导下行 PICC 置管的优点如下。

1. 提高了置管的成功率。对局部血管条件差的患者，传统方法置管的成功率取决于操作者的经验和血管的情况，而用超声引导则充分利用 CDFI 的实时、直观、动态、可重复检测的优点，可根据声像图及彩色血流图选择最适合的静脉。一般静脉选择右上肢（乳腺癌患者一般不选患侧手臂的静脉），选择内径粗、位置浅、走向平、直的静脉；并观察静脉是否通畅，有无分支变异、斑块、血栓及其他特殊情况。右侧贵要静脉因管径较粗，瓣膜较少，与腋静脉形成的角度较大，到达上腔静脉的距离较左侧短，且容易导入上腔静脉而作为首选穿刺血管。

2. 在允许的情况下，可使静脉穿刺点与肘关节保持一定的距离，方便患者置管后的肘关节活动。

3. 减少了局部组织受损的发生率。传统方法往往在形成血肿致送管困难后才发现穿刺失败。而在超声引导下，穿刺针可在较准确的角度下缓慢推进，若有偏离也可及时发现并纠正角度。即使造成血肿，也能及时退针，不再造成更大的损伤，重新选择下一个穿刺点。

4. 初步检查置管是否成功。送管到达预测长度，探头在穿刺侧锁骨上探测，可见锁骨下静脉及头臂静脉交汇处表现为平行高回声带的导管回声。若导管卷曲或进入颈内静脉，超声引导下可及时发现并撤出导管后重新送管。

5. 超声能对导管尖端进行较为准确的定位，与 X 线下定位达成高度一致。方法：将探头置于同侧锁骨上探测，计算回抽导丝的长度，导丝后撤至头臂静脉交汇处时其长度在左侧为 4 ~ 5cm，右侧为 3 ~ 4cm 时，可初步判定导管尖端位于上腔静脉中下 1/3 处。

第13章 腔内心电图定位技术在PICC中的应用

目前临床上确定 PICC 导管尖端位置的方法有胸片、CT 及经胸或食管超声心动图、腔内心电图等，因胸片存在滞后定位、无法实时追踪、胸片清晰度无法辨认、射线辐射等弊端；CT 费用高不能作为常规检查方法，目前国外已逐渐将腔内心电图定位技术作为常用的一种方法。腔内心电图定位技术是用电极探入近心端获取心房的 P 波，根据 II 导联 P 波波形的变化，来指导导管尖端位置的一种定位技术。1993 年，美国的 McGee 进行了全面的研究，其认为腔内心电图定位技术可以达到 FDA 导管定位的要求。大量临床研究证明，此定位技术准确率达90% 以上。2010 年，Smith 等将腔内心电图定位技术应用在 PICC 置管过程中，记录了 PICC导管尖端位于不同位置时 P 波振幅数值，结果表明，当导管尖端位于上腔静脉与右心房交界处时，P 波振幅最高，此位置为 PICC 导管尖端理想位置。国内学者冯毕龙等用 PICC 导管内的微导丝做电极，使用心电图机获取了 PICC 置管过程中导管不同位置心电图 P 波的波形变化。姚辉等依据心电图 II 导联 P 波的变化来确定导管尖端的位置，并记录置管的长度和到位率。目前认为，对于 PICC 导管尖端的定位腔内心电图是一个可以替代胸片的成熟技术。

腔内心电图定位技术具体操作方法，就是将体表心电图的肢体导联线即右上肢红色夹子的导联线与导管内支撑导丝相连接，导出腔内心电图波形，根据 II 导联 P 波波形的变化确定导管尖端的位置，当导管尖端到达上腔静脉与右心房交界处时，P 波振幅可增高、增宽达 R 波振幅 50% ~ 80% 或 P 波与 R 波齐平，表明导管位置最佳；P 波出现负正双相波或 P 波出现负相波时，表明导管已进入右心房，导管尖端位置较深，应该后撤导管，通过此种定位技术来确定 PICC 尖端理想位置。

第一节　腔内心电图定位技术判断导管尖端位置

【病例资料 1】患者，男，28 岁，身高 180cm，诊断：急性淋巴细胞白血病，为行化疗入院。置管前体表心电图示窦性心律，正常心电图，评估血管适合置入 4F PICC，测量预置入PICC 导管长度为 43cm，选择左侧肢体肘上 10cm 处贵要静脉，在超声引导下 +MST 穿刺置管，导管送到预定长度后，将导管内支撑导丝与心电图机的红色夹子金属部分相连，分别记录导管不同长度心电图 II 导联 P 波的变化，导管留置 42.5cm，P 波的波幅是 R 波的80%，固定导管，拍胸片对比导管尖端的位置，胸片结果为导管尖端在第 7 后肋水平。

【操作方法】如图 13-1 ～图 13-6 所示。

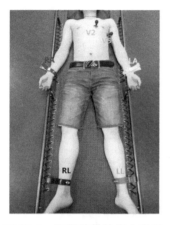

图 13-1 置管前做体表心电图

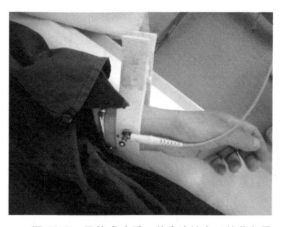

图 13-2 置管成功后，首先连接左手的黄色导联夹子

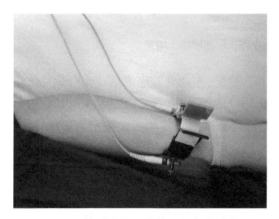

图 13-3 然后连接下肢的黑绿色导联夹子

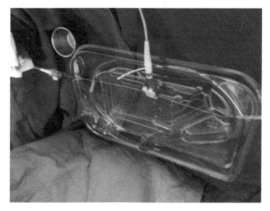

图 13-4 导管内支撑导丝与红色导联夹子相连

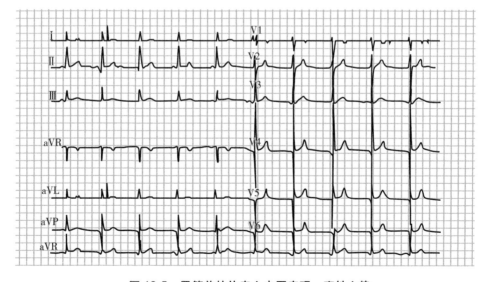

图 13-5 置管前的体表心电图表现，窦性心律

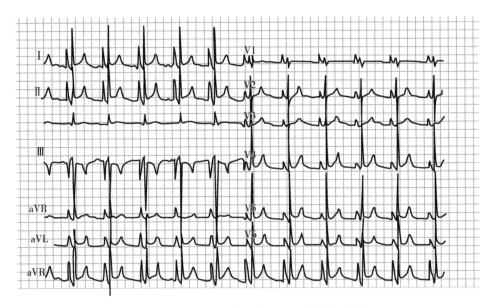

图 13-6　置管后腔内心电图，P 波增高、增宽

【病例资料 2】患者，女，67 岁，身高 160cm，诊断：左侧乳腺癌术后，为行化疗入院。置管前体表心电图示窦性心律，左心房肥大（图 13-7）。评估血管适合置入 4F PICC 导管，选择右侧肢体肘上 10cm 处贵要静脉，导管送到预定长度置管成功后，抽回血通畅，将导管内支撑导丝与心电图机的红色夹子金属部分相连，记录导管不同长度心电图 Ⅱ 导联 P 波的变化，P 波增高、增宽为双峰波，但 P 波的波幅 < 50% R 波的波幅（图 13-8），固定导管，拍胸片导管尖端在第 6 胸椎水平。

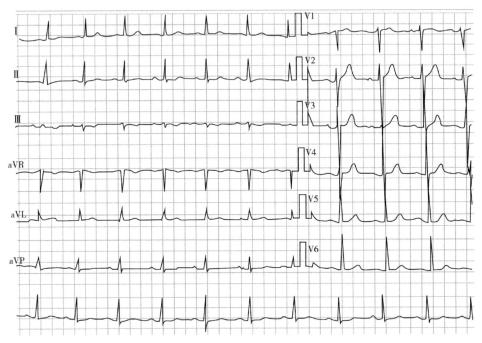

图 13-7　置管前体表心电图

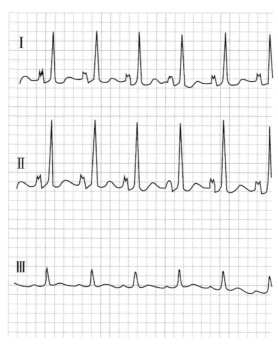

图 13-8　置管后腔内心电图

【经验与体会】

（1）置管前做体表心电图，诊断为窦性心律，正常心电图，观察肢体 Ⅱ 导联有可辨认的 P 波，且 P 波的波幅 < 0.25mV 及时间 < 0.11 秒为正常范围。

（2）连接心电图导联线时，先清洁皮肤，导联线的夹子及皮肤上涂 0.9% 氯化钠，皮肤和导联线的夹子要充分接触，以免出现干扰波使心电图谱不清楚影响判断。

（3）排除交流电的干扰：如超声仪、监护仪、呼吸机等仪器的干扰。

（4）观察 Ⅱ 导联 P 波波形的变化确定导管尖端的位置，当导管尖端到达上腔静脉与右心房交界处时，P 波振幅可增高、增宽达 R 波幅 50% ~ 80% 或 P 波与 R 波齐平，表明导管位置最佳；P 波出现负正双相波或 P 波出现负相波时，表明导管已进入右心房内。

（5）部分患者腔内心电图 Ⅱ 导联 P 波无变化，与体表心电图 P 波波幅相同，置管过程中要结合超声观察颈内静脉有无导管显影，抽回血是否畅通来判断导管是否到位；置管后拍胸片再确定导管尖端位置。

（6）如果腔内心电图 Ⅱ 导联 P 波波幅变小或出现不可读的干扰波，说明导管可能异位至非上腔静脉内。

第二节　腔内心电图定位技术纠正导管异位

金静芬总结的 PICC 导管异位后复位方法主要有三种：自动复位、重新送管、手法复位。而重新送管 + 腔内心电图定位技术可以在置管过程中及时发现和纠正导管的异位，提高导管一次到位率，减少异位后重复调整导管带来的感染、静脉炎等并发症的风险。通过以下病例，希望能给大家一点启示。

　　【病例资料 1】患者，女，25 岁，诊断：侵袭性葡萄胎。于 2014 年 6 月 28 日在超声引导下 MST 穿刺置管＋腔内心电图定位，选择前端开口可裁剪式 4F 导管，在患者左上臂肘横纹上 6cm，选择贵要静脉穿刺成功，送管顺利。测量预置管长度为 39cm，当导管送至 31cm 时，腔内心电图 Ⅱ 导联 P 波波幅与体表心电图相差无异（图 13-9，图 13-10），导管送至 36cm 时，P 波仍无变化（图 13-11）。超声探查同侧颈内静脉见导管显影（图 13-12），后退导管至 29cm 处重新送管，当导管送至 31cm 时，P 波开始抬高（图 13-13），继续送导管至 40cm 时，P 波振幅最高（图 13-14），导管送到 42cm 时，P 波波幅变为负正双相（图 13-15），退出导管打印心电图图形，分别计算导管在 37cm（图 13-16）、38cm（图 13-17）、39cm（预置管长度）（图 13-18）的 P 波的波幅与 QRS 波群主波振幅的比值，分别为 40%、62%、83%。3 个值中 62% 在 50% ～ 80%，而他对应的导管长度 38cm 即导管置入的理想长度。固定导管，拍胸片示 PICC 尖端位于纵隔右侧第 6 胸椎水平处。

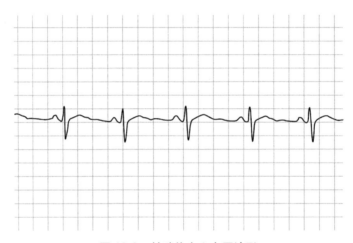

图 13-9　基础体表心电图波形

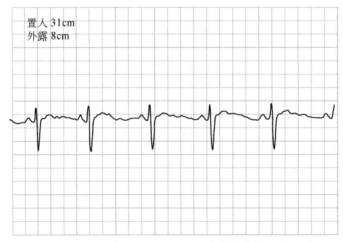

图 13-10　PICC 导管置入 31cm 时 P 波未抬高的心电图波形

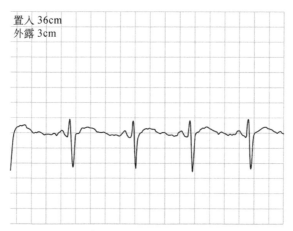

置入 36cm
外露 3cm

图 13-11 PICC 导管置入 36cm 时 P 波仍未抬高的心电图波形

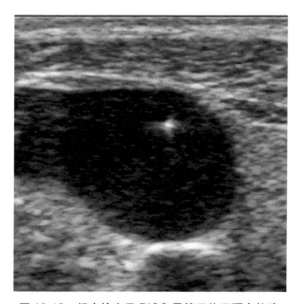

图 13-12 超声检查见 PICC 导管异位至颈内静脉

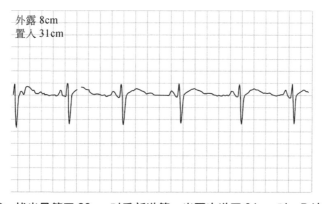

外露 8cm
置入 31cm

图 13-13 拔出导管至 29cm 时重新送管,当再次送至 31cm 时,P 波开始抬高

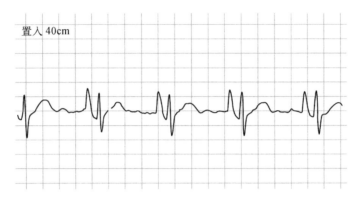

图 13-14 当置入 PICC 导管 40cm 时 P 波振幅最高

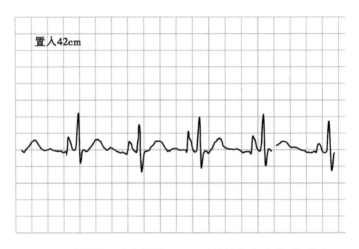

图 13-15 当置入 PICC 导管 42cm 时 P 波振幅变为"双向"

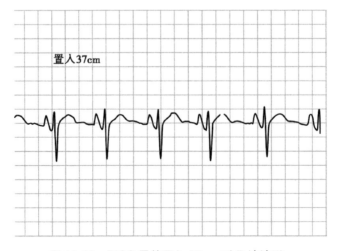

图 13-16 PICC 导管置入 37cm 时 P 波波形

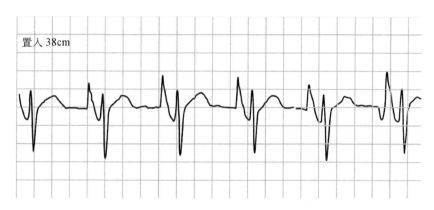

图 13-17　PICC 导管置入 38cm 时 P 波波形

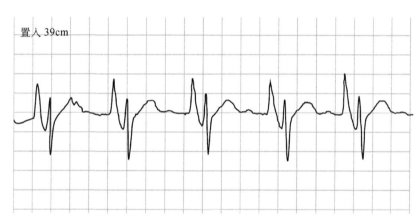

图 13-18　PICC 导管置入 39cm 时 P 波波形

【分析】

（1）在 PICC 置管中，使用腔内心电图定位技术，当导管送到上腔静脉时，监护仪 II 导联 P 波波幅未增高，可能为导管异位；应后撤导管重新送管，调整至看到 P 波抬高等特征性波形变化。

（2）当预置管长度与腔内心电图 P 波形显示的置管长度存在差异时，宜采用腔内心电图提示的置管长度为准。

（3）此技术可以在置管过程中实时监测置管长度，指导调整导管的长度，一定程度上降低异位率。

（4）在计算 P 波、QRS 波群的波幅时，应以主波为主。

（5）此技术指导下置管不需患者变化体位，提高了患者的舒适度。

（6）避免了导管异位 X 线指导调整的反复辐射危害。

【经验与体会】

（1）在 PICC 置管过程中应用腔内心电图定位技术，不但可以将导管放置在理想的位置，还可以指导异位导管的调整，较以前盲目调整，省时省力，更有针对性，一旦出现特征性 P 波，即可判断导管已送至上腔静脉。

（2）应用腔内心电图定位技术调整导管异位，导管最终异位率降低，提高了一次置管成功率，减少了 PICC 专科护士的工作量。

（3）腔内心电图定位技术能及时发现导管进入心脏，避免了导管置入过深引起的胸闷、心悸等症状的发生，保证了置管的安全。

【病例资料 2】患者，男，56 岁，身高 173cm，体重 73kg，诊断：结肠腺癌ⅢB 期术后，为行化疗入院。评估患者，术后 31 天，KPS 评分 90 分，右侧贵要静脉直径 5mm，选择双腔耐高压 5F 导管。行超声引导下 MST 穿刺 PICC 置管术，过程顺利，导管置入 39cm 后，超声探查颈内静脉、锁骨下静脉无导管显影，固定导管拍 X 线片定位，结果显示导管在上腔静脉内向上反折。运用腔内心电图定位技术调整导管，因导管内支撑导丝已污染，故采用生理盐水导引腔内心电图图形，具体做法：先在导管上按肝素帽，用 10ml 注射器抽 0.9% 氯化钠，针头扎在肝素帽上，然后推注氯化钠，让导管内充满液体，利用氯化钠导电的特性引出腔内心电图特征性的 P 波图形，当 P 波的波幅达最高时，确定导管已调整到位。

【处理方法】如图 13-19 ~ 图 13-23 所示。

【分析】患者置管时一般情况尚可，评估病情和血管后，采用超声引导下 MST 穿刺 PICC 置管术，置管过程中未使用腔内心电图定位，置管后拍胸片发现导管在上腔静脉内向上反折。虽然置管过程中用超声探查了颈部、锁骨下部位未发现导管反折，但超声也有探查不到的部位如胸骨后头臂静脉及上腔静脉。如果置管过程中超声结合腔内心电图定位导管位置，就能及时发现导管的异位。因腔内心电图可通过特征性的 P 波变化，确定导管

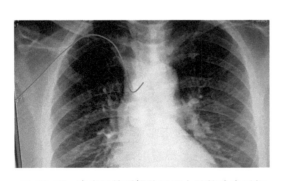

图 13-19　患者置管后摄片显示上腔静脉内反折

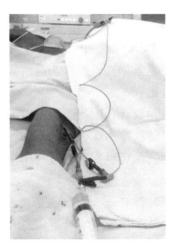

图 13-20　注射生理盐水导引心电图定位调整

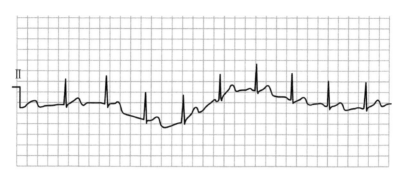

图 13-21　患者正常心电图

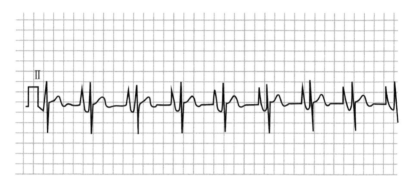

图 13-22　导管进入上腔静脉后 P 波出现高尖

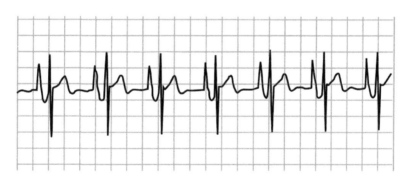

图 13-23　最终定位的心电图波形

的到位情况。如果 P 波无变化,可考虑重新送管,直至出现 P 波波幅增高即可确定导管到位。本案例在导管异位后使用腔内心电图定位技术调整,最终在置管室将导管调整到位,避免了数字胃肠机下调整导管可能带来的感染、静脉炎的风险,同时使置管者和患者免受辐射的危害。

【经验与体会】

(1)操作过程中送管宜缓慢匀速,勿过快、过急,遇阻力不能蛮力送管,以防导管反折异位。

（2）置管后，运用超声探查导管位置存在盲区，不能探查到骨骼后面的血管。

（3）运用腔内心电图定位技术调整异位的导管，可避免置管者和患者在 X 线胃肠机下调整导管遭受辐射危害。

（4）在导管内没有导丝的情况下，仍可采用注射生理盐水的方式导出腔内心电图的图形。

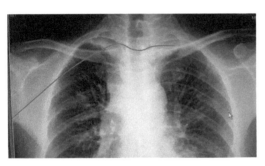

图 13-24　摄 X 线片显示 PICC 导管横穿至左锁骨上静脉

【病例资料3】患者，女，65 岁，身高 160cm，体重 47kg，诊断：鼻咽癌肺转移放疗后，因病情复发于 2015 年 4 月再次住院治疗。评估患者病情，于 10 年前曾行放疗和化疗，其中化疗多达 37 周期。住院后 CT 示纵隔淋巴结肿大，无上腔压迫综合征的症状。为行化疗，给予超声引导下 PICC 置管术。置管前，评估右侧贵要静脉，血管直径为 4mm，适合置入 4F 导管，预测导管置入长度为 37cm。穿刺顺利，送管过程稍有阻力，将导管送到预测长度后，超声探查同侧颈部和锁骨下静脉均未见异常，固定导管后拍胸片，显示导管尖端在左锁骨下静脉内（图 13-24）。

【处理方法】

（1）在导管室使用腔内心电图定位技术调整导管。

（2）患者取平卧位，头转向右侧，下颌尽量紧贴右侧肩部。

（3）右侧手臂外展 90°，后退导管 15cm，重新送管。

（4）导管接心电图机，观察 Ⅱ 导联 P 波波幅高耸，P 波平 R 波的波幅，确定导管调整到位（图 13-25 ～图 13-27）。

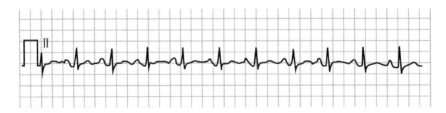

图 13-25　患者正常心电图

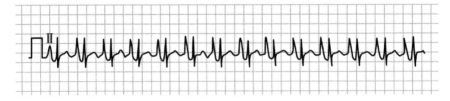

图 13-26　导管经调整后进入上腔静脉

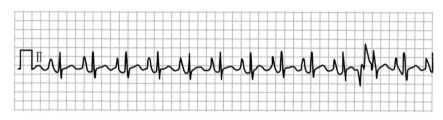

图 13-27　最后确定位置的心电图波形

【分析】患者因鼻咽癌放疗后 10 年，颈部及锁骨上区域均接受过放射线照射，周围皮肤纤维化，皮下组织僵硬，因此血管可能存在牵拉位置变异；另外，送管时患者不能灵活转动颈部，遇到阻力不能调整体位，容易导致导管异位；患者肝肺转移且纵隔淋巴结肿大，可能致胸骨后面血管受累，导管送到此处时遇到阻力，容易进入对侧锁骨下静脉。虽然置管过程中曾用超声探查颈内静脉和锁骨下静脉，有时无法探测到对侧锁骨下静脉远心端。

【经验与体会】

（1）有放射治疗史并纵隔淋巴结肿大患者，PICC 置管时导管尖端容易发生异位。

（2）PICC 导管走向的血管部位有放射治疗史的患者，送管时宜缓慢匀速，勿过快、过急，否则导管易出现反折或异位。

（3）置管后，运用超声探查导管是否异位仍存在盲区。

（4）运用腔内心电图定位准确、简单易行，同时减少患者及置管者受到 X 线辐射的危害。

第三节　腔内心电图定位技术在危重症患者 PICC 置管中的应用

PICC 在临床应用越来越广泛，尤其在危重症患者的治疗和抢救中发挥着巨大的作用。危重症患者病情复杂，身上的管路多，常因医疗限制而无法移动或移动困难，PICC 置管后无法拍立位胸片，常规行床旁卧位胸片，因种种原因如显影不清楚阅片困难、患者体位问题，无法准确判断导管位置。给临床导管到位带来了很多的困扰。近年来，腔内心电图定位技术在临床的成熟应用，很好地解决了危重症患者置管后定位的问题。

【病例资料 1】患者，男，92 岁，诊断：①慢性阻塞性肺疾病急性加重并重症肺炎、阻塞性肺不张、双侧胸腔积液；②左侧股骨头置换术后；③贫血；④重度骨质疏松；⑤冠心病，频发房性期前收缩、短阵房性心动过速；⑥老年退行性心瓣膜病；⑦电解质紊乱；⑧低蛋白血症；⑨帕金森综合征；⑩右腹股沟疝。患者因"外伤致左髋部疼痛、畸形、活动受限 10 多天"于 2014 年 12 月 3 日入院治疗。1 月 3 日痰培养示广泛耐药鲍曼不动杆菌阳性（对头孢哌酮舒巴坦敏感）。需 PN 及定点抗生素（1 次/6 小时）治疗，考虑需选择中心静脉通路。于 2015 年 1 月 5 日采用超声引导下 MST 穿刺 PICC 置管术，测量预置管长度为 38cm，臂围 27.5cm，选择前端开口可裁剪式 4F 导管，在左上臂选择贵要静脉，

MST 穿刺成功,送管顺利,置入导管长度为 38cm,外露导管为 2cm,行腔内心电图定位。

【处理方法】

(1) 物品准备:超声引导下 MST 穿刺 PICC 置管术用物品的基础上加心电监护仪 1 台,电极片若干,75% 乙醇棉片。该患者因病情需要正在使用监护仪监测着生命体征。

(2) 置管前,从监护仪上留取基础模拟心电图波形变化图谱(图 13-28):调节监护仪上心电导联为 II 导联心电图波形,选择电极放置的部位,清洁局部皮肤,取 3 个电极片分别贴于左、右锁骨中点和左侧胸大肌,将 LA、RA 和 LL 导联鳄鱼夹夹在相应的电极片上,模拟标准肢体导联。待心电波形显示清晰无干扰波、振幅适中、基线平稳时,留取照片或打印模拟心电图波形,以对比腔内心电图波形的变化。明确患者为窦性心律,有正常的 P 波。

(3) 修剪导管:按预测置管长度再加 2cm 修剪导管,该患者为 40cm。

(4) 当导管送至 32cm 时,撤出微插管鞘。

(5) 使用 75% 乙醇棉球消毒塞丁格导引导丝(图 13-29)。

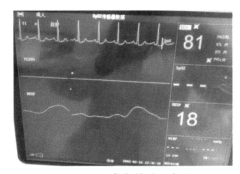

图 13-28　患者基础心电图

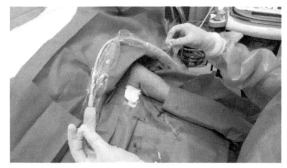

图 13-29　使用 75% 乙醇棉球擦拭消毒塞丁格导引导丝

(6) 操作者连接塞丁格导引导丝:操作者将消毒后的塞丁格导引导丝较柔软的一端连接在导管内的导丝上,以无菌操作方法递给助手(图 13-30)。

(7) 助手将塞定格导引导丝与 RA 导联线相连:助手取下右锁骨中点的 RA 导联线和电极片,将塞丁格的另一端与 RA 导联线的金属部分相连牢固,确保能导引出清晰可辨的心电图图形,此时心电监护仪上显示即腔内心电图波形(图 13-31)。

(8) 缓慢送导管,观察监护仪上的 P 波振幅的变化,置入导管 33cm 时,P 波波幅开始增高(图 13-32)。

当导管置入 38cm 时,P 波振幅最高;导管置入 39cm 时,P 波振幅变为负正双相时模拟心电图波形变化如图 13-33 ~ 图 13-35 所示,并记录下相应的置管长度。当显示 P 波振幅为负正双相时,后撤导管至 38cm 处,穿刺者和助手同时计算 P 波振幅和 QRS 波群振幅的比值,此时判断导管的位置在 50% ~ 80%(图 13-36)。导管置入 38cm 为最佳置管长度即实际置管长度。

最后,仍给予常规胸片定位导管尖端位置,结果显示 PICC 导管尖端位于第 5 胸椎水平。

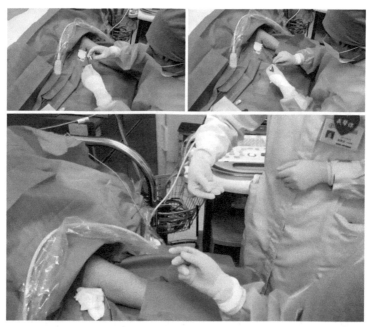

图 13-30　将塞丁格导丝较柔软的一端打结于导管的内导丝上，并以无菌手法递给助手

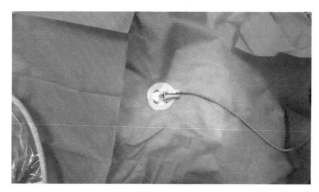

图 13-31　塞丁格导引导丝的另一端打结于电极片上中间的金属突起

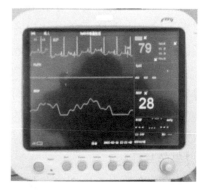

图 13-32　置入导管 33cm 时 P 波开始抬高

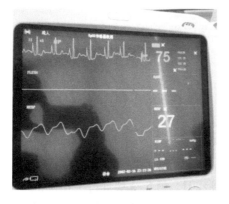

图 13-33　心电监护显示 P 波开始抬高

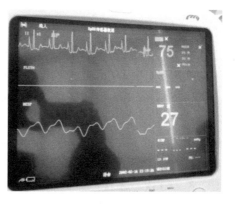

图 13-34　心电监护显示 P 波振幅最高

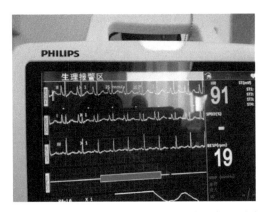

图 13-35　心电监护显示 P 波振幅变为"双向"

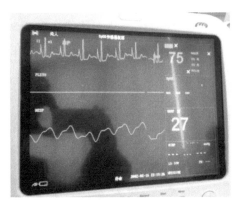

图 13-36　心电监护显示 P 波振幅为 QRS 波群振幅高度的 50% ~ 80%

【分析】腔内心电图定位技术在危重症患者 PICC 置管中的应用优势如下：①简单易行，静脉治疗护士可单独操作，只需心电监护仪即可定位操作，往往患者已使用监护仪监测生命体征；②与 DSA 定位方法一样，可以在置管过程中实时监测，随时调整导管位置，使置管和定位一次性完成，降低异位的发生率；③置管时不需要患者体位的配合，提高了患者的舒适度，减少气管导管等管路滑脱的不良事件的发生；④到位及时，置管后能马上使用导管输液，保证了危重症患者用药的及时性；⑤与床旁胸片费用相比，成本较低，节约了医疗资源，降低了患者就医成本；⑥已有大量国内外文献证实，腔内心电图定位出现特征性的 P 波变化时，可不必行胸片定位，即可确认导管尖端已进入上腔静脉内，还可指导导管放入理想位置。不仅避免了 X 线对患者、医务人员等人员的辐射损害，而且避免了胸片显影不清楚无法确定导管的准确位置，影响临床使用；⑦此技术的临床应用减轻了 PICC 专科护士、影像科医生和技师的工作量。

【经验与体会】

（1）尽管腔内心电图定位技术有诸多优势，国外已逐步取代 X 线胸片定位；因该技术缺乏多中心的临床研究有效证据的数据、临床护士心电图基础知识薄弱等原因，临床还未广泛使用，我国也未把此项技术写入静脉治疗规范中。需大量临床研究进一步验证此方法在我国的可行性。

（2）目前研究发现只有窦性心律、正常心电图的患者才能使用此技术定位 PICC 导管尖端的位置。P 波不正常的患者还没有使用此方法的证据。

（3）应使用有打印模块的监护仪定位 PICC 导管尖端位置，以便留取详实的临床资料和数据，为今后的临床研究提供数据；最好使用便携式的心电图机或心电监护仪，以便携带和转移，利于床旁 PICC 置管操作定位使用。

【病例资料 2】患者，女，60 岁，身高 160cm，体重 50kg，诊断：卵巢腺癌术后化疗后多发转移Ⅵ期，KPS 评分 80 分，评估患者病情，自 2002 年 1 月发病以来已化疗 36 个周期，PICC 置管 3 次，本次患者因胸闷、气喘于 2015 年 5 月 8 日再次住院治疗。患者有胸腔积液、心包积液，持续氧气吸入，因不能平卧，遂采取坐位置管。考虑患者体位为坐

位,影响预置入导管测量的准确性。故采用超声引导下MST穿刺＋腔内心电图定位置管术,
选择右侧上臂肱静脉(评估血管直径约为 3mm)穿刺置入 PICC 导管,过程顺利。

【处理方法】如图 13-37 ～图 13-43 所示。

【分析】当遇到病情危重又有多次置管史的疑难病例时,首先,要全面评估患者的病情、
治疗史、置管史等情况,确定本次置管可能遇到的重点、难点问题,制订出可行的置管方

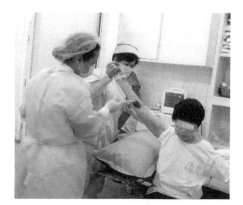

图 13-37　患者不能平卧,氧气吸入,消毒准备

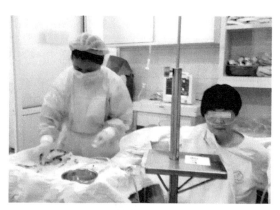

图 13-38　置管前准备,上心电监护

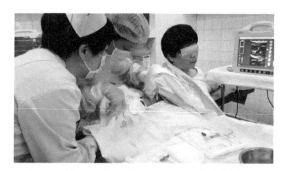

图 13-39　超声引导下置入,一针穿刺成功

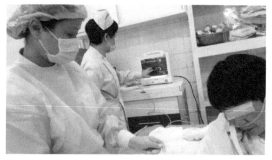

图 13-40　接心电监护,导出高尖 P 波,确
定导管已到位

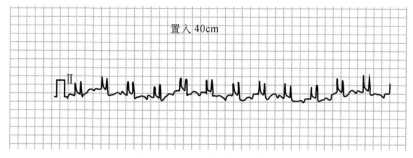

图 13-41　心电图高尖 P 波

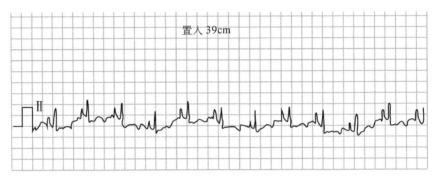

置入 39cm

II

图 13-42 回调至理想位置

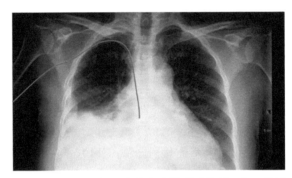

图 13-43 为证实本次置管成功位置理想，再次
胸片确定，导管走向正常，位于上腔静脉

式，即保证置管顺利又不加重患者的病情的最佳方案。该患者因胸闷、气喘不能平卧，且
需持续吸氧治疗，如果采用常规卧位置管，会加重患者的呼吸困难症状；因患者胸腔积液、
心包积液、腹腔少量积液等情况，置入导管的长度无法准确测量，同时对 PICC 导管能否
顺利进入上腔静脉内无法预估。一旦导管异位，调整难度较大；因患者不能长时间保持一
个体位，多次变换体位最大无菌屏障将被破坏，势必增加置管后感染的概率。

【经验与体会】

（1）使用腔内心电图定位 PICC 导管尖端位置操作简单，对于心电图已出现特征性 P
波的患者，可不必行 X 线胸片，即可确认导管已进入上腔静脉内。

（2）当遇到不能平卧患者置管时，该方法定位效果显著。

（3）危重症患者置管时，一定做好全面评估，不仅掌握患者的病情还要详细了解患者
的置管史、化疗史，确定切实可行的置管方案，确保置管患者的安全性，尽量使置管操作
一次成功。

（4）使用超声引导下 MST 穿刺联合腔内心电图定位置管，对于有多次置管史的危重
症患者可明显提高置管的成功率和导管尖端的准确性。

第四节　腔内心电图定位技术在孕妇 PICC 置管中的应用

【病例资料】患者，女，33 岁，诊断：①低钙血症、低钾血症、低蛋白血症待查；

②甲状腺功能减退症；③呼吸道感染；④肝功能不全；⑤左锁骨区占位待查；⑥ G2P0 孕 28^{+3} 周，宫内妊娠；⑦先兆流产；⑧羊水偏多；⑨干燥性皮炎；⑩阑尾炎切除术后。14 年前患者在厦门大学附属第一医院诊断为特发性低蛋白血症，经补充白蛋白治疗症状无明显改善。后多次复查白蛋白，均波动在 2g/L 左右，后服用中药调理（具体不详）。2 年前发现左颈部肿物，在左侧锁骨上窝扪及一个 1cm×2cm 肿物，质实；另可扪及一个 3cm×4cm 肿物，质软，表面光滑，余浅表淋巴结未触及。超声检查提示左侧颈部多发含液性病变——性质待定（淋巴管囊肿）？左侧颈部多发实性病变——肿大淋巴结？1 年前就诊于中国人民解放军第一七四医院，MRI 提示左侧锁骨上窝淋巴结肿大，未予特殊处理。3 个月前因腹痛就诊于中国人民解放军第一七四医院，诊断为急性阑尾炎，手术治疗，术后出现低钙血症，血钙波动于 1.58～1.70mmol/L，予补钙处理，血钙仍低。1 个月前因反复腹泻 5 个月，四肢抽搐 2 个月就诊于厦门大学附属第一医院，诊断慢性腹泻；低蛋白血症；低钙血症（伴抽搐）；低钾型周期性瘫痪；亚临床甲状腺功能减退症；肝功能不全。予纠正电解质紊乱，症状好转后出院。2014 年 11 月 5 日再次住院，当日急查生化全项：钙 0.92mmol/L，钾 3.21mmol/L，氯 116.20mmol/L，镁 0.38mmol/L，尿酸 87mmol/L，予补钾补钙治疗，白蛋白 13.3g/L，血压为 80/54mmHg，外周血管条件差，因需钙剂持续微量泵入，给予留置针留置，患者自感疼痛难忍，穿刺处肿胀，考虑为静脉炎，拔除留置针。于 2014 年 11 月 11 日轮椅护送至置管室行 PICC 置管术。评估患者面色苍白，倦怠，体型消瘦，腹部稍膨隆，因拟 PICC 置管后顺便行腹部彩超检查，前一天晚上开始禁食，加之患者夜间腹泻多次，患者机体处于脱水状态。患者手背及前臂轻度水肿，上臂无水肿，但皮肤干燥、弹性差，皮温较低。测量臂围 17.5cm，在手臂上扎止血带后，发现右上臂头静脉充盈良好，选择前段开口可裁剪式 4F 导管，测量预置管长度为 39cm，拟行 PICC 常规置管加腔内心电图定位，选择右上臂头静脉，采用 MST 穿刺一次成功，送管顺利，置入导管长度为 39cm，外露导管为 2cm，抽回血良好。在拟行腔内心电图定位时患者突然出现头晕、出虚汗，呼吸增快，心电监护仪示窦性心动过速，末梢血糖示 4.9mmol/L，血压 100/60mmHg，立即给予吸氧，5% 葡萄糖氯化钠 250ml 经 PICC 通路输注，立即停止定位，超声探查颈部确认未异位到颈内静脉内（图 13-44），固定导管，护送患者回住院科

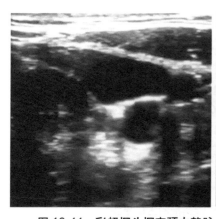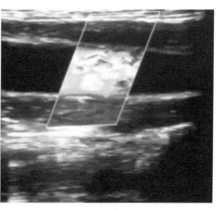

图 13-44　彩超探头探查颈内静脉，确认 PICC 导管无异位至颈内静脉

室继续治疗。嘱病区护士密切观察置管侧颈部、胸部、手臂是否有水肿情况。如有异常，及时联系会诊。

【处理方法】次日，PICC 专科护士至孕妇床旁行腔内心电图定位，确定导管尖端位置。具体处理方法如图 13-45 ～图 13-53 所示。

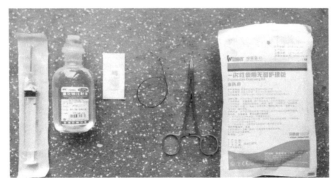

图 13-45　物品准备：10ml 注射器 1 支、生理盐水 1 瓶、肝素帽 1 个、塞丁格导引导丝 1 条、止血钳 1 支、换药包 1 个

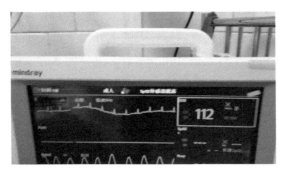

图 13-46　调心电监护仪（患者已在使用）上的心电图为 II 导联，拍照留取基础模拟心电图波形

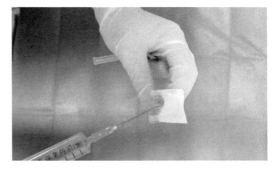

图 13-47　在遵循无菌技术操作原则的基础上，10ml 注射器抽取 10ml 生理盐水，将肝素帽排气备用

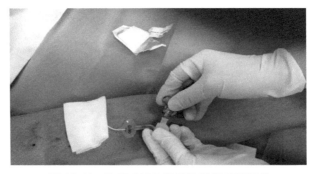

图 13-48　取下 PICC 导管连接的正压接头

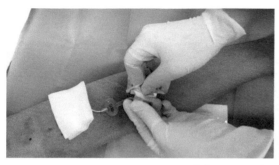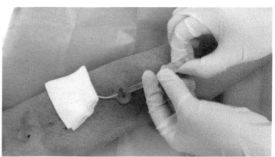

图 13-49　消毒 PICC 导管开口处，接上已排气的肝素帽

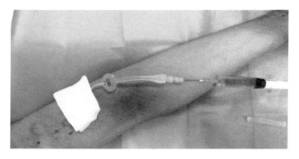

图 13-50　将 10ml 生理盐水注射器针头部分扎入
肝素帽，露出部分针梗

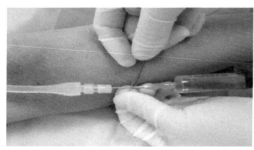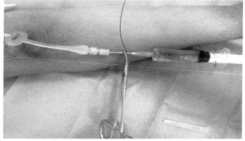

图 13-51　将塞丁格导引导丝较柔软一端打结于针梗上，并用止血钳钳住

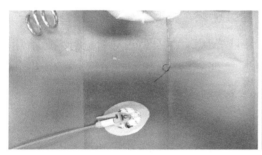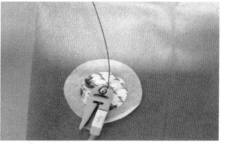

图 13-52　助手取下患者身上的 RA 导联鳄鱼夹及电极片，分开两者，将塞丁格导引导
丝另一端打结，套于电极片上中间的金属突起，重新将 RA 导联鳄鱼夹夹在电极片上

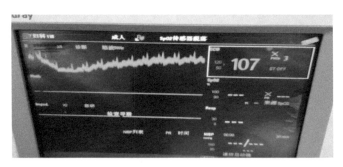

图 13-53　开始冲洗导管：心电监护仪上即显示 P 波高尖，P 波振幅占 QRS 波群振幅的 50% ～ 80%。证明 PICC 导管尖端在上腔静脉中下段

患者使用这条导管顺利完成了所有的治疗，遵医嘱拔除导管，于 2014 年 11 月 25 日出院。

【分析】

（1）病情复杂的危重症患者，如果血管条件允许，可首选超声引导下 PICC 置管术，一是能迅速建立静脉输液通道，满足治疗需求；二是减少 PICC 置管时间，为患者使用中心静脉通路，赢得抢救时间。

（2）为危重症患者 PICC 置管时，应密切观察患者的病情变化，以患者安全为第一要素。

（3）为孕妇这一特殊人群行 PICC 置管术时，应首选腔内心电图定位技术确定 PICC 导管尖端位置。

（4）使用止血钳是为了保证导丝与针梗具有良好的导电性。

【经验与体会】

（1）PICC 多用于肿瘤科的患者，但孕妇患者因外周血管条件差、无法满足治疗也需要置入 PICC 导管。PICC 导管尖端定位常规采用胸片，因辐射危害孕妇不能行 X 线检查，故 PICC 置管后的定位问题难于解决。腔内心电图定位技术是将导管内的导丝与心电图的导联线相连，导出心房的特征性 P 波指导导管尖端的位置，国内外临床大量研究证实其无辐射危害、定位及时准确，故可以用于孕妇 PICC 置管后的定位。

（2）PICC 专科护士应密切关注国内外静脉治疗的新进展，用新技术解决临床的难题。

（3）通过腔内心电图定位技术实时监测导管位置，一定程度上避免了导管异位带来的风险。PICC 置管护士及时完成导管的定位，可以使患者尽早使用导管进行静脉治疗。

（4）腔内心电图定位技术可以替代肿瘤患者每次化疗前的胸片定位，减少患者不必要的辐射损害。

（5）一些如心电图基线粗不易辨认、交流电干扰等问题，需临床进一步探索解决。

第五节　腔内心电图定位技术的最新进展

2017 年我国自主研发的"心电导联多普勒彩色超声一体机"，可以通过多普勒测血流,更好地评估置管血管,在超声引导下穿刺置管,同时还可以利用心电导联定位导管尖端位置。这种专为 PICC 穿刺、置管、定位设计的一体化专用机,临床携带方便、节约时间,可以实现全程引导、实时追踪、准确定位,填补了国内外空白,处于国际领先水平(图13-54 ~图 13-58)。

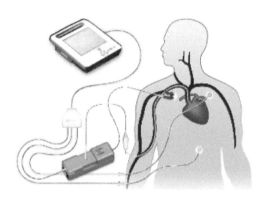

图 13-54 腔内心电图定位和多普勒彩色超声一体机示意图

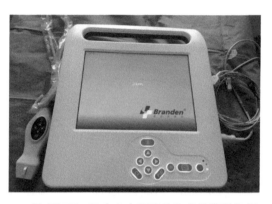

图 13-55 腔内心电图定位和多普勒彩色超声一体机实物

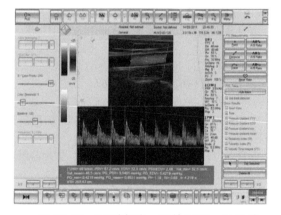

图 13-56 可测血流,评估血管,正确选择穿刺部位

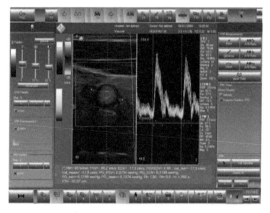

图 13-57 PICC 穿刺、置管、定位一体化,全程导航,操作简单、方便

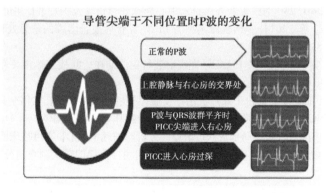

图 13-58 腔内心电图准确定位导管尖端位置

主要参考文献

安素才，2009. 心脏介入术后并发血管迷走神经反射的护理 [J]. 中国医指南，7(1):126-127.

白玲，王敏，2009. PICC 导管异位 1 例的经验教训 [J]. 中国现代医生，47(34):108.

白璐华，韦显梅，2013. PICC 导管异位的原因分析及护理对策 [J]. 中国临床护理，5(3):198-200.

蔡文智，李亚洁，2005. 控制中心静脉导管感染的进展 [J]. 国外医学：护理分册，24(12):731-732.

陈贵花，梁明娟，李燕，等，2006. 护理干预对外周置入中心静脉导管置管术后术肢局部皮肤过敏疗效的探讨 [J]. 实用医技杂志，13(19):3366-3368.

陈桂英，王惠琴，赵锐祎，2011. 经外周静脉穿刺置入中心静脉导管头端定位方法的研究进展 [J]. 中华护理杂志，46(10):1037-1039.

陈海红，蔡静丹，汪思思，2010. PICC 置管送管困难的原因分析及对策 [J]. 护理学报，17(24):51-53.

陈红，杨碧珍，陈静，等，2012. Site-Rite 5 超声引导下改良赛丁格技术 PICC 置管的临床应用 [J]. 中国医药指南，10(26):311-312.

陈锦，仲莉，2002. PICC 置管导管回折腋静脉 1 例 [J]. 创伤外科杂志，4(S1):42.

陈菊梅，邹正升，2008. 重视乙型肝炎肝衰竭的预防和控制 [J]. 传染病信息，21(2):65-67.

陈萍，吴启樱，吴桂梅，2009. PICC 拔管困难的原因分析及对策 [J]. 护理学报，16(10A):71-72.

陈星玲，雷山川，李良兰，2008. 1 例 PICC 致局限性湿疹伴自身敏感性皮炎病人的护理. 护理研究，22(8):2156-2157.

陈雪峰，张美英，吴红娟，2010. 经外周置入中心静脉导管 5 例移位的原因分析及对策 [J]. 护理与康复，9(7):610-611.

陈永强，2009. 导管相关性血流感染与中心静脉导管集束干预策略 [J]. 中华护理杂志，44(10):889-891.

谌永毅，刘翔宇，李娟，等，2012. 1490 例肿瘤化疗患者留置 PICC 主要并发症发生的原因分析 [J]. 中国现代医学杂志，22(36):93-97.

崔燕萍，于丽莎，2011. 现代传染病护理学 [M]. 北京：人民军医出版社:564.

崔昱，陆欣欣，王荣，2001. 280 例患者经外周置入中心静脉导管置管及护理 [J]. 实用护理杂志，5(1):36.

代艳敏，李景庆，白洁，等，2014. 一例乳腺癌患者 PICC 置管后拔管困难的紧急处理 [J]. 中国保健营养（上旬刊），24(2):829-830.

戴文俊，薛幼华，王秀英，等，2008. PICC 导管残留液与化疗输注后寒战发热相关性观察 [J]. 中华护理杂志，43(11):1005-1006.

邓会云，饶宝玉，2006. 磺胺嘧啶银粉干燥疗法治疗皮肤擦伤的疗效观察 [J]. 实用全科医学，4(4):464.

邓莹，钟筱兰，2012. PICC 置管的风险分析与护理研究进展 [J]. 国际护理学杂志，31(6):961-962.

丁晔，俞小娟，2010. 肿瘤患者 PICC 局部皮肤过敏原因分析与护理干预 [J]. 实用临床医药杂志，14(16):3-4

董惠娟，商丽艳，徐晓婉，等，2014. PICC 置管患者携管期间自我管理现状调查与分析 [J]. 齐鲁护理杂志，19(20):65-66.

杜国琴，2006. 透明敷贴所致皮肤问题的护理 [J]. 中国实用护理杂志，22(10):35

杜华，2005. 湿热敷预防 PICC 致机械性静脉炎的效果观察 [J]. 中国实用护理杂志，21(23):7-8.

段蓓蓓，2005. 青敷膏外敷预防 PICC 机械性静脉炎的疗效观察 [J]. 实用临床医药杂志，9(10):45-46.

段培蓓，梅思娟，张园园，2008. 金黄散外敷对 PICC 所致机械性静脉炎的预防和治疗效果观察 [J]. 护理学报，15(4):71-73.

方云，杨英，彭娟，2010. 血液肿瘤患者 PICC 置管术后出血与血小板计数相关性研究 [J]. 护理学杂志，25(19):25.

冯毕龙，姚述远，周素军，等，2010. PICC 置管过程中腔内心电图的变化及其对置管操作的指导作用 [J]. 中华护理杂志，45(1):26.

冯丽娟，韩学惠，童瑾，等，2013. 永存左上腔静脉患者 PICC 置管的护理 [J]. 护理学杂志，28(7):13-14.

符美芳，2009. 食盐热敷治疗 PICC 置管后机械性静脉炎 [J]. 护理学杂志，24(3):51.

付春华，于莹，赵淑燕，2006. PICC 管的临床应用和护理进展 [J]. 现代护理，12:606.

高凤久，金鑫，刘蕾，2011. 经外周静脉插入的中心静脉导管所致机械性静脉炎的护理 [J]. 沈阳医学院学报，13(3):173-174.

高锦华，章慧燕，赵晓燕，等，2013. 不同更换敷料方法预防新生儿 PICC 导管移位和脱出 [J]. 当代医学，19(36):110-111.

高青，钱火红，2013. PICC 置管长度测量方法的改进 [J]. 护理学杂志，(28)14:11-12.

高勇，杨秀芳，彭南海，2012. PICC 置管致血栓与微血栓形成的危险因素及预防 [J]. 中华现代护理杂志，18(7):762-765.

郭海珍，廖招琴，2008. PICC 化疗患者静脉炎的影响因素分析 [J]. 护理学报，15(10):70-71.

郭丽娟，2010. 超声在 PICC 血管选择中应用研究 [J]. 护理研究，24(11C):3048-3049.

郭伟，许永乐，贾鑫，2010. 规范静脉血栓栓塞性疾病的抗栓治疗——第 8 版美国胸科医师学会抗栓治疗指南解读 [J]. 中国实用外科杂志，30(12):1031-1032.

郭亚娟，王丽，任少林，等，2003. 预防 PICC 置管并发症的护理方法 [J]. 实用护理杂志，19:5-6.

韩毛毛，沈建美，丁香，2009. 80 例老年患者行外周中心静脉置管术的护理 [J]. 中华护理杂志，11(11):1042-1043.

何华，刘利，张敏，等，2012. 湿热敷在预防 PICC 拔管困难中的作用 [J]. 护理研究，26(12A):3228.

侯彩妍，徐丽丽，徐婷婷，2012. 造血干细胞移植患者中心静脉置管感染因素的分析与预防对策 [J]. 中华医院感染学杂志，22(19):4215-4217.

胡德英，田莳，2008. 血管外科护理学 [M]. 北京：中国协和医科大学出版社:380-390.

胡红惠，2010. 导致 PICC 患者 CPI 的相关因素分析及护理对策 [J]. 中国现代医生，48(30):68-70.

胡辉军，陈娇霞，苏赟，等，2014. 动态数字化平板胃肠机在 PICC 导管异位中的应用价值 [J]. 现代医药卫生，30(14):2111-2112.

胡君娥，龚兵，严妍，等，2011. 32 例上肢静脉障碍致 PICC 置管困难患者改行中心静脉置管的做法 [J]. 中华护理杂志，46(11):1124-1125.

胡君娥，吕万丽，陈道菊，等，2007. PICC 置管后并发症的原因分析及处理对策 [J]. 护士进修杂志，22(6):554-555.

胡君娥，周志芳，2009. PICC 导管头端异位入颈内静脉正位方法的改进 [J]. 护理学杂志，24(17):17-35.

胡君莉，魏秀秀，2011. PICC 致静脉炎的预防 [J]. 实用医药杂志，28(7):598.

黄爱梅，朱敏，2011. PICC 不同置管部位选择对置管后并发症发生率的影响 [J]. 中国医药指南，9(17):265.

黄彩娟，韩艳艳，胡杰，等，2007. 静脉炎的危险因素及预防 [J]. 中国误诊学杂志，7(12):2772-2773.

黄晨燕，何丽娟，王丽，2008. 3M 透明敷贴联合无痛保护膜在 PICC 皮肤护理中的应用 [J]. 护理学杂志，23(3):46-47.

黄芳玲，2006. 艾滋病病毒职业暴露的防护与思考 [J]. 中国实用护理杂志，22(3):59-61.

黄应勋，2004. 上腔静脉及其主要属支的解剖学观察 [J]. 卫生职业教育，12:103-104.

黄永芳，吕建惠，木兰，2015. 动静脉内瘘的护理新进展 [J]. 基层医学论坛，(1):117-118.

黄玉葵，2009. 经外周插入中心静脉导管在血小板减少病人中的应用 [J]. 内科，4(6):1001.

黄兆蓉，余伟，2014. PICC 继发性异位的研究进展 [J]. 医学综述，20(2):279-281.

贾晓燕，席延荣，黄鹤鑫，等，2009. 肿瘤患者高凝状态下 PICC 置管综合护理干预研究 [J]. 西北国防医学杂志，30(4):311-312.

贾旭红，胡晓华，2013. 儿童急性淋巴细胞白血病置入 PICC 最佳时机的探讨 [J]. 现代肿瘤医学，21(11):2568-2570.

江群，廖丽，阳静，等，2011. 662 例 PICC 导管尖端定位的研究 [J]. 中国健康月刊，30(1):52-54.

江文，曾登芬，2015. PICC 导管相关性血流感染风险因素与防护措施研究进展 [J]. 护理管理杂志，15(2):218-221.

江艳丽，2003. 彩色多普勒超声诊断下肢深静脉血栓加例 [J]. 陕西医学杂志，32(9):797-799.

金静芬，陈春芳，赵锐祎，等，2013. 经外周穿刺置入中心静脉导管异位处理方法的研究进展 [J]. 中华护理杂志，48(2):184-187.

寇京莉，韩斌如，2007. PICC 穿刺后应用增强型透明贴预防机械性静脉炎的临床观察 [J]. 中华护理杂志，42(7):661-662

黎容清，江岱琪，唐忠敏，2013. 肿瘤患者 PICC 纤维蛋白鞘形成的观察及护理 [J]. 护理与康复，12(7):682.

黎小霞，张伟玲，周雪梅，等，2010. PICC 置管送入困难原因分析与护理对策 [J]. 海南医学，21(9):8.

李兵，张博，2013, 危重早产儿经股静脉行 PICC 置管的护理 [J]. 护理学杂志，28(5):43-44.

李红梅，王洁，2014. 改良法输注伊曲康唑注射液降低 PICC 堵管率的护理 [J]. 护士进修杂志，29(3):237-238.

李宏轩，王荣，2013. PICC 置管术后机械性静脉炎的原因分析及护理进展 [J]. 护理学报，20(11B):21-23.

李虹，黄宗琼，2007. 一例 PICC 置管后皮肤严重过敏反应的护理 [J]. 中国肺癌杂志，10(5):375.

李金花，吴金凤，陶彤，2015. 超声探查发法预防 PICC 导管尖端异位的应用 [J]. 上海护理，3(15):56-58.

李君丽，2012. 预防肿瘤患者 PICC 致血栓性静脉炎护理进展 [J]. 齐齐哈尔医学院学报，33(14):1919-1920.

李黎，马冬苹，柴爱菊，2003. 化疗病人使用 PICC 生理盐水封管的观察 [J]. 护士进修杂志，18(7):663.

李青，陈影，樊雪茹，等，2012. 肿瘤患者 PICC 置管并发症的预防与护理 [J]. 海南医学，23(13):152-153.

李秋梅，肖彩琼，范育英，等，2007. PICC 在上腔静脉内留置期间管头移位原因分析及对策 [J]. 全科护理，5(27):19-20.

李全磊，颜美琼，张晓菊，等，2013. 不同 PICC 导管对并发症发生影响的系统评价 [J]. 中华护理杂志，48(5):390-395.

李香利，叶和珍，吴小洁，2009. PICC 管堵塞后再通的护理体会 [J]. 护士进修杂志，24(17):1628-1629.

李迎花，赵艳杰，刘桂苹，2015. 30 例小儿水痘的护理体会 [J]. 中国现代药物，9(2):182-183.

梁超，洪志鹏，2011. 胸部肿瘤引起上腔静脉综合征的治疗及进展 [J]. 中华肺部疾病杂志，4(2):143-147.

梁敏，何金爱，2014. PICC 拔管困难的相关因素及应对策略护理现状 [J]. 齐鲁护理杂志，(19):58-61.

林芳，夏杰，孙李建，等，2012. 肝衰竭患者深静脉置管的选择 [J]. 内科急危重症杂志，18(1):41-42.

林敏，2007. 外周中心静脉置管相关静脉炎的原因分析与护理对策 [J]. 浙江临床医学，9(6):118-121.

凌保东，2013. 药理学 [M]. 北京：高等教育出版社:69-70.

凌一揆，颜正华，1992. 中药学 [M]. 上海：上海科学技术出版社:152.

刘虹，刘春华，2011. 1 例副肿瘤天疱疮病人置入 PICC 的护理 [J]. 护理研究杂志，25(24):2250.

刘娟，王旭，2007. PICC 置管并发机械性静脉炎原因分析与对策 [J]. 昆明医学院学报，(2B):306-307.

刘梅娟，徐沛纯，2009. PICC 置管并发静脉炎的预防与护理进展 [J]. 现代消化及介入诊疗，14(1):59-61.

刘晓宁，王晓梅，宋海霞，2009. 云南白药的临床应用现状 [J]. 中国医学急症，18(9):1504.

刘聿秀，2010. PICC 相关上肢静脉血栓的研究进展 [J]. 护理学报，17(5A): 14-16.

龙碧霄，2010. 肿瘤患者 PICC 拔管困难的相关因素分析及护理 [J]. 吉林医学，53(20):110-111.

吕俊英，范庆梅，2011. PICC 置管经左上腔静脉如冠状窦病例分析 [J]. 医学理论与实践，24(15):1807-1808.

吕友红，薛敏芬，2013. 地塞米松联合水胶体敷料预防 PICC 置管后机械性静脉炎的效果观察 [J]. 护理研究，

27(7A):1974-1975.

吕玉芳，周小香，王晓珍，2009. 半坐卧位在预防 PICC 导管异位中的作用 [J]. 护士进修杂志，24(20):1870.

罗彩东，吴屹，刘云兵，等，2006. 经左上腔静脉植入永久起搏器 2 例 [J]. 泸州医学院学报，29(2):188.

罗文君，朱丽贞，2011. 白血病患儿使用 PICC 管发生静脉炎的原因及对策 [J]. 中国实用医药，06(18):56-57.

马春花，2006. 癌症患者 PICC 管非正常拔管原因分析及护理 [J]. 齐鲁护理杂志，12(9):1794-1795.

马容莉，马姗，2010. 视锐 5 TM 超声引导下改良塞丁格穿刺法用于老年高龄患者 PICC 置管的效果 [J]. 解放军护理杂志，27(8A):1193-1194.

马姗，马容莉，林静，2010. 超声引导和改良塞丁格技术置人 PICC 的研究进展 [J]. 护理学杂志，25(9):89-90.

毛静玉，薛嵋，2013. 肱静脉置管中患者手臂及手指麻木 1 例原因分析 [J]. 上海护理，13(3):85-86.

毛霆，2011. 肝素钠与尿激酶封管预防 PICC 堵管与再通的效果观察 [J]. 当代护士，(3):115-116.

彭颖，2012. 儿童肿瘤患者 PICC 相关接触性皮炎的护理 [J]. 天津护理，20(3):147-148.

戚红萍，江子芳，傅林娟，等，2011. PICC 置管时改变穿刺侧上肢角度对改善导管腋静脉异位的效果观察 [J]. 护士进修杂志，26(3):273-274.

戚红萍，江子芳，傅林娟，等，2011. 经外周中心静脉置管导管异位的原因分析及护理 [J]. 中国实用护理杂志，27(26):44-45.

钱火红，高青，吕桂芬，等，2010. 1 例断裂 PICC 导管漂浮入心脏的教训总结 [J]. 中国实用护理杂志，26(9):77-78.

乔爱珍，苏迅，2012. 外周静脉导管技术 [M]. 北京：人民军医出版社:198-204.

乔爱珍，苏迅，2015. 外周中心静脉导管技术与管理 [M]. 第 2 版. 北京：人民军医出版社：115-116.

乔爱珍，朱迅，陈玉静，等，2009. 塞丁格技术在超声引导下 PICC 置管的临床实践 [J]. 护士进修杂志，(24)11:2014.

任爱香，郭成业，侯静，2003. 股静脉置管术在上腔静脉综合征输液中的应用 [J]. 肿瘤防治杂志，10(11):1232.

任瑞，2013. PICC 置管成功后移位原因分析与护理 [J]. 中国实用医药，8(8):225-226.

阮光洪，严慧，郑博文，等，2013. 复方甘草酸苷片联合卤米松乳膏治疗皮炎湿疹临床疗效观察 [J]. 皮肤病与性病，(1):42-44.

沈峰平，钱火红，朱秀平，2014. 舒适护理在门诊经外周静脉穿刺置入中心静脉导管维护病人中的应用 [J]. 全科护理，(12)28:2650-2652.

沈焕云，吴丹，2012. PICC 置管术后机械性静脉炎的原因分析及预防护理 [J]. 齐鲁护理杂志，18(8):107-108.

沈建英，呼滨，2001. 经外周插入中心静脉导管临床应用探讨 [J]. 中华护理杂志，10:785.

沈美娜，郭彩霞，郭丽娟，等，2011. PICC 置管留置期间异位的原因及预防 [J]. 吉林医学，32(25):5395-5396.

沈燕慧，瞿晓青，裘琼瑶，2014. PICC 感染高危因素分析及预防措施 [J]. 中国医院感染学杂志，24(11):2702-2703.

史淑红，王华，2010. 58 例 PICC 并发症的原因分析及处理对策 [J]. 中国实用医药，5(20):127-128.

史苏霞，周立，岳立萍，2009. PICC 导管尖端位置对病人影响的研究进展 [J]. 护理研究，23(6):479-481.

宋宇，王欣然，韩斌如，2008. PICC 置管后机械性静脉炎的防护进展 [J]. 中华护理杂志，43(3):266-267.

孙建，王枫，张伟，2013. 水调散蜂蜜湿敷治疗化疗性静脉炎疗效观察 [J]. 护理学杂志，28(13):65-66.

孙莉，徐秀红，2011. 经外周静脉置入中心静脉导管拔管困难一例的护理体会 [J]. 临床误诊误治，27(9):109-110.

孙文彦，吴欣娟，王秀荣，等，2012. 超多普勒超声引导下塞丁格 PICC 置管术的护士——学习曲线分析 [J]. 中华现代护理杂志，18(1):52.

孙燕，石远凯，2011. 静脉血栓的危险因素分析与预防策略 [J]. 中国肿瘤内科进展，374-379.

唐苏，李俊英，余春华，2012. 肿瘤患者 PICC 致机械性静脉炎的原因分析及护理对策 [J]. 西部医学杂志，24(4):784-785, 788.

唐永红，刘素霞，鲍鹤玫，等，2008.PICC 在传染病危重患者中的应用及护理 [J]. 现代护理，14(3):392-393.

田金飞，汤彦，2012. 脓毒血症研究进展 [J]. 内科急危重症杂志，18(1):14-16.

涂颖，刘英，2011. 酒精湿敷治疗老年 PICC 置管固定敷料致皮肤过敏反应效果观察 [J]. 湖南医学，22(19):147-148.

万永慧，李杏，邱艳茹，2013. B 超引导下经股静脉置入 PICC 导管在上腔静脉综合征病人中的应用 [J]. 护理研究，27(2):523-524.

王春妹，2004. 护理操作对 PICC 置管后并发症的影响 [J]. 护理研究，18(6):1099-1100.

王春秀，2014. 导致 PICC 置管患者相关性血流感染的危险因素分析 [J]. 中国医药导刊，16(3):512-513.

王国权，范静，翟红岩，等，2010. 经外周静脉置入中心静脉导管的感染分析与预防 [J]. 中华医院感染学杂志，20(8):1076-1078.

王红，2005. 浅析"如意金黄散（膏）"的透皮系统 [J]. 天津中医药，22(1):57.

王虹，2010. 乳腺癌患者 PICC 异位分析及正位处理 [J]. 护理学报，17(13):53-55.

王建荣，2009. 输液治疗护理实践指南与实施细则 [M]. 北京：人民军医出版社 :21-24;98-103.

王琳，2011. PICC 置管在肿瘤患者化疗中的应用及护理 [J]. 青岛医药卫生，43(3):223-224.

王珉，王玉玲，韩玉芳，2011. 4 例永存左侧上腔静脉患者 PICC 异位的护理 [J]. 中华护理杂志，46(10):1018-1019.

王敏，2006. 磺胺结晶粉外用致局部过敏 1 例 [J]. 中国校医，4, 20(2):137.

王清华，钟文菲，何盟，2010. 藻酸盐敷料的临床应用：与传统材料特征的比较 [J]. 中国组织工程研究与临床康复，14(3):533-536.

王世平，2009. 循证护理的理论与实践 [J]. 护士进修杂志，24(18):1638.

王文芳，2007. PICC 置管术后局部皮肤过敏 2 例护理体会 [J]. 齐鲁护理杂志，13(6):261.

王务萍，张丽萍，2013. 不同浓度尿激酶对恶性肿瘤血液病患者 PICC 堵管通管率比较研究 [J]. 护士进修杂志，28(16):1501-1503.

王玉环，易传单，2007. 408 份中心静脉置管护理病历记录中存在的问题及对策 [J]. 护士进修杂志，2(3):212-213.

王芸芸，孙鹏飞，杨帆，等，2009. PICC 致机械性静脉炎的预防及护理研究综述 [J]. 中国医药指南，7(18):45, 59.

卫生部，2012. 医院隔离技术规范 [Z]. 04-01.

卫生部，2014. 中华人民共和国传染病防治法 [Z]. 12-01.

卫生和计划生育委员会，2013. 人感染 H7N9 禽流感防控方案 [Z]. 05-10.

卫生和计划生育委员会，2013. 人感染 H7N9 禽流感诊疗方案 (2013 年第 2 版)[Z]. 04-02.

魏民，1995. 病理学 [M]. 上海：上海科学技术出版社 :79-81.

魏素臻，王爱红，李贵新，等，2010. 肿瘤化疗患者 PICC 致静脉炎的相关因素分析与预防研究 [J]. 中国实用护理杂志，26(8):5-9.

闻曲，成芳，鲍爱琴，2012, PICC 临床应用与安全管理 [M]. 北京：人民军医出版社 :284.

吴红娟，陈雪峰，张美英，等，2008. 肿瘤患者 PICC 置管主要并发症及其相关因素分析 [J]. 中华护理杂志，43(2):134-135.

吴惠文，王庄斐，陈春梅，2012. 神经外科 PICC 置管术中导管置入异位原因分析 [J]. 全科护理，10(2):506-507.

吴美丹，刘登蕉，2011. 传染病医院护士艾滋病职业暴露的质性研究 [J]. 中华现代护理杂志，17(2):151-152.

吴学戎，2005. 经外周插管的中心静脉导管 PICC 置管困难的原因分析和处理 [J]. 黑龙江医学，29(2):133-

134.

谢爱芹，2010. 安尔碘皮肤消毒液致 PICC 导管腐蚀的临床观察 [J]. 护理研究，24(4):943.

谢娟，2009. PICC 留置导管感染的原因分析及护理对策 [J]. 当代护士，12(1):90-91.

谢莉玲，2010. 不同冲管溶液对预防 PICC 置管期间血栓性静脉炎的效果研究 [J]. Laser Journal, 31(2):69-70.

熊巨光，王永进，顾建儒，2007. 实用血管穿刺技术大全 [M]. 北京：人民军医出版社 :79.

徐翠花，孙雪岩，徐立芳，2011. PICC 导管相关皮肤过敏护理研究进展 [J]. 齐鲁护理杂志，17(31):48-48.

徐惠丽，2008. PICC 置管的临床进展 . 护理实践与研究，5(2):72-73.

徐军霞，贺雪梅，丁从兰，等，2012. PICC 导管回血相关因素分析及护理对策 [J]. 安徽卫生职业技术学院学报，11(1):51-52.

徐仲煌，谭刚，任洪智，等，2010. 静脉内心电图引导中心静脉置管新技术的临床应用 [J]. 基础医学与临床，30(6):651-653.

许艳萍，王丽娜，2009. 1 例 PICC 导管留置期间异位右心房致房颤的护理 [J]. 现代肿瘤医学，19(3):621-622.

杨方英，张关英，谢淑萍，2010. 经股静脉置入 PICC 导管用于上腔静脉综合征患者的效果观察 [J]. 护理与康复，9(4):333-334.

杨洁，王东平，李薇，2008. 地塞米松浸泡 PICC 导管对预防静脉炎的作用 [J]. 南京医科大学学报，28(11):1523-1524.

杨秀丽，2000. 静脉治疗 [M]. 北京：军事科学出版社 :192-198.

姚辉，宋敏，刘玉莹，2011. 静脉内心电图引导 PICC 尖端定位的临床研究 [J]. 中华护理杂志，46(8), 746-750.

叶星鳞，赵莉，2006. PICC 在肿瘤病人中的应用与护理 [J]. 家庭护士，4(10B):16.

叶中慧，2013. PICC 置管迟发血栓性静脉炎护理干预 [J]. 医药前沿，(4):212-213.

伊兴旭，甘霖，陈敬贤，等，2014. 水痘 - 带状疱疹病毒疫苗的评价与研究进展 [J]. 微生物与感染，9(4):256-260.

乙苏北，王岩，李丹，等，2007. 经外周插管的中心静脉导管的预处理对乳腺癌化疗患者机械性静脉炎发生率的影响 [J]. 中国肿瘤临床与康复，14(1):93-95.

殷淑芳，孟爱风，赵玉年，2012. 数字化胃肠 X 光机在纠正 PICC 异位及定位中的应用价值 [J]. 临床护理杂志，11(2):10-11.

英国血液学标准委员会 . 输血特别委员会，2003. 血小板输注指南 [J]. 国外医学输血及血液学分册，26(5):459.

于继云，张军，刘明珠，2009. PICC 置管引起机械性静脉炎的护理 [J]. 吉林医学，28(16):1802.

余娟，杨丽丽，2014. 肿瘤患者经外周静脉置入中心静脉导管拔管困难原因分析及护理对策 [J]. 山西医药杂志，(16):1983-1984, 1985.

余丽娟，2009. 肿瘤患者 PICC 置管后静脉血栓形成的原因与预防 [J]. 中外医学研究，7(10):28.

余美琼，2009. 云南白药的现代药理作用及其临床新用途 [J]. 中国民族民间医药，18(9):64-65.

郁金群，2009. PICC 置管后发生机械性静脉炎原因分析对策 [J]. 医学论坛与实践，22(3):289-290.

岳志瑛，李俊英，余春华，2009. 肿瘤患者外周置入中心静脉导管致过敏性皮炎的原因分析及护理对策 [J]. 护士进修，24(14):1267-1269.

岳志瑛，李俊英，余春华，等，2009. 肿瘤患者外周置入中心静脉导管致过敏性皮炎的原因分析及护理对策 . 护士进修杂志 [J]，24(7):1267-1269.

曾立昆，2004. 本草新用途 [M]. 北京：人民军医出版社 :63-420.

曾婉明，刘炽华，唐菊花，2010. 1 例鼻咽癌病人留置 PICC 管后导管移位致乳糜液的原因分析 [J]. 全科护理，8(9):2440-2441.

翟大明，赵奕文，汤卫忠，等，2014. 超声心动图在诊断新生儿期永存左上腔静脉中的价值 [J]. 临床超生医学杂志，16(10)698-700.

张大维，2012. 吸毒致双下肢静脉栓塞 1 例 [J]. 重庆医学，41(3):312-312.

张红，陈静，国仁秀，等，2007. 水胶体敷料用于 PICC 置管后透明膜过敏患者的效果观察 [J]. 护士进修杂志，22(12):1134-1135.

张金桃，2008. PICC 致机械性静脉炎的防治进展 [J]. 微创医学，3(5):490-492.

张鹃，霍花，2014. 1 例置入 PICC 发生血栓性静脉炎成功保留导管患者的护理 [J]. 中华护理杂志，49(10):1276-1278.

张磊，岑金梅，梁香玲，2007. 金黄散外敷用于胺碘酮致静脉炎 [J]. 护理学报，22(5):6.

张美英，吴红娟，胡巧云，2009. 外周静脉置入中心静脉导管拔管困难患者的护理 [J]. 护理与康复，8(9):779-780.

张敏，方秀新，李明娥，等，2014. 握力器握拳锻炼法对上肢静脉血流动力学的影响 [J]. 中华护理杂志，49(11):1325-1329.

张秋艳，2009. PICC 置管过程中导管异位的预防 [J]. 解放军护理杂志，26(24):55-56.

张文娟，余国政，戴强，等，2009. 中心静脉导管断裂的血管内介入处置方法 [J]. 现代肿瘤医学，17(9):1822-1823.

张晓菊，陆箴琦，戴宏琴，等，2010. 超声引导下结合改良塞丁格技术进行上臂 PICC 置入与 PICC 盲穿置入的对照研究 [J]. 中华护理杂志，46(1):44.

张晓菊，陆箴琦，戴宏琴，等，2011. 超声导引结合改良塞丁格技术行上臂 PICC 置入与盲穿置管的比较 [J]. 中华护理杂志，46(1):42-45.

张新平，2005. 局部湿敷对化疗性静脉炎的预防 [J]. 中国误诊学杂志，5(4):690-691.

张星，2012. PICC 患者上肢静脉血栓的预防与护理进展 [R]. 长春：2012 全国静脉输液治疗护理学术交流会议.

张玉珍，苏迅，张芳，等，2014. 肿瘤患者 PICC 留置期间导管移位的正位方法研究 [J]. 空军医学杂志，30(3):172-174.

章春芝，王桂英，薛志芳，等，2011. 个性化质量管理在 PICC 置管患者中的应用效果 [J]. 护士进修杂志，26(5):455.

赵辨，2001. 临床皮肤病学 [M]. 南京：江苏科学技术出版社 :205.

赵杰，朱凌云，2014. 改良赛丁格尔 PICC 置管术在凝血功能障碍患者中的应用 [J]. 实用临床医药杂志，(22):155-156.

赵洁，2007. 40 例白血病患者 PICC 非计划拔管原因分析与对策 [J]. 中华护理杂志，42(2):174-175.

赵菁，杨丽，曹桂林，等，2007. 肿瘤患者留置 PICC 致静脉并发症的相关因素 [J]. 护理学杂志，22(18):39-41.

赵林芳，叶志弘，2013. 标准化配置换药包用于预防 PICC 导管相关性感染的效果观察 [J]. 中国护理管理，13(8):45-47.

赵锐炜，李爱萍，申屠英琴，等，2011. 锁骨下静脉导管拔除困难的处理与分析 [J]. 中华护理杂志，46(6):621.

赵锐祎，谢彩琴，曹素娟，2009. 25 例 PICC 异位的原因分析与护理对策 [J]. 中华护理杂志，44(6):526-527.

赵文利，张和平，2012. 造血干细胞移植患者锁骨下静脉导管感染的预防及护理 [J]. 中国实用护理杂志，28(25):30-31.

赵雪金，2005. 地塞米松外涂用于治疗阿奇霉素静脉输液致局部不良反应的观察 [J]. 护理研究，21(7):1177-1179.

郑小华，2007. 过敏性体质患者置 PICC 导管的固定方法 [J]. 护理学杂志，22(4):71.

周竞奋，邢红，2013. 1 例巧用导丝缓解 PICC 置管患者拔管困难的护理 [J]. 护理学报，20(8A):65-66.

周美玲，李惠萍，王维利，2009. PICC 导管相关感染的研究进展 [J]. 护理学报，16(1A):21-22.

周薇，何佩仪，刘丽兰，等，2012. 集束化管理方案预防 PICC 导管相关性血流感染的效果分析 [J]. 实用医学杂志, 17(28):2963-2965.

周雪贞, 李利华, 冯晓玲, 2004. 儿科 104 例 PICC 置管并发症高危因素分析 [J]. 中国实用护理杂志, 20(4):50-51.

周自水, 2000. 新编常用药物手册 [M]. 北京 : 金盾出版社 :434.

朱华云, 何红燕, 2005. 湿润烧伤膏联合敏感抗生素外用治疗压疮 [J]. 护理学杂志, 12, 20(23):31.

朱顺芳, 廖景霞, 邓秋花, 2012. PICC 在机械通气患者中应用的常见问题及护理对策 [J]. 护理学报 19(16):36-38.

朱玉萍, 徐红霞, 金爱云, 2013. 超声引导 PICC 导管尖端异位的临床判断与处理 [J]. 中华护理杂志, 48(11):1021-1022.

祝学敏, 2012. 化疗患者 PICC 致机械性静脉炎原因分析及预防对策 [J]. 肿瘤基础与临床杂志, 26(1):57-59.

邹鹤娟, 李光辉, 2010. 血管内导管相关性感染诊断和处理临床指南 [J]. 中国感染与化疗杂志, 10(2):82.

Amerasekera SSH, Jonesa CM, Patela R, et al, 2009. Imaging of the complications of peripherally inserted central venous catheters[J]. Clin Radiol, 64(8):832-840.

Blom JW, Doggen CJ, Osanto S, et al, 2005. Malignancies, prothrombotic mutations, and the risk of veno us thrombosis[J]. JAMA, 293(6):715-722.

Bullock-Corkhill M, 2010. Central venous access cevices:access and insertion[M]//Alexander M, Corrigan A, Gorski L, et al. Infusion Nursing: An Evidence-Based Approach. 3rd ed. St Louis, MO: Saunders/Elsevier: 408-494.

Diana T, 2006. Central venous access device infections in the Criticai Care Unit[J]. Crit Care Nurs, 29(2):112-117.

Douglas L, Aspin A, Jimmeson N, et al, 2009. Central venous access devices:review of practtice[J]. Paediatr Nurs, 21(5):19-22.

Evans RS, Linford LH. Sharp JH, et al, 2007. Computer Identification of Symptomatic Deep Venous Thrombosis Associated with Peripherally Inserted Central Catheters[J]. AMIA Annu Symp Proc, (11):226-230.

Falkowski A, 2006. Improving the PICC insertion process[J]. Nursing, 36(2):26-27.

Fletch SJ, Bodenham AR, 2000. Safe placement of central venous catheters where should tip of the cateterlie[J]. Br J Anasth, 85(2):188-191.

Gorski L, Perucca R, Hunter M, 2010. Central venous access devices:care, maintenance, and potential complications[M]. In: Alexander M, Corrigan A, Gorski L, et al. Infusion Nursing: An Evidence-Based Approach. 3rd ed. St Louis, MO:Saunders/Elsevier:495-515.

Hadaway L, 2010. Anatomy and physiology related to infusion therapy[M]. In: Alexander M, Corrigan A, Gorski L, et al. Infusion Nursing: An Evidence-Based Approach. 3rd ed. St Louis, MO: Saunders/Elsevier:139-177.

Hadaway L, 2010. Infusion therapy equipment[M]. In: Alexander M, Corrigan A, Gorski L, et al. Infusion Nursing: An Evidence-Based Approach. 3rd ed. St Louis, MO: Saunders/Elsevier:139-177.

Harter C, Ostendorf T, Bach A, et al, 2003. Peripherally inserted central venous catheters for autclogous blood progenyitor cell transplantation patients with haematological malignancies[J]. Support Care Cancer, 11(12):790-794.

Infusion Nurses Society 2011. Infusion nursing standards of practice[J]. J Infus Nurs, 34(1s):S72-73.

INS, 2011. 输液治疗护理实践标准 (INS)2011[Z].

Kakkar AK, Haas S, Wolf H, et al, 2005. Evaluation of perioperative fatalpulmonary. Embolism and death in cancer surgcal patients:the MC-4 cancer substudy[J]. Thromb Haemost, 94(4):867-871.

Ngo A, Murphy S, 2005. A theory based intervention to improve nurses, know ledge, self- efficacy, and skills to reduce PICC occlusion[J]. JInfus Nurs, 4(3): 7.

Nichols I, Humphrey JP, 2008. The efficacy of upper arm placement of peripherally inserted central catheters using bedside ultrasound and micro introducer technique[J]. Journal of Infusion Nursing, 31(3):165-176.

Orme RM, McSwiney MM, Chamberlain-Webber RF, 2007. Fatal cardiactamponade as a result of a peripherally inserted central venous catheter: A case report and review of the literature[J]. Br J Anaesth 2007, 99(3):384-388.

O'Grady NP, Alexander M, Burns LA, et al, 2011. Guidelines for the prevention of intravascular catheter related infections[J]. Clin Infect Dis, 52(9):162-193.

Philpot P, Griffiths V, 2003. The Peripherally Inserted Central Catheter[J]. NmStand, 44(7):39-46.

Polderman KH, Girbes AJ, 2002. Central venous catheter use. Part 1:mechanical complications[J]. Intensive Care Med, 28(1):1-17.

Racadio J, Doellman D, Johnson N, et al, 2001. Pediatric peripherally inserted central catheters:complication rates related to catheter tip location[J]. Pediatr, 107(2):28.

Robinson MK, 2002. Population differences in acute skin irritation responses. Race, sex, age, sensitive skin and repeat subject comparisons[J]. Contact Dermatitis, 46:86-93.

Russo A, Wood H, McMullen H, et al, 2011. The Appropriateness ofPeripheral Inserted Central Catheter (PICC) Use Among Hospitalized Patients[J]. American Journal of Infection Control, 39(5):38-39.

Scarvelis D, Wells PS, 2006. Diagnosis and treatment of deep-vein Thrombosis[J]. CMAJ, 2006, 175(9):1087-1092.

Sharp R, Esterman A, McCutcheonb H, et al, 2013. The safety and efficacy of midlines compared to peripherallyinserted central catheters for adult cystic fibrosis patients :A retrospective, observational study[J]. J Cardiovasc Nurs, 51(5):694-702.

Smith B, Neuharth RM, Hendrix MA, et al, 2010. Intravenous electrocardiographic guidance for placement of peripherally inserted central catheters[J]. J Electrocardiol, 43(3):274-278.

Trerotola SO, Thompson S, Chittams J, Vierregger KS, 2007. Analysis of tip malposition and correction in peripherally inserted central catheters placed at bedside by a dedicated nursing team[J]. J Vasc Interv Radiol, 18(4):513-518.

Venkatesan T, Sen N, Korula PJ, et al, 2007. Blind placements of peripherally inserted antecubital central catheters:initial catheter tip position in relation to carina[J]. Br J Anaesth, 98(1):83-88.

Wu P, Yeh Y, Huang C, et al, 2005. Spontaneous migration of a Port-a-Cath catheter into ipsilateral jugular vein in two patients with severe cough[J]. Ann Vasc Surg, 19(5):734-736.

Wu ZP, Zhao JC, 2013. The problem with peripherally inserted central catheters in China[J]. Pak J Med Sci, 29(3):896.